근력 운동의

근육과 뼈를 강화하는 해부학과 생리학의 원리

과학

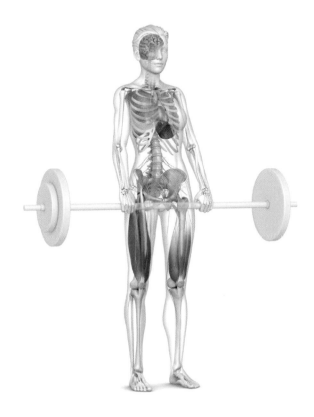

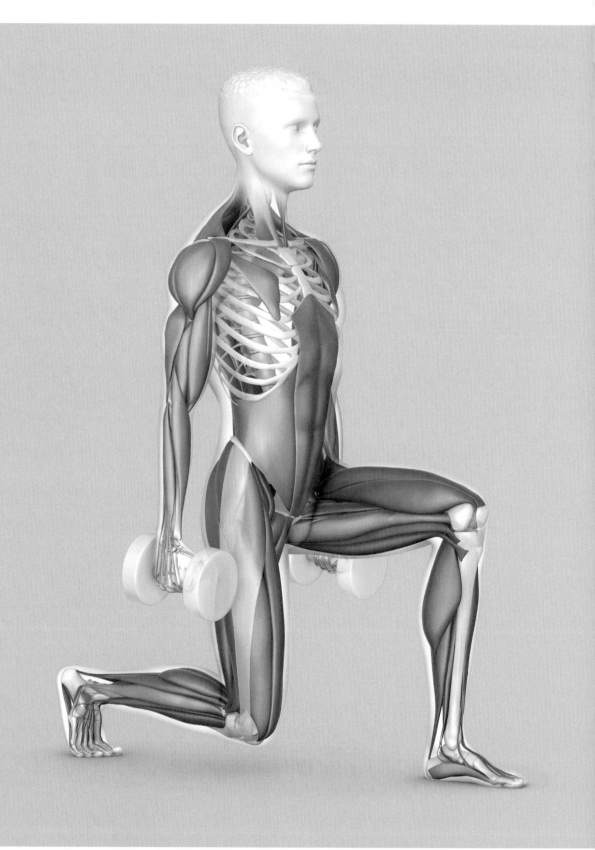

근력 운동의

근육과 뼈를 강화하는 해부학과 생리학의 원리

과학

오스틴 커런트

권기호 옮김

SCIENCE of
STRENGTH TRAINING

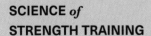

SCIENCE BOOKS 사이언스 북스

근력 운동의 과학

1판 1쇄 펴냄 2021년 12월 1일
1판 3쇄 펴냄 2024년 12월 31일

지은이 오스틴 커런트
옮긴이 권기호
펴낸이 박상준
펴낸곳 (주)사이언스북스
출판등록 1997. 3. 24.(제16-1444호)

(06027) 서울특별시 강남구 도산대로1길 62
대표전화 515-2000 팩시밀리 515-2007
편집부 517-4263 팩시밀리 514-2329
www.sciencebooks.co.kr

한국어판 ⓒ (주)사이언스북스, 2021.
Printed in China.

ISBN 979-11-91187-34-2 14510
ISBN 979-11-90403-38-2 (세트)

SCIENCE OF STRENGTH TRAINING
Copyright © Dorling Kindersley Limited, 2021
A Penguin Random House Company
All rights reserved.
Korean Translation Copyright © ScienceBooks
2021
Korean translation edition is published by
arrangement with Dorling Kindersley Limited.

www.dk.com

차례

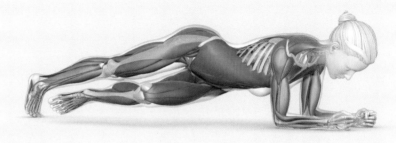

혼합
책임 있는 | 종이
산림 지원
FSC
www.fsc.org
FSC® C018179

이 책은 지속 가능한 미래를 위한 DK의 작은 발걸음의 일환으로 Forest Stewardship Council ® 인증을 받은 종이로 제작했습니다. 자세한 내용은 다음을 참조하십시오. www.dk.com/uk/information/sustainability

머리말

저항 운동으로도 알려진 근력 운동을 하려면 아는 게 힘이다.
대개 근력 운동을 시작하려고 할 때 가장 큰 장벽은 근력 운동 프로그램의 복잡함 또는 체육관(gym)에 대한 지식 부족이다. 이 책의 목표는 이 장벽을 허무는 것이다. 그러기 위해 근력 운동에 숨어 있는 과학을 설명하고 체육관이나 집에서 근력 운동을 제대로 하는 법을 알려 준다. 자신의 한계에 도전하고 싶어 하는 숙련자나 초심자를 위한 간단명료한 프로그램도 제공한다. 그래서 근력 운동에 대한 각자의 지식 수준과 능력에 상관없이, 근력 운동을 단독으로 하든 다른 유형의 운동과 함께 하든 상관없이, 누구나 근력 운동을 더 많이 배우고 이해하고 자신 있게 하는 데 필요한 정보와 방법을 얻을 수 있다.

근력 운동의 이점

이 책에서 소개하는 운동은 근력과 지구력을 향상할 뿐 아니라 전신 건강까지 증진한다. 근력 운동을 일상화하면 다음과 같은 여러 가지 긍정적인 효과가 있을 것이다.

- 심장혈관 질환과 2형 당뇨병 같은 여러 질병에 걸릴 위험을 낮춘다.
- 근육의 발달과 유지를 돕고, 나이가 들어도 근육량과 근력, 뼈밀도(골밀도)가 줄지 않게 한다.
- 인지 기능, 기억력, 집중력을 향상한다.
- 알츠하이머병이나 치매 같은 노화 관련 질환을 예방한다.
- 우울과 불안이 생길 위험과 중증도를 낮춘다.

이 책을 읽는 법

1부 인체 생리학에서는 뼈대근육(골격근)의 경이로움과, 몸에 근력 운동이 필요한 이유를 뒷받침하는 원리를 설명한다. 이는 근육이 어떻게 작동하고 발달하는지, 저항 운동이 어떻게 뼈와 결합조직에 긍정적인 영향을 미치면서 근육 크기와 근력이 발달하도록 자극하는지 이해하는 데 도움이 된다. 또한 몸이 근력을 어떻게 일으키는지 설명하고, 매일 필요한 열량과 다량영양소 요구량을 계산하는 방법도 알려 준다. 아울러 역시 중요한 사항으로, 근력 운동이 뇌에 주는 이로움과, 사고방식이나 정신 건강에 미치는 중대한 영향에 대해서도 대략적으로 살펴본다.

이 책은 각자의 가용한 운동 기구, 선호도, 난이도에 맞춘 다양한 응용 동작을 포함해 각종 근력 운동을 망라하는 데 많은 부분을 할애했다. 2부에서는 근력 운동을 목표 근육군(muscle group)별로 구분하고 있다. 각각의 근력 운동에서는 동작에 이용되는 근육을 보여 주면서 올바른 자세와 기술을 익히는 데 필요한 상세한 설명도 제공한다. 물론 흔히 하는 잘못도 설명한다.

부상 예방을 다루는 3부에서는 저항 운동과 관련 있는 흔한 부상을 면밀히 살펴본다. 부상을 피하는 방법, 부상을 입었다가 근력 운동을 재개하는 방법도 설명한다. 적절한 준비 운동이 포함된 일관되고 체계 잡힌 루틴(186쪽 참고)을 따르면 근력 운동을 할 몸을 준비할 수 있으며, 다양한 가동성 운동과 지정된 스트레칭을 하면 근력 운동에 몸이 반응하는 방식을 조율할 수 있다.

4부 근력 운동 방법에서는 효과적인 근력 운동의 응용 동작

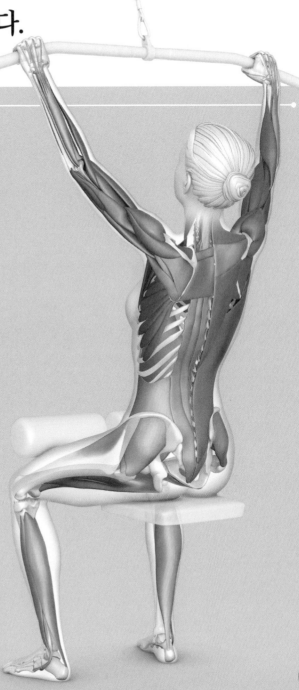

> **" "**
> 근력 운동을 지속하면 건강과
> 삶의 질이 개선되고 평생
> 질병에 걸릴 위험이 낮아진다.

들에 대해 알아야 할 모든 것, 이를테면 운동량(training volume) 과 피로 관리(fatigue management)를 개괄적으로 설명한다. 근육을 키우고 싶든, 근력을 강화하고 싶든, 지구력을 향상하고 싶든, 여기서는 각자가 따라 하기 쉬운 적절한 프로그램을 찾을 수 있다. 또한 운동 빈도를 높이고 싶은 사람을 위한 선택지도 있다. 근력 운동의 기초를 잡아 줄 이 프로그램들을 여러 달이나 여러 해에 걸쳐 조정할 수도 있다.

오스틴 커런트
(CSCS, CISSN, 피트니스 코치 겸 교육자)

모두를 위한
근력 운동

일상생활 속에서 근력 운동을 하면 누구에게나 좋다는 사실을 우리는 이제 알고 있다.
이 사실에 반박하는 의견이 많기도 하므로, 저항 운동에 관한 근거 없는 통념을 깨트리는
글을 읽을 필요가 있으며, 각자의 체형과 그에 따른 고려 사항을 알아야 한다.

근거 없는 통념

사실

체형 또는 유전

> " "
> 나는 **나쁜 유전자**를 가졌다.

유전이 중요하지만 전부는 아니다

연구에 따르면, 유전자 발현과 상관없이 뭔가에 서툴다는 말을 들으면
성취도에 부정적 영향을 미칠 수 있다. 대부분의 경우 정확한 유전자
검사가 불가능하므로 낙인을 찍어 스스로에게 한계를 지우지 말고
자신을 믿는 것이 중요하다. 그러면 긍정적인 결과를 만들어 낼 수 있다.

> " "
> 나에게는
> **효과가 없다.**

효과가 있다. 개인별 차이가 있다면
프로그램을 바꾸어 봐야 한다.

어떤 사람은 다른 사람보다 운동에 더 많이 반응한다. 특정한 하나의 운동
프로그램에 반응하지 않는다고 다른 운동 프로그램에도 꼭 그러지는
않는다. 효과가 없다면 현재의 프로그램을 재고해 봐야 한다(198쪽 참고).

나이

> " "
> 나는 근력 운동을 하기에는
> **너무 어리다.**

아니다. 근력 운동 강습은 소녀 11세,
소년 13세부터 시작할 수 있다.

잘 설계되고 감독이 이루어지는 근력 운동 프로그램은 비교적 안전하며,
운동 기능이 향상되고 행복감이 높아지는 다른 많은 이점도 있다.
또한 인생 초기에 운동 습관을 들일 수 있는 장점도 있다.

> " "
> 나는 근력 운동을 하기에는
> **너무 늙었다.**

아니다. 노화로 인한 근력 감소를
막을 수 있는 이점이 있다.

근력 운동은 나이 들면서 근육량과 근력이 줄어드는 것을 막는
가장 효과적인 개별 운동 전략이다. 근력이 강화되면 노인들의
몸의 기능과 독립성이 떨어지는 것을 막을 수 있다.

근거 없는 통념	사실

근거 없는 통념

> 66 99
> 근력 운동은 남성에게만
> 적합하다

사실

모든 사람에게 이로울 수 있다.

저항 운동(6~7쪽 참고)의 많은 이점은 성별과 상관없이 보편적이다. 근력 운동은 체형을 바꾸고, 근육을 늘리고, 개선하고 싶은 부위의 체지방을 줄이는 데 가장 효과적인 방법이다. 여성도 근력 운동을 하면 개선 목표가 무엇이든 남성만큼 이점이 있다.

> 66 99
> 여성이 근력 운동을 하면
> 우락부락해진다.

에스트로겐 때문에 근육 늘리는 데 한계가 있다.

여성은 타고나는 호르몬 때문에 근육 조직을 일정량 이상으로 늘릴 수 없다. 여성은 에스트로겐 수치가 높고, 근육 조직의 회복과 유지를 돕는 테스토스테론 수치는 낮다.

> 66 99
> 남성이 여성보다
> 근육 발달이 잘 된다.

모든 사람은 비슷한 정도로 근육이 발달한다.

남성과 여성은 근력 운동을 하면 근육이 비슷한 수준으로 발달한다. 그런데 중요한 점은 여성은 시작 기준이 낮다는 것이다. 남성은 테스토스테론 수치가 높기 때문에 절대적으로 유리하다.

체형 때문에
한계가 있지
않을까?

현재의 체형(몸태)은 평생 변하지 않는 것이 아니므로 근력 운동으로 변화시키고 개선할 수 있다. 지금 바로 3가지 체형(오른쪽 참고) 가운데 하나로 확인할 수 있겠지만 현재의 체형만을 기준으로 운동을 선택해서는 안 된다. 신체 활동뿐 아니라 스트레스, 수면, 영양을 관리하는 것도 체형에 영향을 미칠 수 있다.

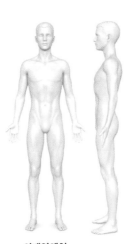

외배엽체형
키가 크고 야윈 사람들이며, 근육을 키우기는 어렵지만 체지방은 쉽게 빠진다.

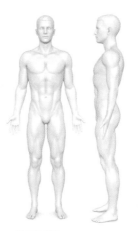

중배엽체형
야위고 근육질인 사람들이며, 근육을 키우기 쉽고 체지방을 뺄 필요가 없다.

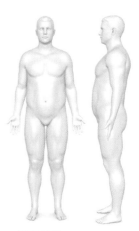

내배엽체형
우락부락하고 몸집이 큰 사람들이며, 근육을 키우기는 쉽지만 체지방을 빼기가 어렵다.

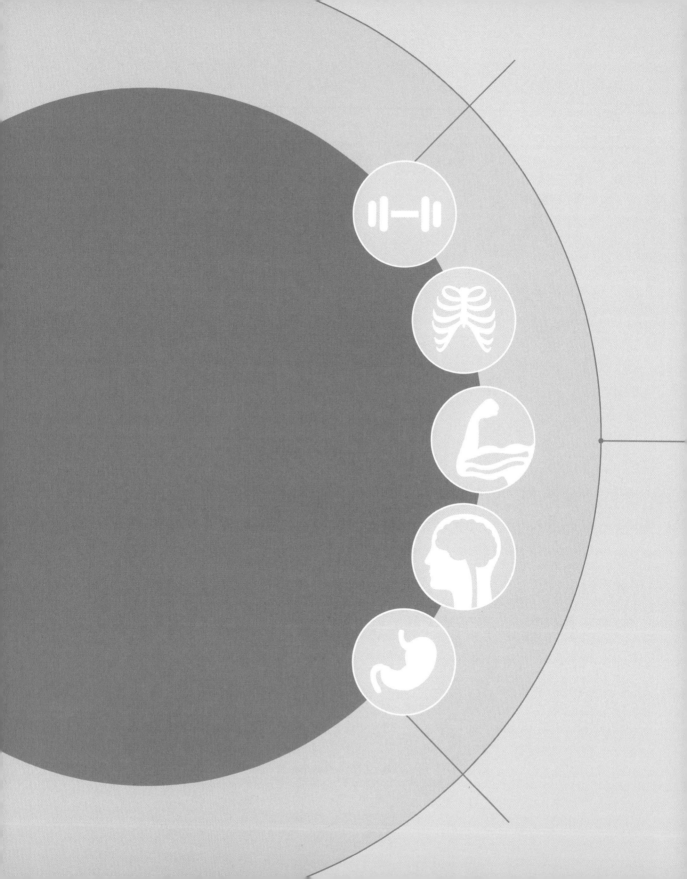

인체
생리학

근력 운동을 하면 근력과 근육량이 늘어날 뿐만 아니라 뼈밀도(골밀도)와 결합조직,
대사장애와 심장혈관 질환, 심리와 정신 건강에도 긍정적인 영향을 미친다.
근력 운동이 몸과 영양에 영향을 미치는 원리를 이해할수록 건강, 성취도,
회복을 극대화할 수 있다.

근육
해부학

사람의 몸에는 600개가 넘는 근육이 있다.
일부는 몸속 깊이 있고 다수는 그보다
얕은 곳에 있다. 뼈대근육은 힘줄(건)에 의해
뼈에 붙어 있으며, 움직임을 일으킨다.

뼈대근육(골격근)

근육은 뼈대근육 섬유의 수축을 조율해서
움직임을 일으킨다. 몸속 주요 근육군(muscle
group)을 공부해서 위치를 익히고 친숙해지면
근육의 작동 원리를 시각적으로 그려볼 수 있을
뿐만 아니라, 근력 운동 중에 근육에 걸리는
물리적 긴장을 더 높일 수 있다.

근육을 확대해서 보면
서로 나란히 달리는
근육원섬유(근원섬유)가
보인다.

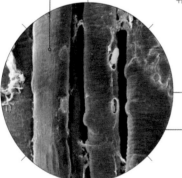

근육단백질(근단백질)의
배열이 뚜렷한 줄무늬로
나타난다(15쪽 참고).

뼈대근육섬유

근력 운동을 할 때 줄무늬 뼈대근육은 힘과
운동을 일으키는 역할을 한다. 하나의 근육은
서로 나란히 배열된 수천 개의 근육섬유(근섬유)로
이루어져 있다(14~15쪽 참고).

팔꿉관절(주관절) 굽힘근
위팔두갈래근(상완이두근)
위팔근(상완근)(깊이 있음)
위팔노근(상완요근)

가슴근(흉근)
큰가슴근(대흉근)
작은가슴근(소흉근)

갈비사이근(늑간근)

위팔근(상완근)

배 근육
배곧은근(복직근)
배바깥빗근(외복사근)
배속빗근(내복사근)
(깊이 있어 보이지 않음)
배가로근(복횡근)

**엉덩관절(고관절)
굽힘근**
엉덩허리근(장요근)
(엉덩(장골근)과
큰허리근(대요근))
넙다리곧은근(대퇴직근)
(넙다리네갈래근
(대퇴사두근) 참고)
넙다리빗근(봉공근)
모음근(내전근)(아래 참고)

모음근(내전근)
긴모음근(장내전근)
짧은모음근(단내전근)
큰모음근(대내전근)
두덩근(치골근)
두덩정강근(박근)

넙다리네갈래근(대퇴사두근)
넙다리곧은근(대퇴직근)
안쪽넓은근(내측광근)
가쪽넓은근(외측광근)
중간넓은근(중간광근)
(깊이 있어 보이지 않음)

**발목관절(족관절)
등쪽굽힘근(배측굴곡근)**
앞정강근(전경골근)
긴발가락폄근(장지신근)
긴엄지폄근(장모지신근)

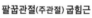

얕은 근육   깊은 근육

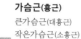

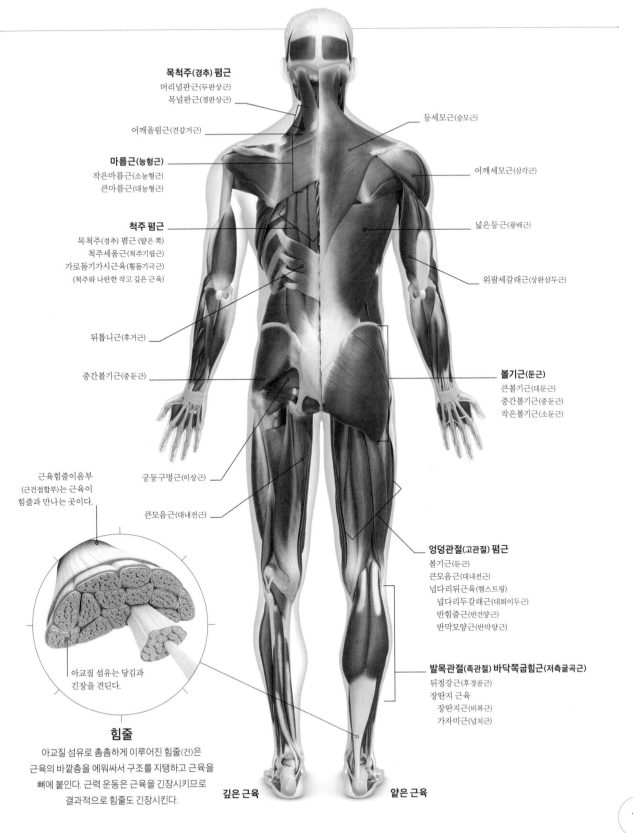

목척주(경추) 폄근
머리널판근(두판상근)
목널판근(경판상근)

어깨올림근(견갑거근)

마름근(능형근)
작은마름근(소능형근)
큰마름근(대능형근)

척주 폄근
목척주(경추) 폄근 (얕은 쪽)
척주세움근(척주기립근)
가로돌기가시근육(횡돌기극근)
(척주와 나란한 작고 깊은 근육)

뒤톱니근(후거근)

중간볼기근(중둔근)

등세모근(승모근)

어깨세모근(삼각근)

넓은등근(광배근)

위팔세갈래근(상완삼두근)

볼기근(둔근)
큰볼기근(대둔근)
중간볼기근(중둔근)
작은볼기근(소둔근)

근육힘줄이음부
(근건접합부)는 근육이
힘줄과 만나는 곳이다.

궁둥구멍근(이상근)

큰모음근(대내전근)

엉덩관절(고관절) 폄근
볼기근(둔근)
큰모음근(대내전근)
넙다리뒤근육(햄스트링)
넙다리두갈래근(대퇴이두근)
반힘줄근(반건양근)
반막모양근(반막양근)

아교질 섬유는 당김과
긴장을 견딘다.

발목관절(족관절) 바닥쪽굽힘근(저측굴곡근)
뒤정강근(후경골근)
장딴지 근육
장딴지근(비복근)
가자미근(넙치근)

힘줄
아교질 섬유로 촘촘하게 이루어진 힘줄(건)은
근육의 바깥층을 에워싸서 구조를 지탱하고 근육을
뼈에 붙인다. 근력 운동은 근육을 긴장시키므로
결과적으로 힘줄도 긴장시킨다.

깊은 근육   **얕은 근육**

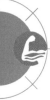

근육의 **작동 원리**

근육은 힘줄(건)로 뼈에 붙어 있다. 힘줄은 늘어날 수 있어서 움직임에 작용하는 힘을 조절하기가 용이하다. 아래에 보이는 암 컬(arm curl)에서처럼 근육은 대체로 대항근과 짝을 이루어 작동해서 관절 주위의 운동을 제어한다. 근육은 다양한 방식으로 수축할 수 있다.

근육 수축 유형

근력 운동에서 볼 수 있는 3가지 근육 수축 유형은 신장성 수축, 단축성 수축, 등척성 수축이다. 신장성 수축과 단축성 수축을 합쳐 등장성 수축이라고 한다. 이러한 명칭은 근육의 모양이 변하는 방식을 나타낸다. 이를테면 등장성 수축은 근육의 길이가 변하는 것이고, 신장성 수축은 근육이 길어지는 것이며, 단축성 수축은 근육이 짧아지는 것이다. 등척성 수축 동작에서는 근육이 활성화되기는 하지만 근육의 길이가 전혀 변하지 않아 어떤 움직임도 일어나지 않는다(20~21쪽 참고).

대항근(길항근)
위팔두갈래근(상완이두근)은 팔이 펴지게 허용한다.

작용근(주동근)
위팔세갈래근(상완삼두근)은 팔을 편다.

폄(신전)
관절 각이 커진다.

협동근(협력근)
위팔근(상완근)과 위팔노근(상완요근)은 암 컬 동작의 두 단계를 보조한다.

신장성 수축
신장성 수축이 일어날 때 근육은 길어지면서 힘을 낸다. 신장성 수축은 근육이 긴장 상태에서 늘어나기 때문에 움직임의 속도를 늦추거나 '제동'을 건다. 그림에서는 위팔두갈래근이 신장성으로 작동해서 덤벨을 내리는 동작에 '제동'을 건다.

근육이 **함께**
작동하는 원리

근육은 당길 수만 있고 밀 수는 없다. 그래서
대개 근육은 대항근과 짝을 이루어 작동한다.
주동근으로 알려진 작용근은 협동근과 함께 작동해
관절 운동을 일으킨다. 작용근과 반대로 작동하는
근육인 대항근은 관절의 맞은편에서
관절 운동을 제어한다.

동작 숙련
근력 운동을 처음 하면 신경계통이 작용근과
대항근을 동시에 활성화하려고 해서 동작이
'서툴고' 조화를 이루지 못한다. 오랜 시간 연습을
하면 신경계통이 적응을 해서(38쪽 참고) 대항근
쪽의 공동활성화가 줄어들어 관절 운동이 더
부드러워지고 효율적으로 이루어질 뿐만 아니라
가동력도 더 늘어난다.

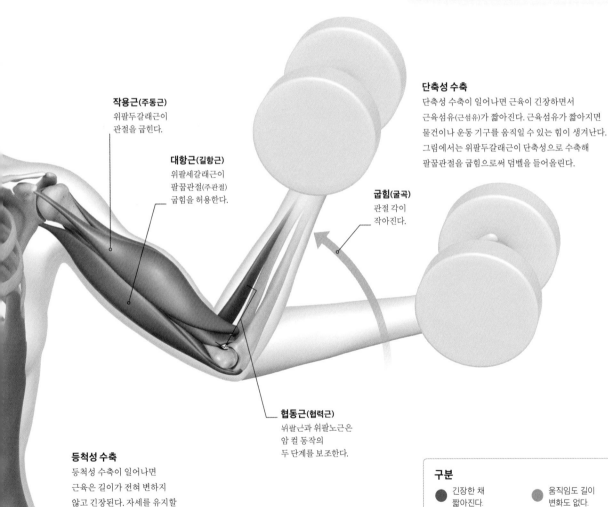

작용근(주동근)
위팔두갈래근이
관절을 굽힌다.

대항근(길항근)
위팔세갈래근이
팔꿈관절(주관절)
굽힘을 허용한다.

단축성 수축
단축성 수축이 일어나면 근육이 긴장하면서
근육섬유(근섬유)가 짧아진다. 근육섬유가 짧아지면
물건이나 운동 기구를 움직일 수 있는 힘이 생겨난다.
그림에서는 위팔두갈래근이 단축성으로 수축해
팔꿈관절을 굽힘으로써 덤벨을 들어올린다.

굽힘(굴곡)
관절 각이
작아진다.

협동근(협력근)
뒤팔근과 위팔노근은
암 컬 동작의
두 단계를 보조한다.

등척성 수축
등척성 수축이 일어나면
근육은 길이가 전혀 변하지
않고 긴장된다. 자세를 유지할
때 이런 수축이 일어난다.
이를테면 배 근육을 당기면
중심근육(코어근육)이 안정되어
목표 근육에 집중할 수 있다.

구분
● 긴장한 채
짧아진다.
(단축성 수축)

● 긴장한 채
길어진다.
(신장성 수축)

● 움직임도 길이
변화도 없다.
(등척성 수축)

근육 구조 들여다보기

뼈대근육(골격근)은 근육다발이라는 원통 모양 근육섬유 다발로 이루어져 있다. 각각의 근육섬유와
근육세포(근세포)는 수축성 단백질 근육잔섬유로 구성되어 있어 근육 수축을 일으킨다.
또한 각각의 근육에는 에너지 생산에 필요한 산소와 화학 물질을 운반하고 근육 수축 때
발생하는 노폐물을 제거하는 혈관그물(혈관망)이 있다(28~29쪽 참고).

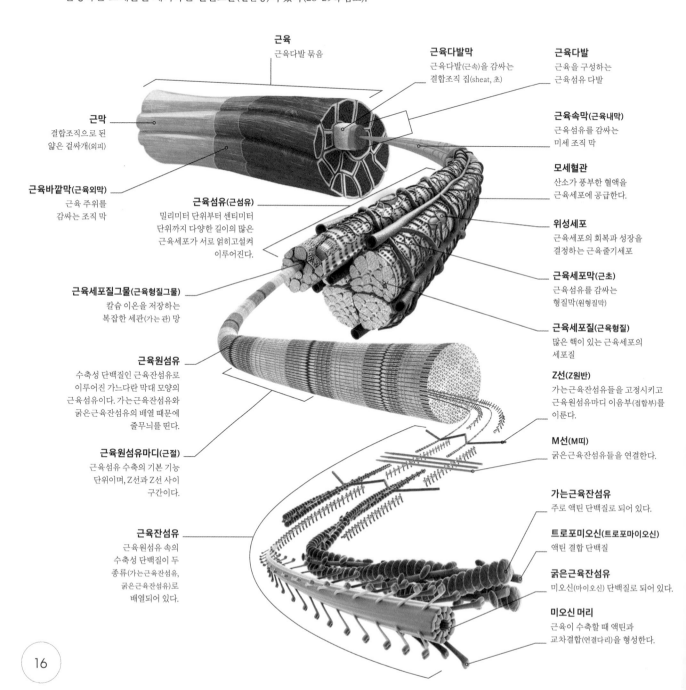

근육
근육다발 묶음

근육다발막
근육다발(근속)을 감싸는
결합조직 집(sheat, 초)

근육다발
근육을 구성하는
근육섬유 다발

근막
결합조직으로 된
얇은 겉싸개(외피)

근육속막(근육내막)
근육섬유를 감싸는
미세 조직 막

모세혈관
산소가 풍부한 혈액을
근육세포에 공급한다.

근육바깥막(근육외막)
근육 주위를
감싸는 조직 막

근육섬유(근섬유)
밀리미터 단위부터 센티미터
단위까지 다양한 길이의 많은
근육세포가 서로 얽히고설켜
이루어진다.

위성세포
근육세포의 회복과 성장을
결정하는 근육줄기세포

근육세포막(근초)
근육섬유를 감싸는
형질막(원형질막)

근육세포질그물(근육형질그물)
칼슘 이온을 저장하는
복잡한 세관(가는 관) 망

근육세포질(근육형질)
많은 핵이 있는 근육세포의
세포질

근육원섬유
수축성 단백질인 근육잔섬유로
이루어진 가느다란 막대 모양의
근육섬유이다. 가는근육잔섬유와
굵은근육잔섬유의 배열 때문에
줄무늬를 띤다.

Z선(Z원반)
가는근육잔섬유들을 고정시키고
근육원섬유마디 이음부(접합부)를
이룬다.

M선(M띠)
굵은근육잔섬유들을 연결한다.

근육원섬유마디(근절)
근육섬유 수축의 기본 기능
단위이며, Z선과 Z선 사이
구간이다.

가는근육잔섬유
주로 액틴 단백질로 되어 있다.

트로포미오신(트로포마이오신)
액틴 결합 단백질

근육잔섬유
근육원섬유 속의
수축성 단백질이 두
종류(가는근육잔섬유,
굵은근육잔섬유)로
배열되어 있다.

굵은근육잔섬유
미오신(마이오신) 단백질로 되어 있다.

미오신 머리
근육이 수축할 때 액틴과
교차결합(연결다리)을 형성한다.

느린연축근육섬유와 빠른연축근육섬유

뼈대근육섬유에는 크게 2종류가 있다. 느린연축근육섬유(type 1, 지근섬유, 서근섬유, 적근섬유)와 **빠른연축근육섬유**(type 2, 속근섬유, 백근섬유). 신경계통은 특정 운동에 알맞은 근육섬유를 자동으로 선택한다. 대부분의 뼈대근육에는 두 종류의 근육섬유가 같은 비율로 분포하고 있어서 규모와 소요 시간이 서로 다른 다양한 일을 할 수 있다.

빠른연축근육섬유는 빨리 수축하지만 빨리 피로해진다. 강도가 높거나 격한 활동에 쓰인다.

느린연축근육섬유는 천천히 수축하고 수축이 길게 유지된다. 지구력 운동에 쓰인다.

시간(MSEC, 밀리초, 1,000분의 1초)　　　200

느린연축근육섬유와 빠른연축근육섬유의 비교

현미경 수준에서 보는 근육 수축

뼈대근육은 근육원섬유 속의 수축성 단백질 근육잔섬유인 액틴과 미오신에 의해 짧아지거나 길어진다. 신경 자극이 근육섬유 안의 반응 회로를 작동시킨다. 액틴과 미오신의 근육잔섬유가 서로 붙고, 굽고, 떨어지고, 다시 붙는 일련의 반복 과정을 거쳐 근육원섬유마디(근절)의 중심부 쪽으로 액틴 근육잔섬유를 끌어당김으로써 근육 안에 긴장을 일으킨다.

수축 회로

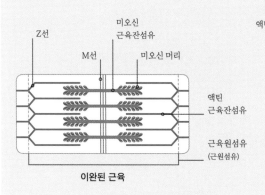

Z선
M선
미오신 근육잔섬유
미오신 머리
액틴 근육잔섬유
근육원섬유 (근원섬유)

이완된 근육

교차결합(연결다리)이 액틴 근육잔섬유를 안쪽으로 끌어당김으로써 근육을 수축시켜 긴장을 일으킨다.

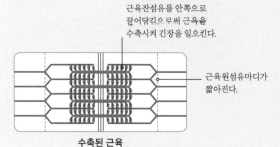

근육원섬유마디가 짧아진다.

수축된 근육

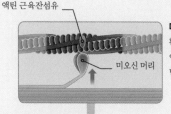

액틴 근육잔섬유
미오신 머리

미오신과 액틴의 결합
활성화된 미오신 머리가 액틴 근육잔섬유의 결합 부위에 달라붙는다.

액틴이 끌어당겨진다.

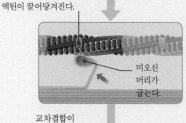

미오신 머리가 굽는다.

강한 수축
미오신 머리가 돌면서 굽어 액틴 근육잔섬유를 M선 쪽으로 끌어당김으로써 Z선끼리 서로 가까워지게 한다.

교차결합이 떨어진다.

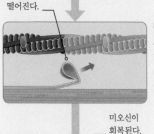

미오신과 액틴의 분리
ATP(화학 에너지) 분자가 미오신 머리에 붙어 미오신 머리와 액틴 근육잔섬유의 결합을 느슨하게 해 교차결합이 떨어진다.

미오신이 회복된다.

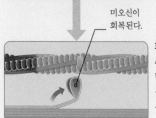

회복
ATP가 에너지를 방출해 미오신 머리를 굽은 결합 형태에서 바로 선 형태로 바꾼다. 그럼으로써 다음 수축 회로가 시작될 준비가 이루어진다.

근육이 **발달하는 원리**

근육세포 발달(또는 근육 비대)은 일반적으로 뼈대근육 조직의 크기가 커진 것으로
정의할 수 있다. 근력 운동은 다양한 방식으로 근육 비대를 자극하고,
특별한 세포들이 새로운 근육을 유지하고, 고치고, 발달시킨다.

성장 **자극**

뼈대근육이 발달하는 동안 일어나는 현상에 대한 최근의
연구 결과에 따르면, 3가지 자극이 근육 발달에 관여한다.
물리적 긴장(근력 운동을 할 때 근육섬유에 발생하는 긴장), 대사
스트레스(근력 운동을 할 때 근육섬유 안에 축적되는 대사 부산물),
근육 손상(근육섬유의 미세파열과 Z선 손상)이다. 근육 발달의 주된
요인은 물리적 긴장이다. 일부는 대사 스트레스로도 발생하는
피로는 물리적 긴장을 일으키고, 근육에 운동신경세포를 더
많이 동원하며, 근육섬유 단축을 지연시킨다. 이런 일련의
변화는 제어되는 근육 수를 늘려 물리적 긴장의 발생 규모를
키운다. 결과적으로 이런 상호 작용이 긴장을 더 높인다. 대사
스트레스는 물리적 긴장의 부산물이면서 근육 안의 긴장을
높인다.

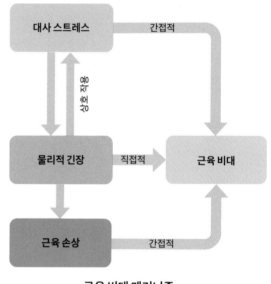

근육 비대 메커니즘

근육이 **커지는 원리**

뼈대근육 단백질은 매일 합성되고 분해되는 주기를
거친다(34쪽 참고). 근육 발달은 근육 단백질 합성 비율이
근육 단백질 분해 비율보다 클 때 일어난다. 근육 비대는
근육원섬유, 근육세포질액, 결합조직 같은 다양한 요소에
대한 적응의 종합적 결과이다.

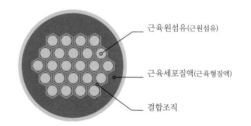

발달하기 전의 근육섬유
위의 그림은 근육섬유를 가로로 자른
단면을 나타낸다. 많은 근육원섬유가 있고
그 주위에 근육세포질액과
벌집 모양 결합조직 막이 있다.

위성세포

근육위성세포는 운동, 특히 근력 운동에 반응하여 근육섬유를 유지, 회복(발달), 개조하는 데 핵심 역할을 하는 줄기세포의 일종이다. 보통은 필요하기 전까지 휴면 상태로 있는다. 위성세포는 자극을 받으면 새로운 근육섬유가 만들어지는 것을 도울 수 있고, 기존 근육섬유에 핵을 제공할 수 있으며, 스스로 분화해 위성세포를 보충할 수 있다.

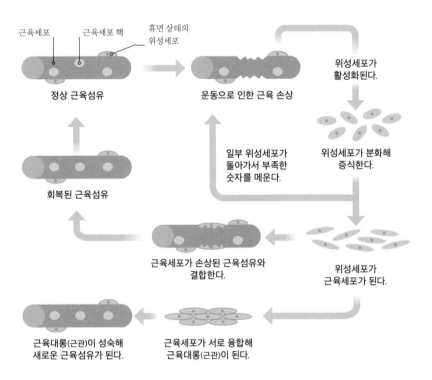

정상 근육섬유 → 운동으로 인한 근육 손상 → 위성세포가 활성화된다. → 위성세포가 분화해 증식한다. → 위성세포가 근육세포가 된다. → 근육세포가 서로 융합해 근육대롱(근관)이 된다. → 근육대롱(근관)이 성숙해 새로운 근육섬유가 된다. → 근육세포가 손상된 근육섬유와 결합한다. → 일부 위성세포가 돌아가서 부족한 숫자를 메운다. → 회복된 근육섬유

근육세포 / 근육세포 핵 / 휴면 상태의 위성세포

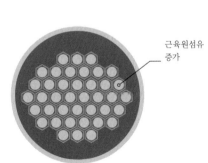

근육원섬유 비대

근육원섬유 단백질은 근육세포 내 단백질의 60~70퍼센트를 차지한다. 근육원섬유 비대는 근육원섬유마디(근절)가 늘어나면서 근육원섬유의 수나 크기가 증가하는 것이다.

근육원섬유 증가

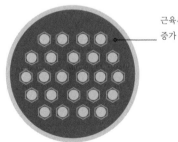

근육세포질 비대

근육세포질(미토콘드리아, 근육세포질그물 (근육형질그물), 가로관(횡관), 효소, 글리코겐 같은 기질 등등)의 부피 또한 근육섬유가 커지게 한다.

근육세포질 증가

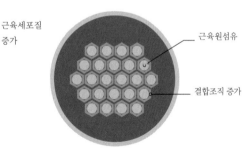

결합조직 비대

근육섬유의 세포바깥바탕질(세포외바탕질)은 결합조직으로 이루어진 3차원 얼개이다. 무기질과 단백질 함량이 증가하면 근육이 커질 수 있다.

근육원섬유 / 결합조직 증가

근력 운동이 근육 발달을
촉진하는 원리

근육 비대를 일으키는 3가지 자극은 서로 판이하게 작용한다.

근육 발달의 주된 요인은 물리적 긴장이고, 대사 스트레스와 근육 손상은
덜 직접적인 기초 요소로 작용한다.

물리적 긴장

근육 비대가 일어나려면 물리적 자극(또는
스트레스)이 있어야 한다. 이 물리적 자극은
물리적 긴장 또는 근육 긴장으로 일컫기도 한다.
저항에 맞서 근육을 수축시키면 근육에
가해지는 힘에 의해 물리적 긴장이 유발된다.
근육 안의 기계적수용기(기계적수용체)가
긴장을 감지하면 근육 발달을 일으키는
일련의 화학 반응이 시작된다.

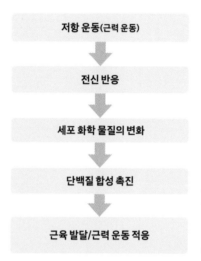

저항 운동에서 근육 발달로
물리적 긴장을 유발하는 저항 운동의
신체 자극은 결국 화학적이고 생물학적인
일련의 반응을 자극해 근육을 더 크고
강하게 만든다.

근육의 긴장

근육은 활발하게 수축하면(14~15쪽 참고) 짧아지거나 늘어나거나 길이가 변하지 않거나 하면서
물리적 근육 긴장을 일으킬 수 있다. 이 긴장은 근육원섬유마디(근절) 안의 액틴 근육잔섬유와
미오신 근육잔섬유가 서로 겹치는 부분이 얼마나 크거나 작은가에 따라 달라진다(17쪽 참고).

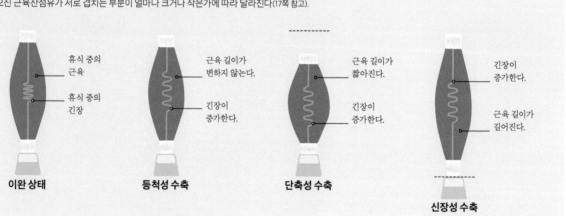

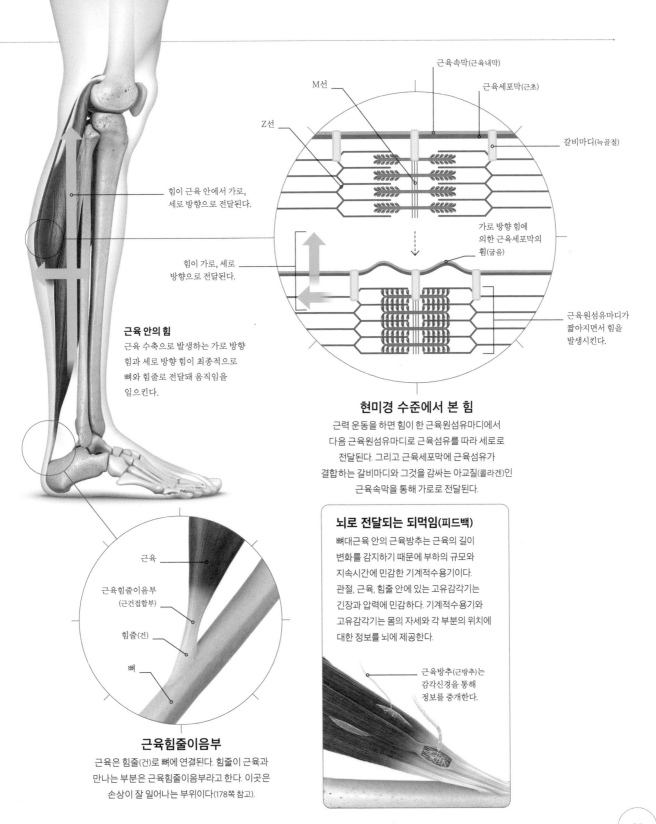

힘이 근육 안에서 가로, 세로 방향으로 전달된다.

근육속막(근육내막)

M선

Z선

근육세포막(근초)

갈비마디(늑골절)

가로 방향 힘에 의한 근육세포막의 휨(굽음)

힘이 가로, 세로 방향으로 전달된다.

근육원섬유마디가 짧아지면서 힘을 발생시킨다.

근육 안의 힘
근육 수축으로 발생하는 가로 방향 힘과 세로 방향 힘이 최종적으로 뼈와 힘줄로 전달돼 움직임을 일으킨다.

현미경 수준에서 본 힘
근력 운동을 하면 힘이 한 근육원섬유마디에서 다음 근육원섬유마디로 근육섬유를 따라 세로로 전달된다. 그리고 근육세포막에 근육섬유가 결합하는 갈비마디와 그것을 감싸는 아교질(콜라겐)인 근육속막을 통해 가로로 전달된다.

근육

근육힘줄이음부 (근건접합부)

힘줄(건)

뼈

뇌로 전달되는 되먹임(피드백)
뼈대근육 안의 근육방추는 근육의 길이 변화를 감지하기 때문에 부하의 규모와 지속시간에 민감한 기계적수용기이다. 관절, 근육, 힘줄 안에 있는 고유감각기는 긴장과 압력에 민감하다. 기계적수용기와 고유감각기는 몸의 자세와 각 부분의 위치에 대한 정보를 뇌에 제공한다.

근육방추(근방추)는 감각신경을 통해 정보를 중개한다.

근육힘줄이음부
근육은 힘줄(건)로 뼈에 연결된다. 힘줄이 근육과 만나는 부분은 근육힘줄이음부라고 한다. 이곳은 손상이 잘 일어나는 부위이다(178쪽 참고).

대사 스트레스

근육 비대의 이 부수적 요인은 세포 안에서 효소가 촉매하는 대사
반응의 중간 산물인 대사 부산물이 운동으로 인해 축적되는 것이다.
일반적인 대사 부산물은 젖산(29쪽 참고), 무기인산, 수소이다. 근육이
수축하는 동안 저산소증은 호르몬과 사이토카인(신호전달 단백질)의
분비를 촉진할 수 있다. 이것을 설명하는 주요 이론에서는, 근육
피로와 대사 부산물이 빠른연축근육섬유(속근섬유)에서 긴장 수위를
더 높여 발달을 촉진한다고 설명한다. 근육이 수축할 때 물리적
긴장의 크기를 결정하는 것으로 여겨지는 대사 스트레스의 또다른
부산물은, '근육 펌프'라고도 불리는 세포 부기(swelling)이다. 근육
내부의 압력이 높아지면 물리적 긴장이 더 커질 수 있고, 이것은
근육이 수축하는 동안 물리적 긴장의 전체 크기를 증가시킨다.

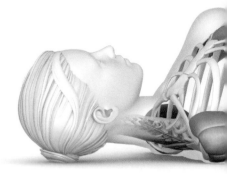

햄스트링 볼 컬(hamstring ball curl)
하나의 운동을 하는 동안 다양한 근육들이
등척성, 단축성, 신장성으로 수축한다. 신장성
수축을 제어하는 것은 근육세포에 가해지는
물리적 손상을 최소화하는 데 중요하다.

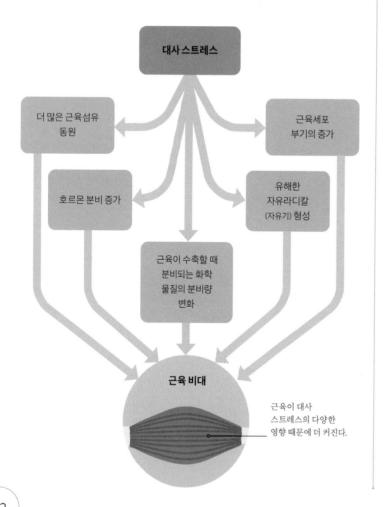

대사 스트레스

더 많은 근육섬유 동원

근육세포 부기의 증가

호르몬 분비 증가

유해한 자유라디칼 (자유기) 형성

근육이 수축할 때 분비되는 화학 물질의 분비량 변화

근육 비대

근육이 대사
스트레스의 다양한
영향 때문에 더 커진다.

근육 손상

근육 발달에 기여하는 이 요소는 운동으로
인한 근육 손상이다. 근육 손상에는 근육
발달에 도움이 될 수 있는 가벼운 손상부터,
온몸에 부정적 영향을 미칠 수 있는 심각한 조직
파열까지, 무수한 경우가 있다.

손상이 많을수록 좋은 게 아니다

흔히 운동으로 인한 근육 손상(과 통증)이 많을수록
좋은 것으로 잘못 알려져 있다. 근육통은 목표 근육이
긴장됐다는 증거지만, 근육 손상이 크면 시간에 따라
개선되는 데 한계가 있다. 그런데 최근에 알려진 바에
따르면, 근육 단백질 합성을 크게 늘리면, 새로운
수축성 단백질을 투여하는 것보다, 고강도 운동으로
손상을 입은 근육을 재건하고 회복하는 데 더 많은
도움이 된다.

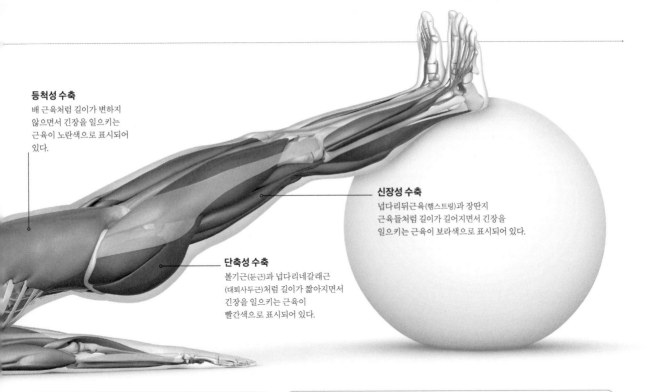

등척성 수축
배 근육처럼 길이가 변하지
않으면서 긴장을 일으키는
근육이 노란색으로 표시되어
있다.

신장성 수축
넙다리뒤근육(햄스트링)과 장딴지
근육들처럼 길이가 길어지면서 긴장을
일으키는 근육이 보라색으로 표시되어 있다.

단축성 수축
볼기근(둔근)과 넙다리네갈래근
(대퇴사두근)처럼 길이가 짧아지면서
긴장을 일으키는 근육이
빨간색으로 표시되어 있다.

신장성 수축 근육의 손상

근육 손상은 과도한 운동량(198쪽 참고)과 신장성 수축
때문에 가장 많이 발생한다. 신장성 수축은 단축성
수축이나 등척성 수축에 비해 근육세포에 물리적 손상을
더 많이 일으킬 수 있다. 신장성 수축으로 생기는 손상은
액틴-미오신 결합의 ATP 의존성 분리보다는 물리적 파열
때문이다(17쪽 참고). 고강도 신장성 수축 운동을 하면
근육원섬유마디가 너무 많이 늘어나서 근육섬유 전체가
순차적으로 (마치 지푸라기의 마디가 꺾여 부러지듯이) 툭 하고
파열하기 시작한다. 나중에 근육잔섬유가 다시 이어지긴
하지만 근육통이 생긴다.

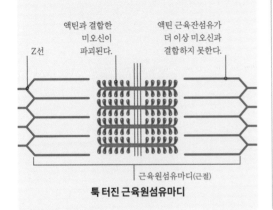

Z선

액틴과 결합한
미오신이
파괴된다.

액틴 근육잔섬유가
더 이상 미오신과
결합하지 못한다.

근육원섬유마디(근절)

툭 터진 근육원섬유마디

회복은 근육 발달의 핵심이다.

고강도 운동으로 인한 단기간의 근육 손상 후에는, 손상된 근육섬유를 재건하는
데 가장 중요한 긴 회복 기간이 따른다. 운동 세션(186쪽 참고) 사이에 근육이 회복될
충분한 여유가 없이 운동을 계속하면 근육을 재건할 기회를 놓친다. 그러면 결국 운동
성취도에 악영향을 미치게 된다(177쪽 참고).

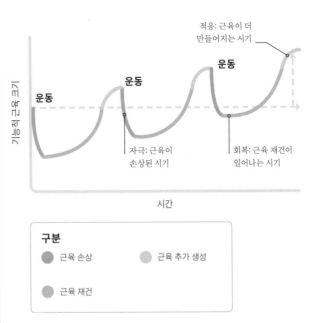

적응: 근육이 더
만들어지는 시기

운동

운동

운동

운동

기능적 근육 크기

자극: 근육이
손상된 시기

회복: 근육 재건이
일어나는 시기

시간

구분

● 근육 손상　　　● 근육 추가 생성

● 근육 재건

근력 운동이
뼈 강도를 높이는 원리

뼈는 몸에서 가장 소홀히 여겨지면서도 가장 고급 자산 가운데 하나이다.
뼈는 신체 움직임에 필요한 기능적 뼈대를 형성하며 부상 빈도, 삶의 질,
죽음과 직접적으로 관련이 있다.

뼈가 만들어지는 원리

뼈는 스트레스나 물리적 부하가 가해지면
뼈모세포(골모세포)의 활동을 통해 크기와 강도가
증가한다. 비활성이거나 스트레스 따위가 없으면
뼈는 뼈모세포의 활동을 통해 재흡수되어 강도,
크기, 전반적인 밀도가 감소한다. 뼈대의 구조는
근육을 수축시켜 결합조직인 뼈에 직접 작용하는
가로 방향 힘과, 몸에 가해지는 세로 방향 중력에
의해 유지된다.

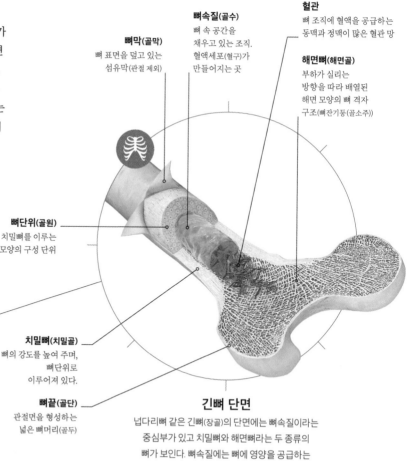

뼈막(골막)
뼈 표면을 덮고 있는
섬유막(관절 제외)

뼈속질(골수)
뼈 속 공간을
채우고 있는 조직.
혈액세포(혈구)가
만들어지는 곳

혈관
뼈 조직에 혈액을 공급하는
동맥과 정맥이 많은 혈관 망

해면뼈(해면골)
부하가 실리는
방향을 따라 배열된
해면 모양의 뼈 격자
구조(뼈잔기둥(골소주))

뼈단위(골원)
치밀뼈를 이루는
막대 모양의 구성 단위

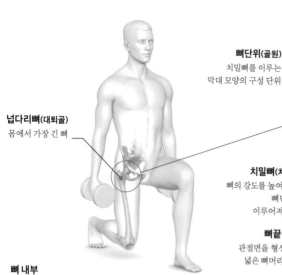

넙다리뼈(대퇴골)
몸에서 가장 긴 뼈

치밀뼈(치밀골)
뼈의 강도를 높여 주며,
뼈단위로
이루어져 있다.

뼈끝(골단)
관절면을 형성하는
넓은 뼈머리(골두)

긴뼈 단면

넙다리뼈 같은 긴뼈(장골)의 단면에는 뼈속질이라는
중심부가 있고 치밀뼈와 해면뼈라는 두 종류의
뼈가 보인다. 뼈속질에는 뼈에 영양을 공급하는
풍부한 혈관 망이 있다.

뼈 내부
뼈는 특화된 세포와 단백질 섬유로 이루어진 살아 있는
결합조직이다. 치밀뼈가 해면뼈를 감싸는 층 구조 덕분에
가벼우면서도 강도는 굉장히 높다.

생존을 위한 뼈와 근육 강화

규칙적인 근력 운동을 하면
뼈엉성증(골다공증, 뼈가 약해서 잘 부러짐)과
근육감소증(sarcopenia, 근감소증)이
생길 위험을 줄일 수 있다. 사실 이 두
질환은 뼈근육감소증(osteosarcopenia,
골근감소증)이라는 '위험한 듀엣'이다.
노인의 낙상과 골절 위험을 높이기
때문이다.

운동하면 뼈가 튼튼

저항 운동을 규칙적으로 하면
뼈 무기질 밀도와 성분에 긍정적인
영향을 미쳐 뼈엉성증(골다공증)이
생길 위험을 줄일 수 있다.

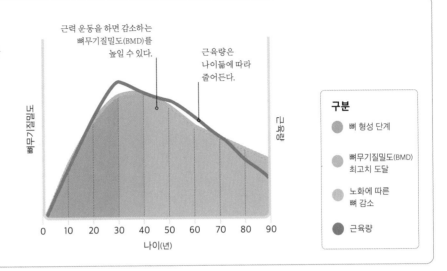

근력 운동을 하면 감소하는
뼈무기질밀도(BMD)를
높일 수 있다.

근육량은
나이듦에 따라
줄어든다.

뼈무기질밀도

근육량

나이(년)

구분

● 뼈 형성 단계

● 뼈무기질밀도(BMD)
최고치 도달

● 노화에 따른
뼈 감소

● 근육량

뼈 재생

뼈는 뼈파괴세포(파골세포)가 뼈를
분해하고 뼈모세포가 뼈를 새로 만들어
끊임없이 변한다. 몸무게를 비롯해
뼈에 실리는 부하는 장력이나 압박이
어느 정도인지에 따라 이 순환 과정에
다양한 영향을 미친다. 앉아 있을
때처럼 뼈에 실리는 외부 부하가 없으면
뼈파괴세포의 활동이 활발해진다.
그래서 오래 앉아 있는 좌식 생활이
특히 뼈에 나쁘다.

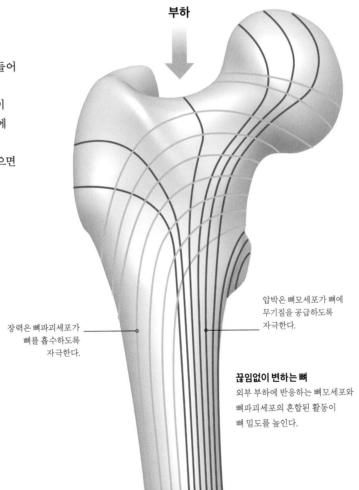

부하

장력은 뼈파괴세포가
뼈를 흡수하도록
자극한다.

압박은 뼈모세포가 뼈에
무기질을 공급하도록
자극한다.

끊임없이 변하는 뼈

외부 부하에 반응하는 뼈모세포와
뼈파괴세포의 혼합된 활동이
뼈 밀도를 높인다.

운동의 역학

뼈대의 가장 중요한 물리적 역할은 근육에 견고한 지렛대를 제공해 반작용을 일으키는 것이다. 근력 운동은 근육의 반작용력과 부하를 이용해 동작을 취함으로써 몸과 외부 저항을 움직인다.

푸시업
(95쪽 참고)

축
발가락
(무릎 꿇고 하면
더 쉽다.)

근육이 몸을 움직이는 원리

몸은 기본적으로 지레 배열 시스템이다. 모든 지레 시스템에는 지렛대(뼈), 축(관절, 받침점), (뼈를 끌어당기는 근육에 의해 발생하는) 부하를 움직이는 힘(힘점), 몸무게나 외부 부하의 저항(작용점)이 있다. 지레는 작은 힘을 훨씬 더 큰 힘으로 바꾸어 이른바 역학적 이득(기계적 확대율)을 얻는 데 유용하다. 그래서 짧은 길이로 충분한 힘을 발생시킬 수 있고, 속도에 힘까지 더할 수 있다. 관절을 기준으로 근력과 저항이 작용하는 지렛대의 지점들이, 무게를 들어올리는 지레의 힘을 결정한다. 인체에는 3종류의 서로 다른 지레 시스템이 있다.

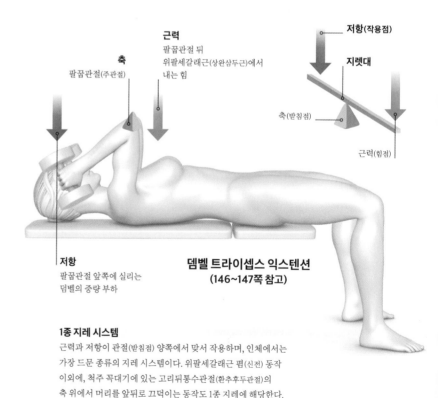

축
팔꿉관절(주관절)

근력
팔꿉관절 뒤
위팔세갈래근(상완삼두근)에서
내는 힘

저항(작용점)

지렛대

축(받침점)

근력(힘점)

저항
팔꿉관절 앞쪽에 실리는
덤벨의 중량 부하

덤벨 트라이셉스 익스텐션
(146~147쪽 참고)

1종 지레 시스템
근력과 저항이 관절(받침점) 양쪽에서 맞서 작용하며, 인체에서는 가장 드문 종류의 지레 시스템이다. 위팔세갈래근 폄(신전) 동작 이외에, 척주 꼭대기에 있는 고리뒤통수관절(환추후두관절)의 축 위에서 머리를 앞뒤로 끄덕이는 동작도 1종 지레에 해당한다.

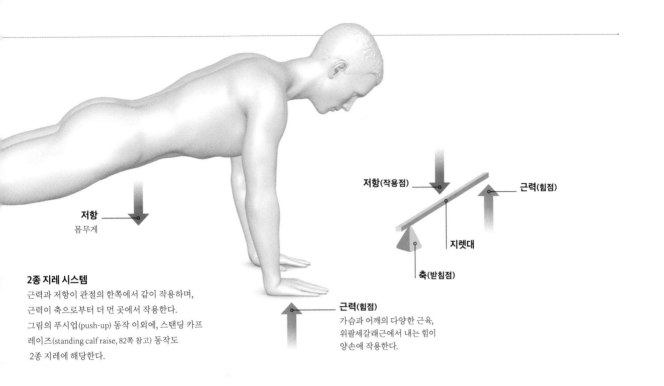

저항
몸무게

저항(작용점)

근력(힘점)

지렛대

축(받침점)

근력(힘점)
가슴과 어깨의 다양한 근육,
위팔세갈래근에서 내는 힘이
양손에 작용한다.

2종 지레 시스템
근력과 저항이 관절의 한쪽에서 같이 작용하며,
근력이 축으로부터 더 먼 곳에서 작용한다.
그림의 푸시업(push-up) 동작 이외에, 스탠딩 카프
레이즈(standing calf raise, 82쪽 참고) 동작도
2종 지레에 해당한다.

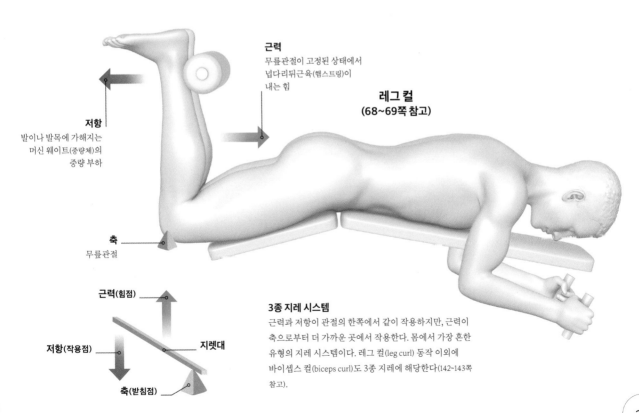

근력
무릎관절이 고정된 상태에서
넙다리뒤근육(햄스트링)이
내는 힘

레그 컬
(68~69쪽 참고)

저항
발이나 발목에 가해지는
머신 웨이트(중량체)의
중량 부하

축
무릎관절

근력(힘점)

저항(작용점)

지렛대

축(받침점)

3종 지레 시스템
근력과 저항이 관절의 한쪽에서 같이 작용하지만, 근력이
축으로부터 더 가까운 곳에서 작용한다. 몸에서 가장 흔한
유형의 지레 시스템이다. 레그 컬(leg curl) 동작 이외에
바이셉스 컬(biceps curl)도 3종 지레에 해당한다(142~143쪽
참고).

근육 활동
강화

인체는 마라톤 같은 지구력 운동뿐만 아니라 바벨 백 스쿼트처럼 빠르고 격렬한 운동을 포함해 어떤 운동이든 할 수 있게 정교하게 조율된 장치이다. 이것이 가능하도록 인체는 1개가 아니라 3개의 서로 다른 에너지 생산 시스템을 갖추고 있다.

에너지 변환

생물 시스템에서 에너지 흐름(에너지대사)은 주로 글리코겐과 다량영양소(지방, 단백질, 탄수화물, 30~31쪽 참고)에 저장된 화학 에너지를 생물학적으로 쓸모 있는 에너지로 변환함으로써 일어난다. ATP(adenosine triphosphate, 아데노신3인산)는 인체에서 세포에 에너지를 저장하고 전달하는 주된 분자이다.

ATP: 세포의 에너지 단위

근육 활동 강화를 비롯한 거의 모든 세포 활동에는 ATP가 필요하다. ATP는 리보스 당에 아데닌 염기와 인산기 3개가 붙은 뉴클레오티드이다. 인산기 3개는 서로 고에너지 결합을 이루고 있다. ATP 1분자는 인산기 1개가 떨어져 나갈 때 에너지를 방출하고 저에너지 분자인 ADP(adenosine diphosphate, 아데노신2인산)로 변한다. ADP와 ATP는 두 형태로 끊임없이 순환하면서 온몸의 생물학적 반응에 지속적인 에너지 흐름을 제공한다.

유산소(호기성) 대사: 산화적 대사

몸의 산화 시스템은 주로 1,600미터(1마일) 이상 달리기처럼 장시간 저강도 운동에 필요한 에너지를 생산한다. 또한 중강도 운동과 고강도 운동 사이에, 이를테면 근력 운동 세션(186쪽 참고) 중의 휴식 시간에 에너지 회복을 돕기도 한다. 산화 시스템에 대한 적응은 근력 운동에 영향을 미쳐 근육세포 미토콘드리아(세포의 에너지 생성 소기관)가 더 많이 동원되고, 미오글로빈(혈액에서 산소를 빼내는 단백질)이 증가하고, 모세혈관 밀도가 높아짐으로써 근육 조직의 산소 교환이 활발해진다.

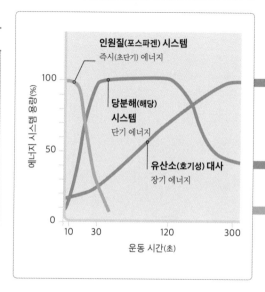

몸에서 에너지가 만들어지는 원리

에너지 생성 과정은 크게 (산소에 의존하지 않는) 무산소(anaerobic) 대사와, (산소에 의존하는) 유산소(aerobic) 대사 2가지로 나눌 수 있다. 무산소 대사는 인원질(phosphagen, 포스파겐) 시스템 및 당분해(해당) 시스템과 관련 있고, 유산소 대사는 산화 시스템과 관련 있다. 이 3가지 시스템은 모두 특정 시기에 활성화된다는 점에 주목해야 한다. 어느 시스템이 더 지배적이어서 더 큰 규모로 이용되는지는 활동의 강도와 기간에 따라 달라진다.

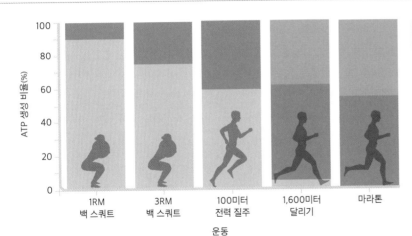

활동 에너지

3가지 에너지 시스템으로 가능한 활동 범위는 다양하다. 인원질(ATP-PCr) 시스템은 근력 운동에 직접 에너지를 제공하지만 다른 시스템들은 근력 운동 세트 사이에 ATP를 보충한다.

무산소 대사: 당분해(해당) 시스템

몸의 당분해 시스템은 고강도 저항 운동과 전력 질주 지구력 운동 같은 중기간 고강도 운동에서 작동한다. 고강도 운동을 하는 동안 당분해 과정에서는 근육의 에너지(ATP) 요구량을 맞추기 위해 혈액 속의 포도당을 이용하지만 젖산이 만들어지기도 한다. 젖산이 혈액 속에 쌓이면 근육통, 근육작열감, 피로, 빠른호흡(빈호흡), 복통, 메스꺼움(구역) 같은 여러 불쾌한 증상을 동반하는 젖산산증이 생긴다. 다행히 이 과정은 대개 일시적이고 가역적이다. 젖산은 피루브산으로 대사되어 다른 세포 에너지 경로에서 재사용될 수 있다. 당분해 에너지 경로에 대한 적응은 근육 내 당원(글리코겐) 저장량이 늘어나고 당분해효소가 많아지고 운동 중 효과적인 ATP 생성이 증가함으로써 일어날 수 있다.

당분해(해당) 시스템에서 에너지가 만들어지는 원리

당원(글리코겐)

포도당

10단계 경로 → 2~3개의 ATP 분자

피루브산

젖산

무산소 대사: 인원질 시스템

크레아틴인산(PCr)을 사용하고 다시 만들기 때문에 ATP-PCr 시스템이라고도 불리는 인원질(포스파겐) 시스템은 주로 고강도 저항 운동(1~3RM)과 전력 질주(100미터 단거리) 같은 초단기 고강도 운동에 쓰인다. 이 시스템은 강도와 상관없이 어떤 운동이든 초반에 매우 활발하게 작동한다. 근력 운동으로 이 시스템에 대한 적응이 가능하다. 크레아틴 일수화물을 보충하면 근육 내 인원질 저장량을 현저하게 늘릴 수 있다.

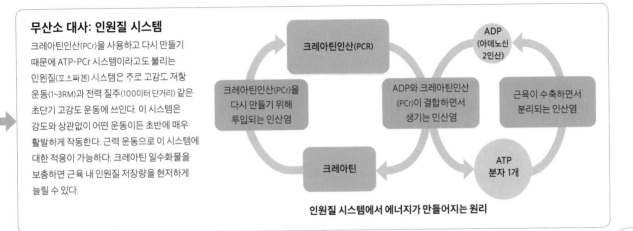

인원질 시스템에서 에너지가 만들어지는 원리

근력 운동의
에너지원

**다량영양소(macronutrient)라는 용어는
낯설어도** 탄수화물, 지방, 단백질은 친숙하다.
다량영양소에 해당하는 이 영양소들에 들어
있는 열량은 몸에서 화학 반응에 사용되는
에너지로 방출된다. 이를테면 근육이 저항
운동을 하는 데 필요한 에너지로 쓰인다.
그런가 하면 몸에서 광범위하고 다양한
화학 반응에 중요한 비타민이나 무기질 같은
미량영양소(micronutrient)도 있다.

다량영양소

3가지 다량영양소 각각은 에너지 생산이
용이하도록 합성되고 분해될 수 있다(이
과정을 에너지대사라고 한다. 28~29쪽 참고).
탄수화물은 포도당으로 존재하기도 하고
당원(글리코겐) 형태로 (근육과 간에) 저장되기도
한다. 단백질은 아미노산으로 만들어진다.
지방은 트리아실글리세롤(triacylglycerol)과
유리지방산으로 존재한다.

다량영양소 에너지원
에너지가 탄수화물, 단백질, 지방 중
어떤 형태로 존재하더라도 몸은 그것을
분해한 성분을 혈액을 통해 근육에
전달한다. 근육세포는 그 연료 성분을
이용해 ATP라는 에너지를 만든다(28~29쪽
참고). 근육에는 당원(글리코겐)과
트리아실글리세롤뿐만 아니라 ATP와
아미노산도 비축되어 있다.

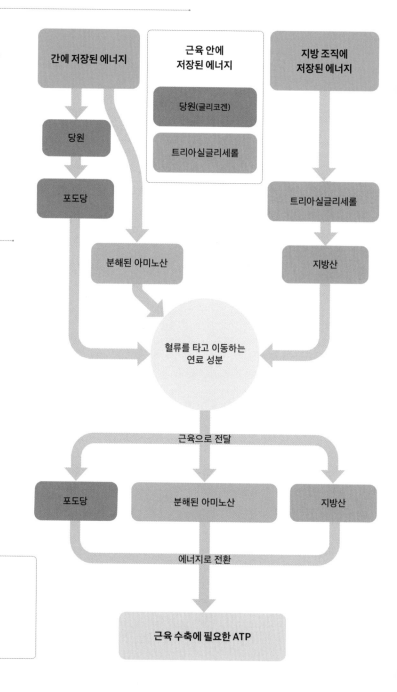

구분
- 탄수화물
- 단백질
- 지방

탄수화물

근력 운동을 할 때 주된 에너지원은 당원 형태로 저장되고 무산소 대사를 거쳐 에너지로 변환되는 탄수화물이다(28~29쪽 참고). 탄수화물 섭취는 근력 운동 세션(186쪽 참고) 사이에 당원 저장량을 보충하는 데 매우 중요하다. 그래야 손상된 근육을 충분히 회복하고 이후의 운동을 제대로 해낼 수 있다. 몸에서는 단백질이나 지방으로 포도당을 만들 수도 있지만, 특히 근력 운동을 하고 있다면 하루 에너지 요구량 중 가장 큰 비중으로 탄수화물을 섭취해야 한다. 탄수화물은 근력 운동을 할 때 필요한 ATP 생산의 80퍼센트나 차지한다.

단백질

식이단백질은 생명과 건강 유지에 없어서는 안 된다. 특히 근육의 형성과 유지, 조직과 세포의 발달과 회복, 결합조직과 뼈와 기관의 구조적 역할에 중요하다. 탄수화물이나 지방과 달리 몸은 부족할 때를 대비해 단백질을 비축하지 않는다. 그래서 매일 단백질을 충분히 섭취하는 것이 매우 중요하다. 20가지 아미노산은 신체 기능에 이용되는데, 필수아미노산과 비필수아미노산으로 나눌 수 있다. 필수아미노산은 음식으로 섭취해야 하는 반면, 비필수아미노산은 몸에서 다른 단백질 공급원으로 합성할 수 있다.

지방

지방은 장기와 신경신호전달을 보호하는 완충작용, 비타민 흡수 보조, 세포막과 호르몬의 생성 촉진을 비롯한 많은 신체 기능에 절대 없어서는 안 되는 필수영양소이다. 몸에서 지방은 지방 조직에 저장된다. 충분한 지방 섭취는 테스토스테론 수치에 영향을 미쳐서 근육을 키우고 대사를 조절하는 데 중요한 역할을 한다. 영양학자들은 지방을 고품질 필수지방산, 특히 고도불포화지방산으로 대부분 섭취할 것을 권한다.

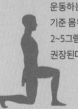

탄수화물은 1그램당 4킬로칼로리의 에너지를 낸다.

운동하는 성인에게 1일 기준 몸무게 1킬로그램당 2~5그램의 탄수화물이 권장된다.

70킬로그램인 성인은 하루에 140~350그램의 탄수화물이 필요하다.

* 에너지 요구량과 몸조성에 따라 다르다.

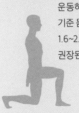

단백질은 1그램당 4킬로칼로리의 에너지를 낸다.

운동하는 성인에게 1일 기준 몸무게 1킬로그램당 1.6~2.2그램의 단백질이 권장된다.

70킬로그램인 성인은 하루에 112~154그램의 단백질이 필요하다.

* 에너지 요구량과 몸조성에 따라 다르다.

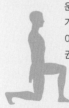

지방은 1그램당 9킬로칼로리의 에너지를 낸다.

운동하는 성인에게 1일 기준 몸무게 1킬로그램당 0.5~1그램의 지방이 권장된다.

70킬로그램인 성인은 하루에 35~70그램의 지방이 필요하다.

* 에너지 요구량과 몸조성에 따라 다르다.

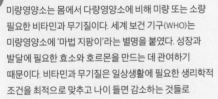

미량영양소는 마법 지팡이

미량영양소는 몸에서 다량영양소에 비해 미량 또는 소량 필요한 비타민과 무기질이다. 세계 보건 기구(WHO)는 미량영양소에 '마법 지팡이'라는 별명을 붙였다. 성장과 발달에 필요한 효소와 호르몬을 만드는 데 관여하기 때문이다. 비타민과 무기질은 일상생활에 필요한 생리학적 조건을 최적으로 맞추고 나이 들면 감소하는 것들로 인한 위험을 줄이기 때문에 중요한 역할을 한다. 활동성이 높은 사람일수록 미량영양소가 풍부한 과일과 채소 같은 음식을 더 다양하게 섭취해야 한다. 2018년의 연구에 따르면, 보충제로 단순히 수치만 높이기보다는 음식 안에 들어 있는 미량영양소를 섭취하는 것이 훨씬 좋다.

몸의 **에너지** 요구량 **파악하기**

일일 총 **에너지 균형**(total daily energy balance)은 다량영양소의 열량으로 섭취하는 에너지 양과 활동에 쓰이는 에너지 양 사이의 관계를 의미한다. 섭취하는 열량의 양은 몸무게를 늘리거나 줄이거나 유지하려는 노력에 직접적인 영향을 미친다.

일일 에너지 균형

주로 '열량 섭취 대 열량 소모(calories in vs calories out)'로 간단하게 표현되는 에너지 균형은 단순히 섭취하는 열량과 운동으로 사용하는 열량으로 생각하는 것보다 좀더 복잡하다. 몸의 일일 총 열량 소비량(아래의 퍼센트는 보통 사람을 기준으로 함)은 운동뿐만 아니라 모든 종류의 활동을 포함한다. 소모하는 것보다 적은 열량을 섭취하면 에너지 균형 미달이고, 소모하는 것보다 많은 열량을 섭취하면 에너지 균형 초과이다.

일일 열량 섭취량

현재의 몸무게나 체지방 수준을 유지하려면 얼마나 많은 에너지가 필요할까. 유지 열량을 구할 때는 일반적으로 몸무게(kg)에 22를 곱한다. 아래 표에서 자신에게 해당하는 활동 수준을 고른 다음, 거기에 맞춰 일일 열량 섭취량을 따르면 몸무게를 유지할 수 있다.

기초대사율
몸이 휴식 상태에서 기능을 제대로 하는 데 사용하는 에너지의 양

운동 열량
근력 운동처럼 운동 중에 사용하는 에너지의 양

비운동성 활동 열생성
몸이 돌아다니기, 청소, 꼼지락거리기, 요리 같은 활동을 하는 데 사용하는 에너지

음식의 열량 소모
몸이 다량영양소를 소화하는 데 사용하는 에너지의 양

70%

5%

15%

10%

얼마나 활동적인가?

비활동적(좌식)	약간 활동적
(하루 8,000보 미만)	(하루 8,000~10,000보)
근력 운동 3~6일	근력 운동 3~6일
1.3~1.6	**1.5~1.8**
활동적	매우 활동적
(하루 10,000~15,000보)	(15,000보 이상)
근력 운동 3~6일	근력 운동 3~6일
1.7~2.0	**1.9~2.2**

22(kcal) × 몸무게(kg) × 활동 배수

70킬로그램인 사람은
22 × 70 = 1,540kcal

비활동적인 수준(1.3~1.6)에 맞는 일일 열량은
1,540 × 1.3~1.6 = 2,002~2,464kcal

일일 열량 목표 계산하기

자신의 열량 범위를 알아낸 후에는 관리
수준으로 삼기에 가장 적합해 보이는 열량
목표를 정한다. 그리고 나서 그 목표에 기초해
필요한 다량영양소를 계산하면 된다(아래 참고).

약간 활동적이고 근력 운동을 일주일에
3일만 하는 70킬로그램인 사람이 몸무게를
유지하는 데 필요한 일일 열량

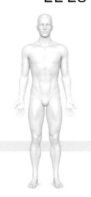

70 (kg) × 22 (kcal) × 1.5 (활동 배수)
= 2,310kcal

이 유지 열량이 맞는지 확인하려면 1~2주 동안 자신의 열량을
추적해 몸무게 변화가 어떠한지 알아보아야 한다.

해당 기간에 몸무게가 줄었다면 100킬로칼로리를 추가해
그것이 몸무게 유지에 최적인지 알아보아야 한다. 만약 1~2주 동안
몸무게가 늘었다면 100킬로칼로리를 줄여서 그것이 몸무게
유지에 적합한지 알아보면 된다.

일일 다량영양소 목표 계산하기

단백질

운동하는 성인에게 권장되는
일일 단백질 섭취량은

1.6~2.2g/kg

70 (kg) × 1.6 (g/kg) =
112g

지방

권장되는 일일 지방 섭취량은

0.5~1g/kg

70 (kg) × 0.7g/kg = 49g

탄수화물

탄수화물 성분을 계산하려면 단백질과 지방으로 공급되는 열량이
얼마나 되는지 합산한 다음 일일 열량 목표에서 빼야 한다. 그 나머지가
바로 탄수화물에서 얻는 열량이다.*

112g × 4kcal/g = 448kcal (단백질 열량)
49g × 9kcal/g = 441kcal (지방 열량)
합하면 889kcal

섭취하는 일일 열량이 2,310킬로칼로리라면, 이 값에서 단백질과
지방으로 섭취하는 889킬로칼로리를 뺀 다음 4kcal/g로 나누어야 일일
탄수화물 섭취 권장량이 나온다.

2,310 - 889 = 1,421kcal

1,421 ÷ 4 = 355g

1

2

3

지방
19%

단백질
20%

탄수화물
61%

몸무게를 줄이기 위해 열량 미달로 시작하기

균형 잡힌 방식으로 열량을 줄이기 위해 열량 수치를 조절하려면 먼저
유지 열량 수준을 알아내야 한다. 그러고 나서 유지 열량에 10~15퍼센트
(적정 감량)를 곱해서 빼야 한다. 여기서는 위의 예에 15퍼센트를 적용한다.

2,310kcal × 0.15 = 346.5kcal
2,310 - 346.5 = 1,963.5kcal: 새로운 유지 열량

몸무게를 늘리기 위해 열량 과잉으로 시작하기

균형 잡힌 방식으로 열량을 늘리기 위해 열량 수치를 조절하려면 먼저
유지 열량 수준을 알아내야 한다. 그러고 나서 유지 열량에 10~15퍼센트
(적정 증량)를 곱해서 더해야 한다. 여기서는 위의 예에 15퍼센트를 적용한다.

2,310kcal x 0.15 = 346.5kcal
2,310 + 346.5 = 2,656.5kcal: 새로운 유지 열량

* 자신의 영양 특성을 맞추기 위해 특정 다량영양소를
더 많이 섭취하려면, 권장 범위 내에서 다른 다량영양소의
섭취량을 줄여야 할 수도 있다.

근력 운동을 위한
식생활

균형 잡힌 식사는 규칙적인 근력 운동에 필요한 에너지를 제공할 수 있지만, 다양한 채소, 과일, 저지방 단백질, 유익한 지방을 포함하려면 약간의 준비를 하고 계획을 세워야 한다. 먹는 시기, 즉 운동 전이어야 할지 운동 후여야 할지 알면 운동 성취도와 손상된 근육 회복을 크게 향상할 수 있다.

균형 잡힌
식단 만들기

근육은 최적으로 작동하자면 지속적인 에너지 공급(30~31쪽 참고)과, 회복에 사용할 다량영양소와 미량영양소의 공급이 필요하다. 따라서 식단에 이것이 반영되어야 한다. 녹말(탄수화물)로 분류되는 감자를 제외한 모든 채소, 그리고 닭고기, 생선, 두부, 요구르트 같은 저지방 단백질, 거기에 견과류와 씨, 아보카도유와 올리브유 등에 들어 있는 유익한 지방을 선택해야 한다.

단백질

특히 규칙적인 근력 운동을 할 때 일일 단백질 섭취량은 노인의 걸음 수 늘리기, 독립 생활 개선, 악력 향상(근력 측정)과 밀접한 관련이 있다. 이러한 이점은 젊은 사람에게도 나타난다. 일일 단백질 섭취를 늘리면, 이를테면 고단백 식품이나 단백질 가루(분말)를 섭취하면(36쪽 참고) 단백질 분해를 최소화하고 근육 단백질 합성을 촉진할 수 있다는 연구 결과가 있다.

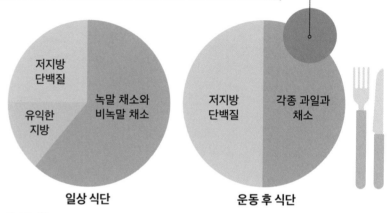

녹말(탄수화물) 보충
감자, 파스타, 밥, 빵

일상 식단

운동 후 식단

올바른 비율
위의 식단은 대부분의 일상 식사에서 챙겨야 하는 것들과, 그 비율이 근력 운동 후의 식사에서 어떻게 바뀌어야 하는지를 보여 준다.

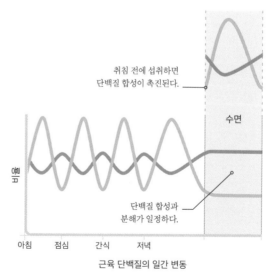

취침 전에 섭취하면 단백질 합성이 촉진된다.

수면

단백질 합성과 분해가 일정하다.

아침 점심 간식 저녁

근육 단백질의 일간 변동

구분
— 근육 단백질 합성
— 근육 단백질 분해

근육에 단백질 공급하기
단백질이 합성되고 분해되는 몸의 주기를 이용하면 수면 시간을 단순한 휴식 시간이 아니라 단백질 집중 생산 시간으로 바꿀 수 있다.

운동 전과 후의 영양

운동 전후의 영양 공급은 전반적인 운동 성취도와 회복에 중요한 요소일 수 있다. 운동 전이나 후의 간식을 선택할 때는 탄수화물 음식이 소화율이나 에너지 전환율 면에서 다른 음식과 다르다는 것을 알아야 한다. 포도당이나 과당이 많이 들어 있는 음식은 근육과 간의 글리코겐 저장량(다음 운동을 위한 에너지 공급원)을 보충하는 데 매우 적합하다.

언제 무엇을 먹을까?

영양 섭취 시기, 특히 운동 후의 합성대사 적기(동화작용 적기)는 뜨거운 논란거리다. 다만 운동 후에 보충제나 식사로 고품질 단백질을 섭취하면 근육을 키우는 데 유익하다는 점에는 별다른 이견이 없다.

운동 전의 음식 섭취

식사하고 나서 한참 후에 운동을 하거나 오전에 공복 상태로 첫 운동을 한다면 탄수화물과 단백질을 섞어 먹는 것이 중요하다. 그러면 글리코겐 저장량을 보충하고 단백질 합성을 자극할 수 있다. 소화하는 데 오래 걸리는 섬유질이 많이 든 음식은 피해야 한다.

운동 중의 음식 섭취

근력 운동 세션(186쪽 참고) 중에는 물을 제외한 아무것도 마실 필요가 없다. 운동 전에 미리 적절한 영양을 섭취하면 운동하는 데 필요한 에너지가 공급되므로 운동 중에는 음식을 먹을 필요가 없다.

운동 후의 음식 섭취

어떤 전문가들은 회복을 극대화하기 위해 운동 시간이 끝나자마자 단백질을 섭취하라고 권하고, 또 어떤 전문가들은 운동 후 1~3시간 내에 단백질이 풍부한 식사를 하라고 조언한다. 그러한 단백질 섭취는 단백질 분해를 멈추고 단백질 합성을 자극한다.

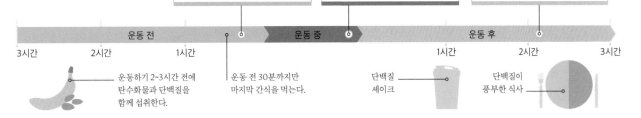

| 운동 전 | 운동 중 | 운동 후 |

3시간 2시간 1시간 — 1시간 2시간 3시간

운동하기 2~3시간 전에 탄수화물과 단백질을 함께 섭취한다.

운동 전 30분까지만 마지막 간식을 먹는다.

단백질 셰이크

단백질이 풍부한 식사

체액 균형

물은 인체의 55~60퍼센트를 차지하기 때문에 매일 섭취해야 하는 핵심 성분이면서 생존에 가장 중요한 요소이다. 물은 발한(땀남)을 통해 체온을 조절할뿐더러 용매, 화학 반응의 촉매, 윤활제이자 충격 흡수제, 주요 무기질 공급원이기도 하다. 몸에 드나드는 물을 조절하는 것을 체액 균형 맞추기라고 한다. 이 정교한 평형은 건강뿐만 아니라 운동 성취도에도 매우 중요하다. 이 평형을 계속 확인해서 탈수(물을 충분히 마시지 않음)나 과도수분증(물을 너무 많이 마심)이 일어나지 않게 하는 것은 건강 유지에 필수적이다.

물은 하루에 얼마나 마셔야 할까?

몸무게 1킬로그램당 30~40밀리리터가 권장된다. 몸무게, 활동 수준, 발한율(땀남 비율), 일일 환경 요소에 맞춰 물 섭취량을 정하는 것은 중요한 일이다.

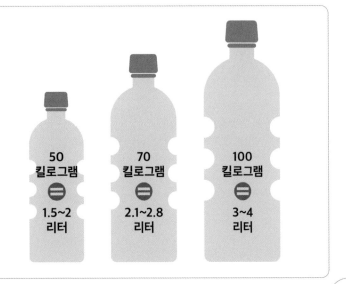

50 킬로그램 = 1.5~2 리터

70 킬로그램 = 2.1~2.8 리터

100 킬로그램 = 3~4 리터

영양 보충제가
필요할까?

전반적인 건강, 운동 성취도, 회복에 맞는 영양 보충은 여러 이점이 있다. 다만 영양 수치를 높이려고 보충제에 의존하거나 기성 영양식을 먹기보다 균형 잡힌 음식 섭취에 초점을 맞추는 편이 낫다. 건강과 운동 성취도에 가장 광범위한 영향을 미치는 보충제는 아래 표의 왼쪽에 열거되어 있다. 연구에 따르면, '추가' 보충제를 섭취한다고 해서 해로울 것은 전혀 없다. 따라서 특별하거나 호사스러운 품목으로 봐도 된다.

건강과 운동 성취도를 위한 보충제

검증된 보충제	'추가' 보충제
생선 기름(어유)* 비타민 D와 K* 크레아틴* 유청단백질* 멜라토닌 멀티비타민 카페인 칼슘**	가지사슬아미노산 (branched chain amino acid, BCAA) 필수아미노산(EAA) 말산시트룰린 (citrulline malate)

* 모든 연령에 걸쳐 긍정적인 이점이 있는 것으로 입증되었다.

** 칼슘 보충제로는 시트르산칼슘이 가장 좋다.

단백질 가루: 무엇에 쓰는 가루인고?

이미 고품질 단백질을 충분히 섭취하고 있다면 식단에 단백질 가루를 추가해 봤자 그다지 이득이 없을 것이다. 하지만 웨이트(중량체) 들어올리기를 규칙적으로 한다면 단백질 가루 섭취로 근육 증가를 극대화할 수 있고, 비건 또는 채식주의 식단을 따른다면 부족한 단백질을 보충하는 데 유용하다(오른쪽 참고). 단백질 가루는 단백질 농축 식품이다. (달걀, 유청, 카세인 등의) 동물 단백질로 만드는 것이 있는가 하면, (완두, 삼씨, 대두, 쌀 등의) 식물 단백질로 만드는 것도 있다. 단백질 가루가 자신의 운동 목표를 달성하는 데 도움이 된다고 생각한다면 트레이너나 영양사와 함께 선택지를 고민해 볼 수 있다.

비건 또는 채식주의 식단으로 근력 운동 하기

채식을 하면서 근력 운동을 하더라도 육식을 하면서 근육 운동을 하는 것만큼 효과적일 수 있다. 좀더 힘들 수는 있어도 에너지 이용 원리는 똑같다. 아미노산 류신(leucine)에 초점을 맞춘 단백질 섭취는 다량영양소 중에서 섭취량을 최대로 늘리기가 가장 어렵다. 단백질 섭취는 근육 조직의 유지와 발달, 전반적인 대사 건강에 필수적이기 때문에 필수영양소를 잘 섭취하는 법을 아는 것은 채식하는 사람들에게 중요하다.

류신을 위한 변론

류신은 필수아미노산이며 특히 가지사슬아미노산 가운데 하나로, 근육 단백질 합성을 자극할 수 있기 때문에(34쪽 참고) 뼈대근육 조절에 중요하다. 그 과정이 일어나도록 자극하려면 식사 때마다 특정한 류신 문턱값(역치)을 맞추어야 한다. 류신은 근육 단백질 합성 스위치를 켜는 것으로 입증되었지만 다른 필수아미노산이 없으면 근육 단백질 합성을 개시하거나 지속하지 못한다. 단백질이 풍부한 음식을 먹든 단백질 보충제를 복용하든, '완전' 단백질 공급이 필수적이다. 연구에 따르면, 노인은 식사 때마다 평균의 약 2배에 해당하는 류신을 섭취해야 근육 단백질 합성을 촉진하는 문턱값에 다다를 수 있다.

모든 영양소에 좀더 관심을!

영양은 모두의 건강에 중요하다. 채식 중심으로 부실하게 구성된 식단은 다량영양소 결핍과, 다양한 비타민 및 무기질을 이루는 미량영양소의 결핍 때문에 건강을 위협할 수 있다. 채식 중심 식단에서 흔하게 결핍되는 영양소를 보충하려면 비건 친화적 음식을 경계해야 한다.

단백질 콩류(협과), 곡류, 퀴노아, 견과, 두부, 씨, 채소

비타민 B12 강화식품, 식물성 우유, 영양 효모

비타민 D 강화식품, 식물성 우유, 영양 효모

철 콩류(협과), 곡류, 견과, 씨, 강화식품, 녹색 채소

아연 콩류(협과), 견과, 씨, 귀리, 맥아

칼슘 두부, 케일, 브로콜리, 새싹, 콜리플라워, 청경채, 강화 식물성 우유

아이오딘 해초, 덩굴월귤, 감자, 프룬(자두), 강낭콩, 아이오딘소금

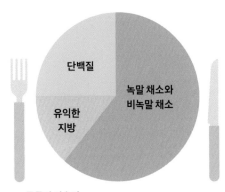

동물성 식습관
규칙적인 근력 운동을 하면서 균형 잡힌 식사를 하는 데
권장되는 영양 비율이 있다.

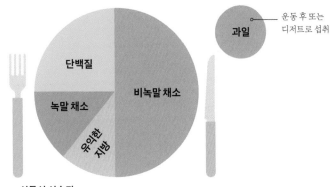

식물성 식습관
영양 비율은 다양하지만 비건이거나 채식주의 식사를 하는
사람에게 가장 중요한 영양소는 단백질이다.

'완전' 단백질

뼈대근육을 만드는 데에는 고품질 단백질이 가장
중요하다. 단백질의 품질은 (몸에서 만들 수 없는)
필수아미노산의 구성과 관련있다. 순수 근육 조직을
발달시키고 유지하는 데 필요한 9가지 필수아미노산
전체가 적정량만큼 있으면 '완전' 단백질이라고 한다.
'불완전' 단백질은 필수아미노산 함량이 낮다. (젤라틴을

제외한) 동물성 단백질은 모두 완전 단백질이다. 하지만
식물성 단백질은 대체로 필수아미노산 함량이 부족해
불완전 단백질이다. 따라서 식물성 식단을 따르는
사람들은 완전 단백질 하나를 만들기 위해 불완전 단백질
둘을 짝 지우는 최선의 방법과 단백질 품질에 좀더 주의를
기울여야 한다.

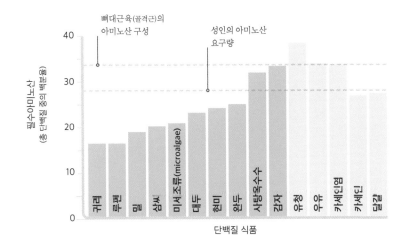

단백질 비교
식물성 단백질은 대부분 아미노산
함량이 낮은 반면, 동물성 단백질은
거의 적정량을 초과한다.

구분
- 식물성 단백질
- 동물성 단백질

채식주의용 단백질 가루

유청 단백질은 류신 함량이 높고,
소화 속도가 빠르고, 단백질 합성을
잘 자극하기 때문에 단백질 보충제로
가장 널리 선택된다. 식물성 식단을
따르는 사람들은 다른 선택을 한다. 대두
단백질은 가장 비견할 만한 대체제이다.
그런데 최근에는 완두 단백질이 유청
단백질을 보충하는 가장 좋은 대체제로
대두되고 있다. 근육 크기와 근력에 있어
비슷한 증가를 보였기 때문이다.

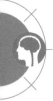

근력 운동과
뇌

근력 운동에 반응하여 초기에 이루어지는 신체 적응은
대부분 신경계통에서 일어난다. 전문가들은 근력 운동
초기 2~4주에 나타나는 효과를 신경계통 중심의 반응에서
알 수 있다고 생각한다.

근육 제어

신경계통은 뇌와 척수 그리고 뇌와
몸 사이의 교신을 담당하는 수많은
신경으로 이루어져 있다. 운동신경은
뇌의 운동겉질에서 척수를 거쳐 나오는
운동 관련 신호를 전달하고, 감각신경은
근육에서 뇌와 척수로 가는 정보를
전달한다.

신경 적응

적응은 몸이 특정 환경에 맞춰 조절하는
동적인 과정이다. 근력 운동은 운동신경
경로의 발달을 도와서 뇌와 몸의 협응을
향상한다. 이 '신경 적응'은 뇌가 특정
움직임을 만들어 내기 위해 근육을
이용하는 방식을 의미한다. 근력 운동은
그런 움직임에 적합한 근육을 활성화하도록
뇌를 훈련시킨다. 시간이 흐르면 그런
움직임이 점점 무의식적으로 일어나게 된다.
신경계통과 (나중에) 근육계통 모두에서
적응이 이루어지면 점차 동작의 기술,
협응성, 효율이 향상된다.

뇌
운동겉질(운동피질)에서 근육에
움직이라는 지시를 보낸다. 감각신경은
근육에서 오는 정보를 받는다.

척수
뇌에서 나오고
뇌로 들어가는
신호를 중계한다.

운동겉질로 감각 되먹임(피드백)

척수로 감각 되먹임

작용근(주동근) 활성화

대항근(길항근) 활성화

적응 훈련을 하면
움직일 때 대항근의
공동활성화가
줄어든다.

작용근(주동근)
장딴지근(비복근)과 가자미근(넙치근)이
움직임(발꿈치 들기)을 주도한다.

대항근(길항근)
앞정강근(전경골근)이
움직임을 허용한다.

유연해지는 움직임
뇌는 신호를 보내서 작용근(주동근)을
활성화해 움직이게 만든다.
초기에는 대항근에도 동시에
신호가 전달된다(공동활성화).
하지만 반복하면 공동활성화가
줄어들고 숙련도가 향상된다.

근력 운동의 **뇌 효과**

근력 운동을 규칙적으로 하면 신경세포의 발달과 유지를 조절하는 성장 및 생존 인자인 신경
영양(neurotrophin) 단백질의 수치가 올라가는 것으로 밝혀졌다. 특히 2가지 신경 영양 단백질, 즉
뇌유래 신경 영양 인자(brain-derived neurotrophic factor, BDNF)와 인슐린 유사 성장 인자-1(insulin-like
growth factor-1, IGF-1)은 신경발생과 신경가소성에 긍정적인 영향을 미친다.

신경발생

새로운 신경세포의 생성인 신경발생(neurogenesis)은
근력 운동이 뇌에 미치는 여러 가지 긍정적인 영향
가운데 하나일 뿐이다. 과거에 과학자들은 인간이 특정
수량(무려 860억 개)의 신경세포를 타고날 뿐 새로 만들어
내지는 못한다고 생각했다. 그런데 근래의 연구에 따르면
신경발생은 일어날 수 있고, 기억을 담당하는 해마 같은
뇌의 주요 영역에서 실제로 일어난다.

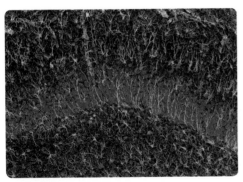

새로운 뇌세포
뇌의 해마를 보여 주는 위의 현미경 이미지에서
신경세포체가 분홍색으로 보인다. 근력 운동은 새로운
신경세포를 생성하는 신경발생을 촉진한다.

 마음-근육 연결

근력 운동을 할 때 각각의 운동 모두에 집중할 수 있으려면
주의를 흩트리는 요소를 없애는 것이 좋다. 또한 마음-
근육 연결(mind-muscle connection)을 발달시키면 운동
효과를 더 높일 수 있다. 마음-근육 연결은 근력 운동을
하면서 목표 근육의 움직임을 의식적으로, 의도적으로
생각하는 것이다. 연구에 따르면, 그렇게 할 경우 실제로
근력이 더 강해진다. 이런 의식적인 접근법을 훈련하면
움직일 때 더 많은 근육섬유(근섬유)를 동원할 수 있다.
이는 결국 근육 수축의 질과 운동 성취도를 높인다.

신경가소성

뇌 안의 신경전달경로는 많이 사용할수록 더 영구적으로 변한다. 반복할수록
강화되고 지속되어 신경망을 형성한다. 새로운 신경 연결과 경로를 형성하는
이 능력은 신경가소성(neuroplasticity)으로 알려져 있으며, 뇌의 신경회로가
연결되는 방식을 변화시킨다. 근력 운동에 필요한 것과 같은 새로운 운동 기술을
익히면 기존 신경세포가 뇌 기능 전반에 긍정적 영향을 미치며 작동하는 방식을
개선한다.

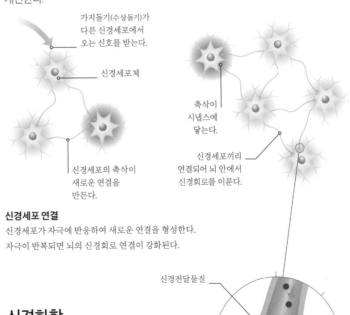

가지돌기(수상돌기)가
다른 신경세포에서
오는 신호를 받는다.

신경세포체

신경세포의 축삭이
새로운 연결을
만든다.

축삭이
시냅스에
닿는다.

신경세포끼리
연결되어 뇌 안에서
신경회로를 이룬다.

신경세포 연결
신경세포가 자극에 반응하여 새로운 연결을 형성한다.
자극이 반복되면 뇌의 신경회로 연결이 강화된다.

신경전달물질

신경화학

한 신경세포가 다른 신경세포와 연결되는
지점에는 시냅스라는 아주 좁은 틈이 있다.
뇌는 한 신경세포에서 다른 신경세포로
전기 신호를 전달할 때 신경전달물질이라는
분자를 이용한다. 이 화학 물질이 틈(시냅스)에
확산되어 다음 신경세포로 가는 전기 신호를
일으킨다. 근력 운동은 기분을 좋게 하고
불안을 억제하는 엔도르핀(엔도핀)뿐 아니라
도파민 같은 특정 신경전달물질의 분비를
촉진한다.

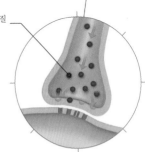

시냅스 확대 이미지
한 신경세포의 전기 신호에서 유도된
신경전달물질 분자가 1,000분의
1초 만에 시냅스를 가로질러 다음
신경세포에 전기 신호를 전달한다.

뇌가 얻는 이익

신체 건강 이익(6~7쪽 참고)과 더불어, 규칙적 근력 운동이 정신 건강과 뇌에 미치는 많은 긍정적 영향을 밝혀내려는 연구가 진행되고 있다. 스트레스를 줄이고, 생산성을 올리고, 집중력을 높이고, 기억력을 향상하는 것은 그것들 중 일부일 뿐이다.

장기기억 향상

연구에 따르면, 신체 활동, 특히 근력 운동을 동반하는 유산소(호기성) 운동을 할 경우, 신경 영양 수치가 높아지면서 해마의 크기가 커져 기억력이 향상된다.

인지 기능 향상

근력 운동은 뇌유래 신경 영양 인자(BDNF) 같은 신경 영양의 생성을 늘려 신경발생과 신경가소성에 긍정적 영향을 미침으로써 학습 능력과 인지 기능을 향상한다.

집중력 향상

근력 운동은 엄청난 집중과 기술 획득이 필요하며, 이는 집중력 향상에 도움이 될 수 있다. 이런 노력을 하면 정신 건강이 개선되어 한 가지 일에 더 잘 집중할 수 있다.

우울증 예방

메타분석을 이용하는 체계적 고찰에서 계속 나타나는 결과에 따르면, 운동, 특히 저항 운동은 우울증을 완화하거나 예방한다.

창의력 향상

근력 운동은 뇌유래 신경 영양 인자(BDNF)의 생성을 늘려 뇌의 해마에서 새로운 신경세포의 성장을 촉진한다. 이러한 신경세포는 새로운 연결을 이루어 참신하고 신선한 해법을 만들어 낸다.

기분 개선

근력 운동을 해서 분비되는 엔도르핀(엔도핀)은 활기를 되살린다. 또한 근력 운동을 하는 사람은 하지 않는 사람에 비해 슬픈 감정에 빠져들 가능성이 낮은 것으로 밝혀졌다.

뇌 기능 향상

최근의 메타 분석에 따르면, 무산소 운동과 저항 운동 모두 노인의 인지 기능 및 집행 기능(executive function)의 향상에 긍정적 영향을 미친다.

근육 기억 생성

한동안 쉬었다가 운동을 다시 시작할 경우 과거의 운동 방식과 일에 대한 뇌의 기억 덕분에 수월하게 할 수 있다. 운동을 다시 배우는 데 더 적은 시간이 걸리기 때문에 이러한 기억이 근육의 회복 속도를 높인다.

치매 예방

근력 운동은 신경 영양 수치를 높여서 알츠하이머병 같은 질환과 관련 있는 뇌 조직 손상, 병터(병변), 판(플라크)을 줄인다.

스트레스와 불안의 완화

체육관에서 근력 운동을 하는 것은 대체로 사회적 활동이다. 게다가 저항 운동은 건강한 사람이든 신체 질환이나 정신 질환이 있는 사람이든 스트레스나 불안 관련 증상을 현저히 개선하는 것으로 밝혀졌다.

심리 효과

근력 운동을 시작할 동기를 찾아서 장기적 목표를 달성하는 데 필요한 지속 가능한 습관을 들이려면 심리적 기법을 이용해야 한다. 목표는 방향 설정 방식에 따라 달라지지만, 매일매일의 운동 습관은 진척이 이루어지게 하는 시스템을 따라야 한다.

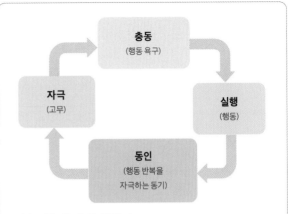

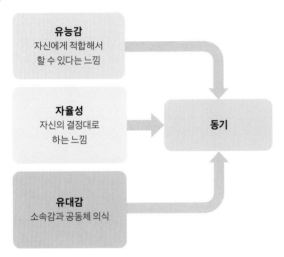

지속 가능한 습관 들이기

오래 지속되는 루틴(186쪽 참고)과 습관을 만들면 확실히 성공을 위한 자기 준비가 되고, 할 일에 대해 지나치게 많이 고민하지 않고도 해낼 수 있다. 루틴과 습관의 주기를 많이 반복할수록 동기와 행동 간의 결속이 더 공고해진다. 처음에는 그 과정이 어려울 수 있지만 루틴을 반복할수록 습관이 저절로 형성된다. 시작하는 것이 어렵다면 쉬운 단계부터 시작해서 재미를 붙여가는 것이 중요하다.

동기 찾기

모든 심리적 기본 욕구는 목표 달성을 향한 동기에 반영된다. 그런데 자신이 왜 그 목표를 원하는지 이해할 필요도 있다. 동기는 (기본 욕구에서 비롯되고, 만족스럽고, 잘하는) 내재적인 것일 수도 있고, (타인을 만족시키는 데 초점이 맞춰진) 외재적인 것일 수도 있다. 자신만의 목표를 향해 운동할 경우, 내재적 동기는 강해지고 외재적 동기는 약해지는 것으로 밝혀졌다.

명확한 목표 설정

일단 변화하려는 동기를 찾아냈다면 달성할 수 있는 목표를 설정하는 법을 아는 것이 중요하다. 목표 설정은 성취하려는 것을 이루는 데 긍정적 영향을 미친다. 반면 패배감에 빠지거나 좌절할 가능성은 낮춰준다. 목표를 설정할 때는 목표가 스마트(SMART, 아래 참고)에 들어맞는지 확인할 필요가 있다.

스마트 목표는 이루어진다

약칭 스마트(SMART)는 목표 설정의 특징을 기억하는 데 유용하다. 최대의 성공을 거두려면 목표가 구체적이고(specific, 이루려는 것을 명확히 하기), 측정할 수 있고(measurable, 일정표를 작성하고 진행 순서 정하기), 성취할 수 있고(achievable, 천천히 시작해서 시간을 두고 강도나 양을 늘리기), 현실적이고(realistic, 일상에 미치는 영향을 고려하기), 시기적절해야(timely, 목표에 맞는 개시 시점을 정해서 시작하기) 한다.

적절한 균형

너무 어렵지도 너무 쉽지도 않고 딱 맞는 골디룩스 존(Goldilocks zone, 최적 영역)을 공략하려면 도전하기에 알맞은 수준을 찾는 것이 중요하다.

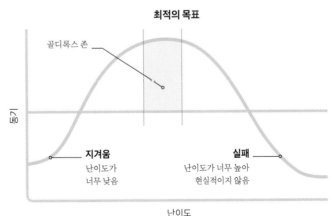

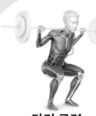

다리 근력

52~89쪽

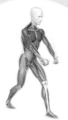

가슴 근력

90~107쪽

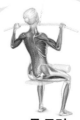

등 근력

108~121쪽

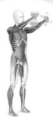

어깨 근력

122~139쪽

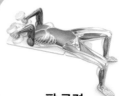

팔 근력

140~153쪽

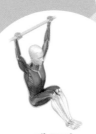

배 근력

154~171쪽

근력
운동

근력 운동을 시작할 때 목표는 모든 동작에서 최대 효과를 거두는 것이다.
31가지 주요 동작으로 구성된 다음 근력 운동 중 다수는 집에서, 체육관에서
다양한 기구로 할 수 있는 추가 응용 동작도 포함하고 있다. 여기서는
부상 위험을 최소화하면서 효과를 극대화할 수 있도록 각각의 움직임을 취하는
최선의 방법을 소개한다. 몸의 주요 근육군 각각을 단련할 수 있는
최적의 동작을 담고 있다.

운동을
시작하며

다음의 각 동작에서는 특정 근육군을 단련하는 최선의 방법을 소개한다. 하지만 우선 제대로 하기 위한 기초와 올바른 호흡법, 그리고 집이든 체육관이든 어디서나 안전하게 하는 법을 알아야 한다.

> **❗ 흔한 실수**
>
> 대부분의 동작에는 이렇게 빨간색 테두리 상자가 있다. 운동할 때 흔히 보이는 실수(또는 잘못)를 설명한다. 이런 안내문과 더불어 중요한 것은 사소한 것에 집착하지 않고(소탐대실), 동작을 취할 때마다 근육의 움직임을 생각하고(의도와 집중은 마음-근육 연결(mind-muscle connection)의 핵심임), 기구에 실리는 부하를 늘리는 운동 방법이나 적절한 기술을 건너뛰거나 더 쉽게 하는 방법(변칙 반복 동작인 치팅렙, cheating rep)에 익숙해지지 않아야 한다.

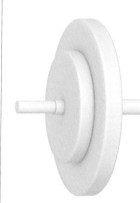

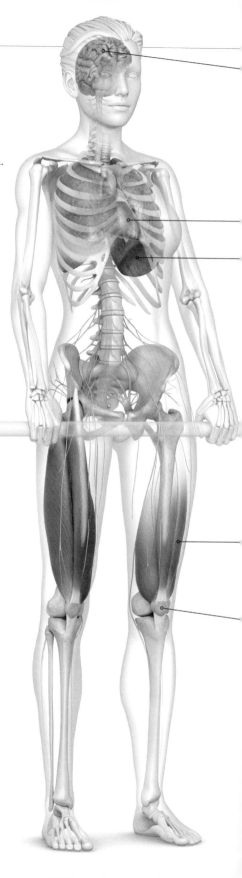

기본과 응용

다음의 동작들은 근육군별로 구성되어 있으며 '기본'과 '응용'으로 세분화된다. 각각의 기본 동작은 특정 근육군을 단련하는 효과적인 방법을 기준으로 선별했다. 대개는 다관절 복합 운동이다. 각각의 응용 동작은 기본 동작을 보완하면서 근육을 단련할 새로운 방식을 추가하기도 한다. 기본 동작의 매 단계에서 이용되는 근육은 해부학적으로 묘사되어 있으며, 동작을 취하는 최선의 방법에 관한 순서가 함께 나타난다. 이러한 동작들은 목표별 근력 운동 프로그램으로 구성되어 있다(201~214쪽 참고). 이 근력 운동 프로그램의 체계적 구성에서 필요한 내용들을 익혀 그것을 체육관이나 집에서 체계적인 운동을 하는 데 적용할 수 있다.

뇌와 신경계통
신경계통과 근육 간의 연결을
개선하면 근력을 늘리고 협응을
향상할 수 있다.

심장혈관계통
산소와 영양을 나르는 혈액이
심장에서 박출되어 근육에 에너지를
공급하고 노폐물을 제거한다.

호흡계통
동작의 각 단계에 맞춰 호흡이
이루어지는 것이 중요하다. 긴장
상태에서(오른쪽 참고) 호흡하는 법도
배워야 한다.

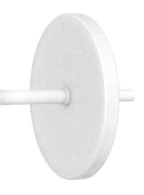

근육계통
목표 근육에 실리는 부하와 물리적
긴장이 커질수록 근육 발달 가능성도
높아진다.

뼈대계통
근육이 뼈를 잡아당겨 몸을 지렛대
원리로 움직인다. 운동 준비와 실행
방법이 올바르면 수동적인 조직에
걸리는 긴장이 줄어 부상이 감소한다.

올바른 운동 실행 방법
한 가지 운동을 하면서 근육에 힘을 주어 팔다리를
제어하고 조율하는 데에는 온몸이 관여한다.
목표 근육을 긴장시키고, 근육을 키우고, 근력을
강화하고, 협응을 향상하고, 부상을 예방하고,
운동 부하를 극대화(더 짧은 시간에 더 많은 운동)할 때,
올바른 운동 실행 방법이 가장 중요하다.

호흡의 중요성

호흡계통과 순환계통은 근육에 에너지를 공급하기 위해 운동의 에너지 요구량에
맞춰 작동한다. 근력 운동의 효과를 극대화하려면 배 근육을 계속 당기고 있는 것이
핵심이다. 모든 동작마다 호흡 지침이 있으므로 동작 중 어느 단계에서 들숨(흡기)이나
날숨(호기)을 쉬는지 알 수 있다.

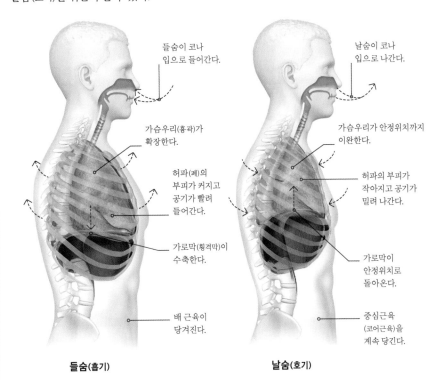

들숨이 코나
입으로 들어간다.

가슴우리(흉곽)가
확장한다.

허파(폐)의
부피가 커지고
공기가 빨려
들어간다.

가로막(횡격막)이
수축한다.

배 근육이
당겨진다.

들숨(흡기)

날숨이 코나
입으로 나간다.

가슴우리가 안정위치까지
이완한다.

허파의 부피가
작아지고 공기가
밀려 나간다.

가로막이
안정위치로
돌아온다.

중심근육
(코어근육)을
계속 당긴다.

날숨(호기)

 운동 용어
용어의 의미를 아는 것은 운동과 관련된 지시를 이해하는 데 중요하다(198~199쪽,
215~216쪽 참고). 근력 운동을 시작하면서 알아야 할 중요한 용어는 다음과 같다.

렙(rep)
한 동작(단축성 수축과 신장성 수축, 또는 그 반대)
의 1회 완료. 일반적으로 렙 수는 들어올리는
중량에 비례한다.

세트(set)
일련의 렙을 연속으로 실시하는 횟수를 나타
내는 단위. 이를테면 '6~8렙 3세트'. 목표에 맞
게 구성된 운동 프로그램에 나열된 각 동작별
렙과 세트의 권장 횟수가 있다(201~214쪽
참고).

운동량(training volume)
운동량이란 일정 시간에 실행하는 운동의 양
이다. 운동 세션(186쪽 참고)일 수도 있고 일주
일 동안의 운동일 수도 있다.

템포(tempo)
하나의 동작을 실시하는 속도를 의미한다. 템
포는 동작의 두 단계, 즉 단축성 수축 단계와
신장성 수축 단계가 일어나는 동안 계속 제어
되어야 한다.

45

어디서 운동할까?

다른 유형의 운동과 달리 근력 운동은 유연한 양식을 띠기 때문에 체육관에서 할 수도 있고 집에서 편안하고 편리하게 할 수도 있다. 운동하기에 적절한 환경을 선택하는 것은 낯선 느낌이 들거나 거부감이 느껴지거나 주변 위생 상태가 걱정스러운 곳을 피하는 데 중요할 수 있다. 체육관에서 혼자 운동하고 싶을 수도 있고 항상 집에서 하고 싶을 수도 있고 두 곳 모두에서 하고 싶을 수도 있지만, 다행히 어디서 근력 운동을 하든 자신의 목표를 향해 나아갈 수 있다.

주의사항

앓고 있는 질환이 있거나 이 책에 소개된 동작을 취하다가 통증이 생기면, 자격 있는 전문가에게 조언을 구해야 한다.

집에서 하는 운동

집에 운동을 할 수 있는 여유 공간이 있다면 운동 기구나 시설 면에서 자신에게 최적화된 선택지를 갖출 수 있다. 집에서 운동하면 환경(예를 들면 실내 온도나 음악)을 제어할 수 있고, 거부감이 들 만한 것을 (신경이 쓰인다면) 치울 수 있으며, 적절한 위생과 세균 확산 가능성을 마음대로 통제할 수 있다.

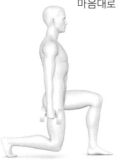

장점

● **운동을 더 많이 할 수 있다.**
혁신적인 다기능 운동 기구, 저항 밴드, 프리웨이트 등을 이용해 집에서 더 쉽게 운동할 수 있다.

● **자신만의 선곡을 할 수 있다.**
운동하는 동안 음악을 틀어서 의욕을 높일 수 있다. 적절한 음악은 운동을 더 열심히 하도록 자극할 수 있다.

● **언제든지 운동할 수 있다.**
지금 운동하고 싶다면? 준비해서 곧바로 시작할 수 있다.

단점

● **동기 부여가 되지 않을 수 있다.**
집에서 운동하면 의욕을 높일 만한 자극을 느끼기가 쉽지 않고 사회적 상호 작용을 할 기회를 놓친다.

● **기구 구입 비용이 부담스러울 수 있다.** 효과적 운동에 필요한 용품 세트를 장만하는 데에는, 비록 운동 기구가 점점 저렴해지고 있지만 돈이 많이 들 수 있다.

● **이용할 수 있는 저항(웨이트)에 한계가 있다.** 프리웨이트는 특정 크기들만 이용할 수 있으므로 구입해서 사용하기에 한계가 있다.

체육관에서 하는 운동

체육관은 온화한 느낌이 들고, 가고 싶을 정도로 매력적이고, 운동할 동기 부여가 되는 곳이어야 한다. 따라서 친밀감이 들고 거부감이 느껴지지 않는 체육관을 찾는 것이 중요하다. 각자의 선호도에 맞는 체육관이 근처에 없다면 집에서 운동하는 것이 실용적인 선택지다.

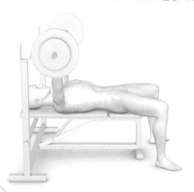

장점

● **기구와 시설 면에서 가장 큰 이점이 있다.** 좋은 체육관에는 꼭 필요한 것뿐만 아니라 많은 것이 있다. 개인 트레이너를 둘 수도 있다.

● **동기 부여가 되는 환경이 있다.**
체육관에서 운동하면 스스로 의욕을 높일 수 있다.

● **사회적 상호 작용을 늘릴 수 있다.** 새로운 관계를 맺을 수 있고, 건강과 몸조성(신체조성)을 향상하려는 비슷한 목표를 지닌 마음 맞는 사람들과 함께할 수 있다.

단점

● **환경을 마음대로 바꾸기 어렵다.**
다른 사람들과 함께 운동하면 사회적 이점이 있지만, 음악이 다양하지 않거나 거슬린다든가 체육관이 너무 덥거나 추우면 운동하기 싫어질 수 있다.

● **거부감이 생길 수 있다.** 경험이 부족해 미숙한 탓이거나 다른 사람들의 태도 때문일 수도 있지만, 거부감이 생기면 다른 체육관을 찾아봐야 한다.

● **체육관의 위생이 걱정스러울 수 있다.** 세균 감염을 예방하기 위한 청소와 관리가 잘 이루어져야 안심할 수 있다.

가정용 운동 용품 세트(홈 트레이닝 키트)

집에서 운동하는 것은 저렴해진 다기능 운동 기구가 등장했음에도 더 쉬워지지 않았다.
아래에 열거된 모든 항목을 구입하고 싶지 않을 수 있지만, 일단 모두 갖추고 나면
편안한 집에서 대부분의 동작을 무난히 취할 수 있다.

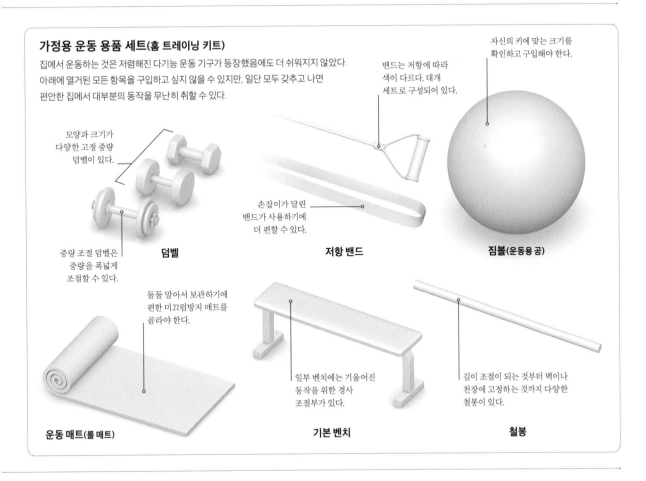

모양과 크기가
다양한 고정 중량
덤벨이 있다.

밴드는 저항에 따라
색이 다르다. 대개
세트로 구성되어 있다.

자신의 키에 맞는 크기를
확인하고 구입해야 한다.

손잡이가 달린
밴드가 사용하기에
더 편할 수 있다.

중량 조절 덤벨은
중량을 폭넓게
조절할 수 있다.

덤벨

저항 밴드

짐볼(운동용 공)

둘둘 말아서 보관하기에
편한 미끄럼방지 매트를
골라야 한다.

일부 벤치에는 기울어진
동작을 위한 경사
조절부가 있다.

길이 조절이 되는 것부터 벽이나
천장에 고정하는 것까지 다양한
철봉이 있다.

운동 매트(롤 매트)

기본 벤치

철봉

 ## 올바른 체육관 예절

체육관 같은 공공장소에서 운동할 때는 다른 사람들을 존중하는 것이 중요하다. 다음 몇 가지에
주의를 기울이면, 화기애애한 분위기를 유지할 수 있고 서로 존중하는 느낌을 줄 수 있다.

사용한 바벨은 거치대에 다시 걸어 두어야 한다.
바벨을 바닥에 내버려 둬서는 안 된다. 바벨을 거치대에 다시 걸고 중량 원반을 빼서 정리대에 건 후, 다음 사람을 위해 청소해야 한다.

운동 기구를 사용하면서 다른 사람을 의식해야 한다.
특정 머신이나 기구 부속을 사용하려고 대기 중인 사람이 있는지 살펴야 한다. 순서가 배정된 기구를 새치기해서는 안 된다.

사회성을 발휘해야 한다.
다른 사람의 운동 영역과 개인 공간을 존중하고 시선을 의식해야 한다. 체육관의 분위기를 감지하고 적절하게 행동해야 한다.

사진이나 동영상을 촬영하려면
체육관의 운영 방침에 위배되지 않는지 확인해야 한다. 잘 모르겠으면 관리자에게 문의하고 주변 사람들의 허락을 구해야 한다.

운동 기구를 공평하게 공유해야 한다.
다른 사람을 존중해야 하므로, 특히 체육관이 붐빌 때는 자신이 좋아하는 특정 머신이나 스테이션을 너무 오래 차지해서는 안 된다.

음악을 듣는다면 헤드폰을 착용해야 한다.
자신이 좋아하는 음악은 혼자 들어야 한다. 스피커로 켜놓는 시끄러운 음악 소리는 주변 사람들에게 방해가 될 수 있다.

특별 대책
과거에는 운동 기구를 청소하는 것이 언제나 체육관의 몫이었다. 그러나 이제는 세계적으로 공중 보건에 대한 관심이 높아져 체육관에서도 이용객의 건강과 안전을 보장하고 질병 전파를 예방하기 위해 특별 대책이 필요해졌다. 사용 전후에 운동 기구가 청소되었는지 확인해야 하고, 기침이나 재채기를 할 때는 입과 코를 가려야 하고, 손을 자주 씻어야 하고(또는 손소독제를 사용해야 하고), 다른 사람과 수건이나 음료를 공유해서는 안 되며, 몸 상태가 좋지 않으면 체육관에 가서는 안 된다.

중량 선택

체육관(헬스장)에 처음 가면 모든 운동 기구를 안전하게 사용하는 방법에 관한 설명을
듣게 된다. 자신의 신체 구조에 알맞은 중량을 고르는 것(부하 선택)은 들어올릴 때의 안전과
효과에 영향을 미칠 수 있다. 사전 분석과 희망 렙(rep) 범위를 바탕으로 자신이 쉽게
들어올려 중량을 늘려갈 수 있는 가벼운 중량으로 각각의 동작을 시작해야 한다.

머신

흔히 체육관에서는 2가지 방식의 다른 머신(machine)을 볼 수
있다. 선택형 머신은 핀 시스템으로 중량을 조절하고, 원판 탈착형
머신은 지정된 걸이에 바벨용 중량 원판을 걸어서 사용한다.
일반적으로 큰 근육군(다리, 가슴, 등)에 초점을 맞춘 머신은
작은 근육군(팔, 어깨, 장딴지)에 초점을 맞춘 머신보다 더 무거운
중량을 걸 수 있다. 처음이라서 자신이 거뜬히 들어올릴 수 있을
만큼 가벼운지 알 수 없으면 선택핀을 첫 번째 자리에 꽂아서
1렙을 실시해 본다.

프리웨이트

프리웨이트(free weights)에는 바벨과 덤벨이 있다. 바벨 봉은
일반적으로 무게 20킬로그램, 지름 28.5밀리미터, 길이
2.15미터이다. 간혹 이보다 짧은 것도 쓰인다. 바벨을 조립할
때는 중량 원판을 미끄러지게 밀어서 끼운 다음 클립이나 고리로
고정해야 한다. 덤벨의 무게는 라벨로 확인할 수 있다. 덤벨은
대체로 쌍으로 만들어진다(무게와 크기가 똑같은 2개). 일정한
렙 범위 안에서 자신이 들어올릴 수 있는 무게로 시작해야
한다. 바벨을 처음 들 때는 봉만 가지고 시작해서 무게를
(2.25~4.5킬로그램씩) 늘려가면 된다.

머신으로 운동하기

각 머신은 자신의 신체 구조에 알맞게
조절해야 한다. 머신으로 처음 운동할
때는 트레이너와 함께해서 머신이
작동하는 원리와, 머신을 자신에게
알맞게 설정하는 법을 배우는 것이
좋다. 주로 조절하는 부분은 좌석,
등받이, 발판이다. 두 다리가 아주
나란하도록 머신의 회전축도 확인해야
한다. 첫 번째 렙을 실시하면서
불편감이 느껴진다면 편안해질 때까지
설정을 조절하면 된다.

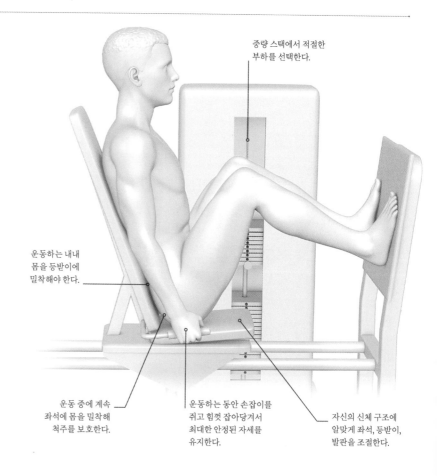

중량 스택에서 적절한
부하를 선택한다.

운동하는 내내
몸을 등받이에
밀착해야 한다.

운동 중에 계속
좌석에 몸을 밀착해
척주를 보호한다.

운동하는 동안 손잡이를
쥐고 힘껏 잡아당겨서
최대한 안정된 자세를
유지한다.

자신의 신체 구조에
알맞게 좌석, 등받이,
발판을 조절한다.

안전한 들어올리기

근력 운동에서 가장 중요한 요소는 단연 안전일 것이다. 안전하게 운동 기구를 들어올리려면 체육관에서 운동하든 집에서 운동하든 자신이 하는 운동에 끊임없이 관심과 주의를 기울여야 한다. 그렇게 운동 실행 방법에 집중하면 안전을 유지할 수 있을 뿐만 아니라, 자신의 규칙적인 프로그램에 따라 지속 가능하게 운동할 수 있다. 그립(grip, 잡는 방식)이 핵심이다. 웨이트(바벨 또는 덤벨)를 잡는 법과, 동작 중에 손 사이의 거리를 얼마로 할지가 모두 중요하다.

그립 방식

봉을 잡는 특정한 그립 방식은 어떤 자세에서든 웨이트를 안전하게 드는 데 가장 중요하다. 또한 손의 통증을 최소화하는 데에도 중요하다. 일반적인 그립 방식에는 뒤침(회외), 중립, 엎침(회내)이 있다(아래와 50쪽 참고). 반뒤침(반회외)은 뒤침(회외)과 중립의 중간에 해당한다.

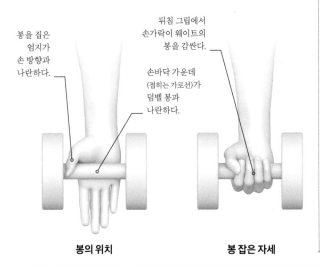

봉을 집은 엄지가 손 방향과 나란하다.

손바닥 가운데 (접히는 가로선)가 덤벨 봉과 나란하다.

뒤침 그립에서 손가락이 웨이트의 봉을 감싼다.

봉의 위치

봉 잡은 자세

그립 자세와 종류

웨이트 봉이나 머신 탈착손잡이(110~111쪽 참고)를 잡는 그립의 너비는 손목 자세와 더불어, 어느 근육이 지렛대 역할을 더 많이 하고 동작에 더 많이 쓰일지에 직접적인 영향을 미친다. 그러므로 같은 동작을 취하면서 그립의 너비를 넓은 폭부터 중간 폭, 좁은 폭까지 바꿀 경우 이용되는 근육이 조금씩 달라진다.

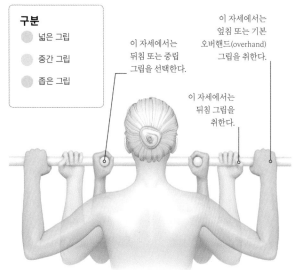

구분
- 넓은 그립
- 중간 그립
- 좁은 그립

이 자세에서는 뒤침 또는 중립 그립을 선택한다.

이 자세에서는 엎침 또는 기본 오버핸드(overhand) 그립을 취한다.

이 자세에서는 뒤침 그립을 취한다.

운동 기록

운동을 할 때마다 계속 기록해 나가면 진척 과정을 추적하고 관리하는 데 도움이 된다. 이를테면 지난주에 운동하면서 사용한 웨이트의 부세를 한눈에 파악할 수 있다. 그래서 만약 너무 버겁지 않았다고 기록되어 있으면 무게를 조금씩 늘릴 수 있다. 종이 노트나 스프레드시트 프로그램(엑셀), 스마트폰 앱 등으로 운동 기록을 꾸준히 쌓아 나가는 것은 좋은 습관이다. 오른쪽 표에, 운동 기록이 필요한 항목의 예가 있다.

운동 일시				
동작	렙과 세트	세트별 사용 웨이트	휴식	비고
레그 프레스 (leg press)	10렙 4세트	세트1 ○○킬로그램	60초	다음 주 웨이트를 ○○킬로그램으로 증량
숄더 프레스 (shoulder press)	10렙 4세트	세트1 ○○킬로그램	60초	벅참. 다음 주에도 같은 웨이트 유지

용어 안내

몸의 관절은 놀라울 정도로 폭넓은 움직임이 가능하며, 각각의 움직임이 그림으로 설명되어 있다. 이 책 전체에서 운동 지침에 전문 용어가 사용되는데, 어떤 동작이나 그 동작의 특정 단계를 설명할 때 방향 용어가 사용되므로 쉽게 찾아볼 수 있게 이 페이지를 표시해 두는 것이 좋다.

척주

척주는 윗몸(상체)의 구조를 지탱할 뿐만 아니라 윗몸과 아랫몸(하체) 간에 부하를 전달한다. 척주는 펼 수 있고, 굽힐 수 있고, 돌릴 수 있고, 옆으로도 굽힐 수 있는데, 이 움직임들을 조합할 수도 있다.

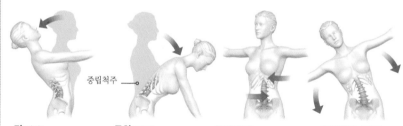

중립척주

폄(신전)
몸통을 뒤로 움직이려고 허리를 굽힌다.

굽힘(굴곡)
몸통을 앞으로 움직이려고 허리를 굽힌다.

돌림(회전)
정중선을 축으로 해 몸통을 오른쪽 또는 왼쪽으로 돌린다.

옆굽힘(측면굴곡)
정중선을 중심으로 몸통을 오른쪽 또는 왼쪽으로 굽힌다.

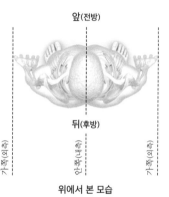

앞(전방)

뒤(후방)

가쪽(외측)　안쪽(내측)　가쪽(외측)

위에서 본 모습

방향

팔꿉관절(주관절)

팔꿉관절은 특정한 팔 동작뿐만 아니라 손에 저항이 걸리는 모든 운동에 이용된다.

폄(신전)
팔을 펴서 관절 각이 커진다.

굽힘(굴곡)
팔을 굽혀서 관절 각이 작아진다.

손목관절(수관절)

손목관절은 방향이 굽지 않으면 아래팔(전완)과 일직선을 이루어 중립에 놓인다.

뒤침(회외)
아래팔을 돌려서 손바닥이 앞을 향한다.

엎침(회내)
아래팔을 돌려서 손바닥이 뒤를 향한다.

엉덩관절(고관절)

엉덩관절은 아래에 보이는 것처럼 여러 운동면(plane of motion)으로 광범위하게 움직일 수 있는데, 다리를 곧게 편 상태를 기준으로 한다.

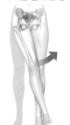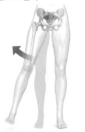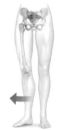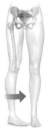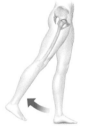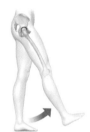

모음(내전)
넓적다리(대퇴)를 정중선을 향해 안쪽으로 움직인다.

벌림(외전)
넓적다리를 정중선에서 멀어지는 쪽으로 움직인다.

바깥돌림(외회전)
넓적다리를 바깥으로 돌린다.

안쪽돌림(내회전)
넓적다리를 안쪽으로 돌린다.

폄(신전)
엉덩관절로 몸을 펴면서 넓적다리를 뒤쪽으로 움직인다.

굽힘(굴곡)
엉덩관절로 몸을 굽히면서 넓적다리를 앞쪽으로 움직인다.

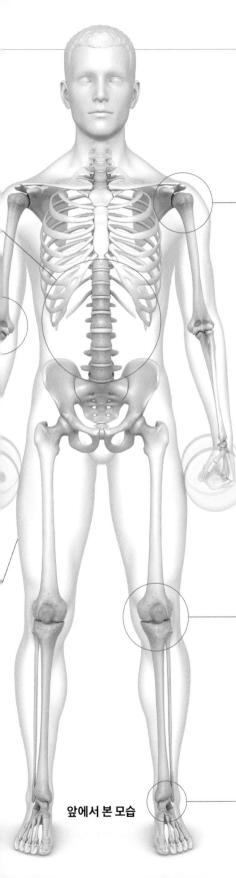

앞에서 본 모습

어깨관절(견관절)

이 복잡한 관절은 여러 운동면으로 광범위하게 움직일 수 있다. 팔을 앞뒤로 움직일 수 있고, 옆으로는 위아래로 움직일 수 있으며, 돌릴 수도 있다.

굽힘(굴곡)
어깨관절이 팔을
앞으로 움직인다.

폄(신전)
어깨관절이 팔을
뒤로 움직인다.

모음(내전)
팔을 몸 쪽으로 움직인다.

벌림(외전)
팔을 몸에서
먼 쪽으로 움직인다.

바깥돌림(외회전)
어깨관절이 팔을
바깥으로 돌린다.

안쪽돌림(내회전)
어깨관절이 팔을
안쪽으로 돌린다.

무릎관절(슬관절)

무릎관절은 몸무게의 10배에 달하는 부하를 지탱할 수 있다. 무릎관절의 주된 동작은 굽힘과 폄이며, 많은 근력 운동에 관여한다.

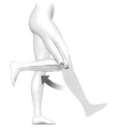

굽힘(굴곡)
무릎관절을 굽히면
관절 각이 작아진다.

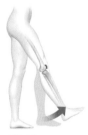

폄(신전)
무릎관절을 펴면
관절 각이 커진다.

발목관절(족관절)

근력 운동을 할 때 이 관절의 주된 동작은 등쪽굽힘과 바닥쪽굽힘이다.

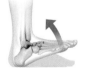

등쪽굽힘(배측굴곡)
발목관절을 굽혀 발가락이
발등 쪽을 향한다.

바닥쪽굽힘(저측굴곡)
발목관절을 굽혀 발가락이
발바닥 쪽을 향한다.

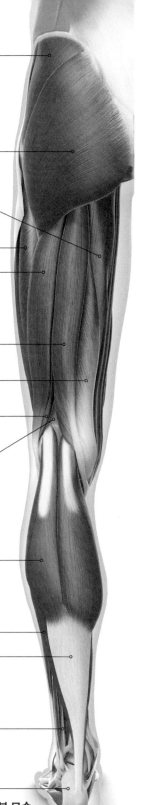

중간볼기근(중둔근)
엉덩관절(고관절)을 가쪽(외측)으로 펴서
다리를 돌리는 부채 모양 근육이다.

큰볼기근(대둔근)
몸에서 매우 큰 근육에 속한다.
엉덩관절을 가쪽(외측)으로 펴서
다리를 돌린다.

큰모음근(대내전근)
엉덩관절 모음근(내전근)으로
알려져 있지만 강력한 엉덩관절
폄근으로도 작용한다.

가쪽넓은근(외측광근)
넙다리네갈래근(대퇴사두근)의 한 갈래이다.

넙다리두갈래근(대퇴이두근) 긴갈래(장두)
넙다리뒤근육(햄스트링)의 가장
가쪽(외측) 갈래이며, 엉덩관절을 펴고,
무릎관절(슬관절)을 굽히고, 다리를 돌린다.

반힘줄근(반건양근)
넙다리뒤근육의 한 갈래이다.

반막모양근(반막양근)
넙다리뒤근육의 한 갈래이다.

넙다리두갈래근 짧은갈래(단두)
넙다리뒤근육의 한 갈래이다.

넙다리뼈(대퇴골)
몸에서 가장 길고, 가장 튼튼하고,
가장 무거운 뼈이다.

장딴지근(비복근)
장딴지 근육 중에서 가장 크며,
두 갈래로 나뉜다. 발목관절(족관절)을
바닥쪽으로 굽히고(저측굴곡)
무릎관절을 굽힌다.

가자미근(넙치근)
장딴지근 아래에 있는 크고 납작한
근육이다. 근육 이름(soleus)이
라틴 어 solea(샌들)에서 유래했다.

발꿈치힘줄(아킬레스건)
종골건이라고도 한다.
장딴지근과 가자미근이
공유하는 이 힘줄(건)은
발꿈치 쪽으로 90도를 이룬다.

종아리뼈(비골)
종아리(하퇴)의 바깥쪽에
있는 가는 뼈이다.

발꿈치뼈(종골)

뒤에서 본 모습

엉덩허리근(장요근)
큰허리근(대요근)과 엉덩근(장골근)이 합쳐져
형성된 근육이며 엉덩관절을 굽힌다.

넙다리근막긴장근(대퇴근막장근)
엉덩관절, 무릎관절, 넙다리뼈를 안정시킨다.

두덩근(치골근)
엉덩관절을 굽히거나 모은다.

긴모음근(장내전근)
엉덩관절 모음근 중 하나이며
부채 모양이다.

두덩정강근(박근)
엉덩관절과 무릎관절을 굽히거나
모으는 데 관여하는 길고 가늘고
얇은 근육이다.

넙다리빗근(봉공근)
엉덩관절을 굽히거나 벌리거나 가쪽으로
돌리며, 무릎관절을 굽힌다.

넙다리곧은근(대퇴직근)
넙다리네갈래근(대퇴사두근)의 한 갈래이며,
엉덩관절을 굽히고 무릎관절을 편다.

안쪽넓은근(내측광근)
넙다리네갈래근의 한 갈래이다.

무릎뼈(슬개골)
넙다리네갈래근 힘줄에 붙어 있다.

앞정강근(전경골근)
발목관절을 등쪽으로 굽힌다(배측굴곡).

긴종아리근(장비골근)
발과 발목관절을 다양한 방향으로
움직인다. 이 근육의 힘줄이 발바닥을
감싸고 있다.

정강뼈(경골)

긴발가락폄근(장지신근)
가쪽 발가락 4개를 펴고 발목관절을
등쪽으로 굽힌다(배측굴곡).

긴발가락굽힘근(장지굴근)
가쪽 발가락 4개를 굽히고 발목관절을
바닥쪽으로 굽힌다(저측굴곡).

긴엄지폄근(장모지신근)
엄지발가락을 굽히고 발목관절을
바닥쪽으로 굽히는 데 관여한다.

앞에서 본 모습

다리 근력 운동

아랫몸(하체)을 움직이는 주요 근육군은 넓적다리(대퇴) 앞부분을 이루는 넙다리네갈래근,
넓적다리 뒷부분을 이루는 넙다리뒤근육, 골반 뒷부분을 감싸는 볼기근, 종아리(하퇴) 뒷부분을
이루는 장딴지 근육이다.

넙다리네갈래근의 주요 기능은
무릎관절(슬관절)을 펴는 것이다. 그중
한 갈래인 넙다리곧은근(대퇴직근)은
엉덩관절(고관절)을 굽힌다. 반면에
넙다리뒤근육(햄스트링)은 엉덩관절을
펴고 무릎관절을 굽힌다. 볼기근은
엉덩관절을 펴고 엉덩관절을
축으로 다리의 안쪽돌림(내회전)과
바깥돌림(외회전)을 보조한다. 장딴지
근육은 주로 발목관절(족관절)을

바닥쪽으로 굽히고(저측굴곡) 무릎관절을
굽힌다. 아랫몸 근력 운동을 하면 여러
근육군이 함께 작동해서 엉덩관절,
무릎관절, 발목관절 주위의 움직임을
조율한다.

- **(2개 이상의 관절이 관여하는) 복합 운동을
  할 때는** 각 관절 주위의 힘을 제어하면서
  동작을 실행하려고 아랫몸 전체의
  근육을 사용하게 된다. 백 스쿼트(back

squat)와 데드리프트(deadlift)가 있다.

- **(1개의 관절만 작동하는) 분리 운동을
  할 때는** 다른 근육군들보다 하나의
  근육군을 더 집중적으로 사용하게
  된다. 물론 해당 관절 주위의 힘을
  안정시키자면 다른 근육들도 함께
  사용해야 한다. 레그 익스텐션(leg
  extension)과 카프 레이즈(calf raise)가
  있다.

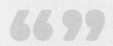

다리의 근육을 키우고 근력을 강화하면
운동 전반의 성취도를 높일 수 있다.

바벨
백 스쿼트 BARBELL **BACK SQUAT**

**이 다관절 복합 운동은 넙다리네갈래근,
모음근, 볼기근을** 강화한다. 또한 넙다리뒤근육,
척주세움근(척주기립근), 배 근육도 단련한다.
올바른 자세를 취하는 것이 척추 부상을
예방하는 데 가장 중요하다.

개요 보기

바벨 백 스쿼트(barbell back squat) 동작은 적절한
협응과 역학이 중요하다. 중심근육(코어근육)을 당기면
안정성과 제어력이 향상돼 허리 부상을 예방할 수 있다.
가벼운 웨이트로 시작해서 움직이기 편한 만큼씩 부하를
늘려가면 된다. 초심자는 8~10렙 4세트로 시작할 수 있다.
56~57쪽에 다른 응용 동작도 있다. 201~214쪽의 운동
프로그램에서 다른 세트를 찾아 목표로 할 수도 있다.

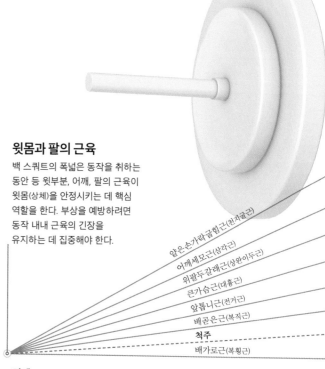

윗몸과 팔의 근육
백 스쿼트의 폭넓은 동작을 취하는
동안 등 윗부분, 어깨, 팔의 근육이
윗몸(상체)을 안정시키는 데 핵심
역할을 한다. 부상을 예방하려면
동작 내내 근육의 긴장을
유지하는 데 집중해야 한다.

얕은손가락굽힘근(천지굴근)
어깨세모근(삼각근)
위팔두갈래근(상완이두근)
큰가슴근(대흉근)
앞톱니근(전거근)
배곧은근(복직근)
척주
배가로근(복횡근)

1단계
숨을 들이쉰다. 중심근육을 당긴 채 골반을 뒤로 빼며 쪼그린다.
무릎관절을 굽히되 양쪽 관절이 움직이는 내내 양발과 나란하도록
한다. 동작 저점에 가까워지면서 속도를 줄인다. 넓적다리(대퇴)가
바닥과 거의 수평을 이루어야 한다.

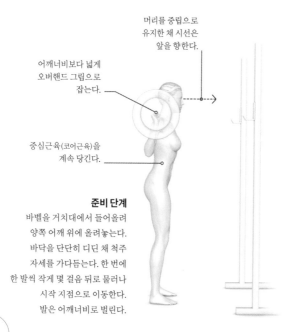

어깨너비보다 넓게
오버핸드 그립으로
잡는다.

머리를 중립으로
유지한 채 시선은
앞을 향한다.

중심근육(코어근육)을
계속 당긴다.

준비 단계
바벨을 거치대에서 들어올려
양쪽 어깨 위에 올려놓는다.
바닥을 단단히 디딘 채 척주
자세를 가다듬는다. 한 번에
한 발씩 작게 몇 걸음 뒤로 물러나
시작 지점으로 이동한다.
발은 어깨너비로 벌린다.

다리 근육
넙다리네갈래근, 볼기근,
모음근(내전근)이 동작을 주도하고
넙다리네갈래근과 장딴지 근육은
각각 골반과 무릎관절을 안정시킨다.
이 스쿼트 동작은 신장성 수축을
일으키며, 아랫몸(하체)의 많은 조직에
커다란 긴장을 일으킬 수 있다.

큰허리근(대요근)
큰볼기근(대둔근)
넙다리굽은근(대퇴직근)
넙다리두갈래근(대퇴이두근)
무릎관절(슬관절)
장딴지근(비복근)
가자미근(넙치근)
앞정강근(전경골근)
긴종아리근(장비골근)
발목관절(족관절)
긴발가락폄근(장지신근)

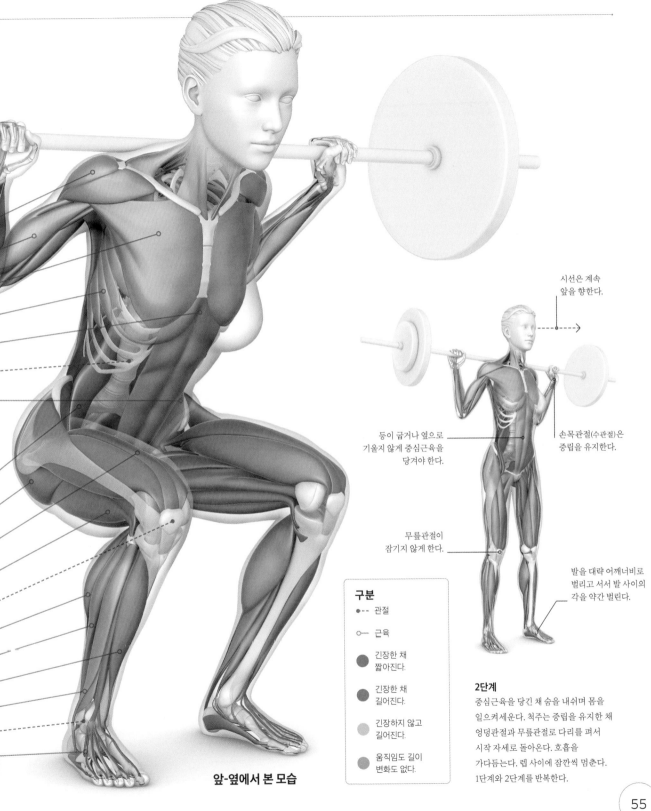

시선은 계속
앞을 향한다.

등이 굽거나 옆으로
기울지 않게 중심근육을
당겨야 한다.

손목관절(수관절)은
중립을 유지한다.

무릎관절이
잠기지 않게 한다.

발을 대략 어깨너비로
벌리고 서서 발 사이의
각을 약간 벌린다.

구분

●-- 관절

○-- 근육

● 긴장한 채
짧아진다.

● 긴장한 채
길어진다.

● 긴장하지 않고
길어진다.

● 움직임도 길이
변화도 없다.

앞-옆에서 본 모습

2단계
중심근육을 당긴 채 숨을 내쉬며 몸을
일으켜세운다. 척주는 중립을 유지한 채
엉덩관절과 무릎관절로 다리를 펴서
시작 자세로 돌아온다. 호흡을
가다듬는다. 렙 사이에 잠깐씩 멈춘다.
1단계와 2단계를 반복한다.

55

》 응용 동작

모든 근력 운동에서 넙다리네갈래근, 볼기근, 넙다리뒤근육을 목표로 하는 스퀴트 동작을 이용하지만,
바벨 백 스퀴트의 다음 응용 동작들은 다른 근육들을 더 단련하는 쉬운 동작을 취할 수 있도록
웨이트를 다양한 방식으로 잡는다. 우선 덤벨 스퀴트로 스퀴트 실행 방법을 숙련하고 나서
바벨 프런트 스퀴트를 하면 된다.

<table>
<tr><td>구분</td></tr>
<tr><td>● 1차 목표 근육</td></tr>
<tr><td>● 2차 목표 근육</td></tr>
</table>

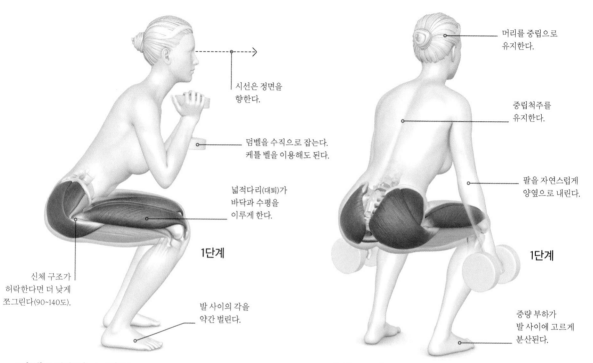

시선은 정면을 향한다.

덤벨을 수직으로 잡는다. 케틀 벨을 이용해도 된다.

넓적다리(대퇴)가 바닥과 수평을 이루게 한다.

신체 구조가 허락한다면 더 낮게 쪼그린다(90~140도).

발 사이의 각을 약간 벌린다.

1단계

머리를 중립으로 유지한다.

중립척주를 유지한다.

팔을 자연스럽게 양옆으로 내린다.

1단계

중량 부하가 발 사이에 고르게 분산된다.

덤벨 고블릿 스퀴트 DUMBBELL GOBLET SQUAT

바벨이 필요하지 않아 집에서도 할 수 있다. 스퀴트를 처음 한다면
쉬운 이 동작으로 시작하면 된다. 몸 앞에서 웨이트를 잡으면
등 윗부분에 비스듬히 부하가 실려 몸통을 더 똑바로 펼 수 있다.

준비 단계
발을 어깨너비로 벌린다. 턱 아래, 가슴 앞에서 두 손으로 덤벨을
잡는다. 아래팔(전완)은 수직에 가깝게 유지한다.

1단계
숨을 들이쉰다. 골반을 뒤로 내밀고 무릎관절을 굽히면서 낮게 쪼그린다.
무릎관절을 벌리되 동작 내내 발가락과 나란하게 한다. 무릎관절을 억지로
안쪽으로 모아서는 안 된다.

2단계
쪼그린 자세에서 일어나 선 자세로 돌아가면서 숨을 내쉰다.
동작 내내 배 근육을 당긴다. 1단계와 2단계를 반복한다.

덤벨 스퀴트 DUMBBELL SQUAT

덤벨 1쌍을 사용하는 이 스퀴트 동작은 쉬운 응용 동작에 해당한다.
양옆으로 웨이트를 잡고 스퀴트 동작에 따라 자연스럽게 움직이면
아래팔, 위팔, 등 윗부분 근육 운동이 더 많이 된다.

준비 단계
발을 대략 어깨너비로 나란히 벌린 채 바로 선다. 양옆으로 곧게 뻗어내린
팔로 덤벨을 잡는다. 시선은 앞을 향하고 배 근육을 긴장시킨다.

1단계
중심근육을 당긴 채 숨을 들이쉬고 엉덩관절과 무릎관절을 굽혀 쪼그린다.
무릎은 발 위로 오게 한다. 시선은 앞을 향하고 팔은 수직에 가깝게 내린다.

2단계
숨을 내쉬면서 쪼그리기 자세에서 일어나 선 자세로 돌아온다.
배 근육은 항상 당긴 상태로 유지한다. 1단계와 2단계를 반복한다.

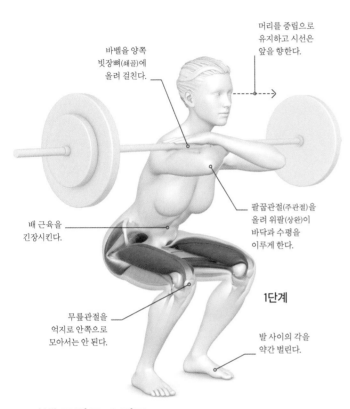

바벨을 양쪽
빗장뼈(쇄골)에
올려 걸친다.

머리를 중립으로
유지하고 시선은
앞을 향한다.

배 근육을
긴장시킨다.

팔꿈관절(주관절)을
올려 위팔(상완)이
바닥과 수평을
이루게 한다.

무릎관절을
억지로 안쪽으로
모아서는 안 된다.

1단계

발 사이의 각을
약간 벌린다.

바벨 **프런트 스쿼트** BARBELL **FRONT SQUAT**

바벨 백 스쿼트가 허리에 무리가 되거나 어깨 부상이 있다면
이 동작이 대안이 될 수 있다. 중량 부하가 뒤쪽이 아니라 앞쪽에
실리므로 이 동작은 등 윗부분의 근육을 더 단련한다.

준비 단계
발을 대략 어깨너비로 벌린 채 바로 선다. 바벨을 들어서
양쪽 빗장뼈(쇄골)와 나란하게 어깨 위에 올려놓는다

1단계
숨을 들이쉬고 중심근육을 당긴 채 낮게 쪼그리되, 몸통은 가급적
곧게 편다. 시선은 계속 앞을 향하고 바벨이 움직이지 않게 한다.

2단계
숨을 내쉬면서, 발에 힘을 주어 디디며 일어선다. 중심근육을 당긴 채
엉덩관절과 무릎관절로 다리를 편다. 1단계와 2단계를 반복한다.

> 스쿼트는 무릎관절,
> 엉덩관절, 몸통의 근육을
> 단련하는 다관절
> 복합 운동이다. 가동성과
> 균형, 근력이 향상되어
> 일상생활에 도움이 된다.

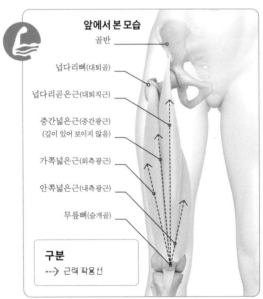

앞에서 본 모습

골반

넙다리뼈(대퇴골)

넙다리곧은근(대퇴직근)

중간넓은근(중간광근)
(깊이 있어 보이지 않음)

가쪽넓은근(외측광근)

안쪽넓은근(내측광근)

무릎뼈(슬개골)

구분
--> 근력 작용선

넙다리네갈래근 근력 작용선

넙다리네갈래근은 하나가 아니라 여러 갈래의 근육이
함께 작동하는 근육군이다. 각각의 갈래는 서로 다른
근력 작용선을 보인다. 운동의 동작 범위 내에서 필요한
정도에 따라 다르게 당겨진다. 예를 들면 스쿼트 동작에서
넙다리네갈래근의 각 갈래는 쪼그리는 동작의 특정 시점에
더 많은 역할을 한다. 그런데 전체로 보면 넙다리네갈래근의
모든 갈래가 동시에 작동한다.

57

레그 프레스 LEG PRESS

이 간단한 동작은 다리 근육을 폭넓게 작동시킨다. 머신으로 하는
레그 프레스는 넙다리네갈래근, 모음근, 볼기근을 강화하면서
넙다리뒤근육도 단련한다. 이 복합 운동은 백 스쿼트(54~55쪽 참고)를
모방했지만 척주에 부하가 실리지 않아서 특히 부상을 예방하거나
기존 부상을 피해서 운동하기에 좋다.

개요 보기

레그 프레스(leg press)는 다리 전체를 강화하는 운동이다.
웨이트를 설정하고 등받이를 기대고 앉아 발판 위치를 맞춘다.
최대 효과를 거두려면 엉덩관절과 무릎관절로만 굽혀야 한다.
머신 손잡이를 꽉 잡아서 몸통을 안정시키고 좌석에 밀착해서
앉아야 한다. 초심자는 8~10렙 4세트로 시작하면 된다.
운동 프로그램(201~214쪽 참고)을 보고 세트 목표치를
바꿀 수도 있다.

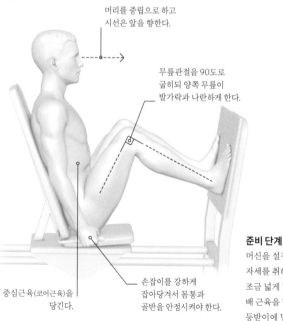

머리를 중립으로 하고
시선은 앞을 향한다.

무릎관절을 90도로
굽히되 양쪽 무릎이
발가락과 나란하게 한다.

중심근육(코어근육)을
당긴다.

손잡이를 강하게
잡아당겨서 몸통과
골반을 안정시켜야 한다.

준비 단계
머신을 설정한 다음, 백 스쿼트와 비슷한
자세를 취해야 한다. 발을 어깨너비보다
조금 넓게 벌리고 발 사이의 각을 약간 벌린다.
배 근육을 당겨서 몸통을 안정시키고 허리를
등받이에 밀착해야 한다.

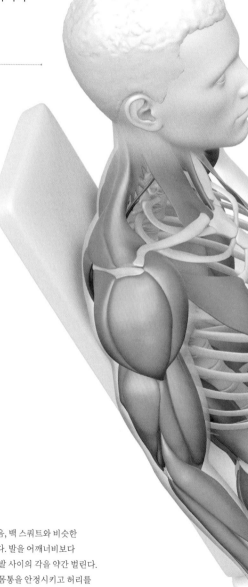

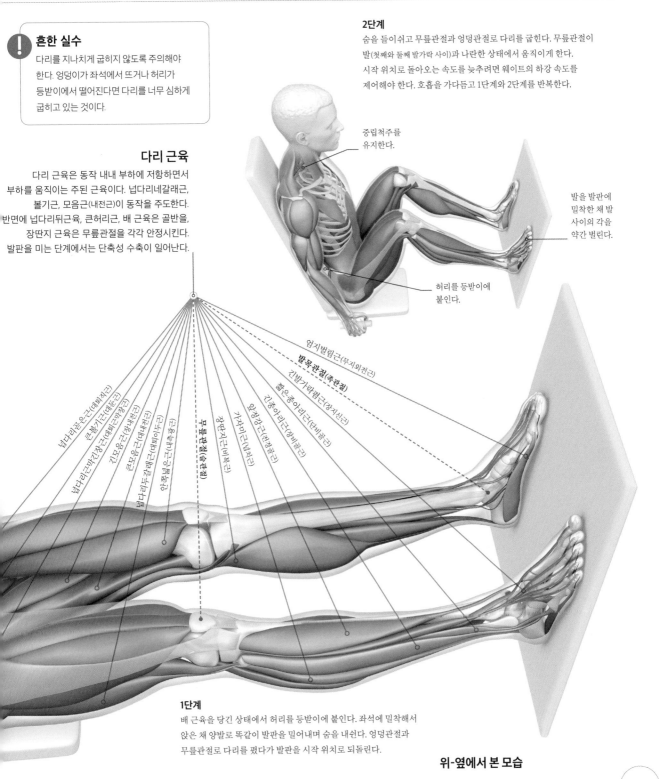

흔한 실수

다리를 지나치게 굽히지 않도록 주의해야
한다. 엉덩이가 좌석에서 뜨거나 허리가
등받이에서 떨어진다면 다리를 너무 심하게
굽히고 있는 것이다.

2단계

숨을 들이쉬고 무릎관절과 엉덩관절로 다리를 굽힌다. 무릎관절이
발(첫째와 둘째 발가락 사이)과 나란한 상태에서 움직이게 한다.
시작 위치로 돌아오는 속도를 늦추려면 웨이트의 하강 속도를
제어해야 한다. 호흡을 가다듬고 1단계와 2단계를 반복한다.

중립척주를
유지한다.

발을 발판에
밀착한 채 발
사이의 각을
약간 벌린다.

허리를 등받이에
붙인다.

다리 근육

다리 근육은 동작 내내 부하에 저항하면서
부하를 움직이는 주된 근육이다. 넙다리네갈래근,
볼기근, 모음근(내전근)이 동작을 주도한다.
반면에 넙다리뒤근육, 큰허리근, 배 근육은 골반을,
장딴지 근육은 무릎관절을 각각 안정시킨다.
발판을 미는 단계에서는 단축성 수축이 일어난다.

넙다리곧은근(대퇴직근)
큰볼기근(대둔근)
넙다리근막긴장근(대퇴근막장근)
긴모음근(장내전근)
큰모음근(대내전근)
넙다리두갈래근(대퇴이두근)
안쪽넓은근(내측광근)
무릎관절(슬관절)
가쪽넓은근(외측광근)
장딴지근(비복근)
앞정강근(전경골근)
긴종아리근(장비골근)
긴발가락폄근(장지신근)
발목관절(족관절)
엄지발림근(무지외전근)

1단계

배 근육을 당긴 상태에서 허리를 등받이에 붙인다. 좌석에 밀착해서
앉은 채 양발로 똑같이 발판을 밀어내며 숨을 내쉰다. 엉덩관절과
무릎관절로 다리를 폈다가 발판을 시작 위치로 되돌린다.

위-옆에서 본 모습

핵 스쿼트 HACK SQUAT

넙다리네갈래근, 모음근, 볼기근을 강화하면서
넙다리뒤근육도 단련한다. 머신을 이용하는 이 동작은
움직임 패턴이 정해져 있어서, 큰 다리 근육을
움직이면서도 부상 위험을 최소화하고 기존 부상을
피하며 운동할 수 있다.

개요 보기

다관절 복합 운동인 핵 스쿼트(hack squat)는 주로 다른
아랫몸(하체) 근력 운동을 보완하기 위한 동작으로 운동
프로그램에 포함된다. 중심근육(코어근육)을 계속 당겨서
허리 부상을 예방해야 하고, 자신의 최대 동작 범위 안에서
운동하고 있는지 신경을 써야 한다. 시작하기 전에 웨이트를
설정하고 머신에 올라 웨이트를 아래위로 움직일 수 있는지
알아봐야 한다. 초심자는 8~10렙 4세트로 시작할 수 있다.
201~214쪽의 운동 프로그램에서 다른 세트를 찾아 목표로
할 수도 있다.

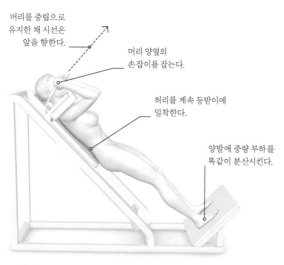

머리를 중립으로
유지한 채 시선은
앞을 향한다.

머리 양옆의
손잡이를 잡는다.

허리를 계속 등받이에
밀착한다.

양발에 중량 부하를
똑같이 분산시킨다.

준비 단계
머신에 올라 시작 위치에 선다. 발판 위에 선 자세가 백
스쿼트(54~55쪽 참고)와 매우 비슷하다. 발을 어깨너비보다
조금 넓게 벌리고 발 사이의 각을 약간 벌린다.

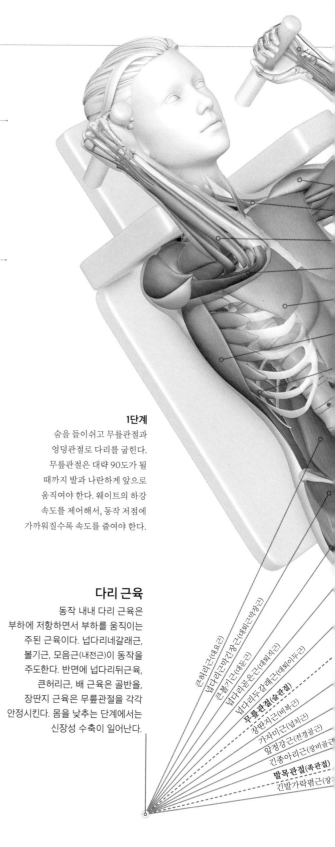

1단계
숨을 들이쉬고 무릎관절과
엉덩관절로 다리를 굽힌다.
무릎관절은 대략 90도가 될
때까지 발과 나란하게 앞으로
움직여야 한다. 웨이트의 하강
속도를 제어해서, 동작 저점에
가까워질수록 속도를 줄여야 한다.

다리 근육
동작 내내 다리 근육은
부하에 저항하면서 부하를 움직이는
주된 근육이다. 넙다리네갈래근,
볼기근, 모음근(내전근)이 동작을
주도한다. 반면에 넙다리뒤근육,
큰허리근, 배 근육은 골반을,
장딴지 근육은 무릎관절을 각각
안정시킨다. 몸을 낮추는 단계에서는
신장성 수축이 일어난다.

큰허리근(대요근)
넙다리빗근(대퇴직근)
큰볼기근(대둔근)
넙다리곧은근(대퇴직근)
넙다리네갈래근(대퇴사두근)
무릎관절(슬관절)
장딴지근(비복근)
가자미근(비복근)
앞정강근(전경골근)
긴종아리근(장비골근)
발목관절(족관절)
긴발가락폄근(장

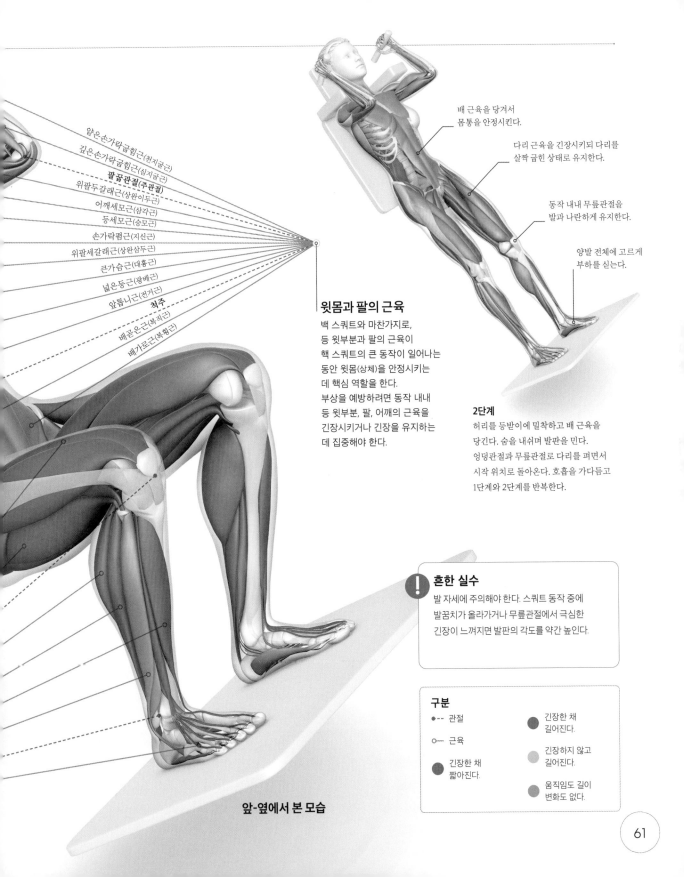

얕은손가락굽힘근(천지굴근)
깊은손가락굽힘근(심지굴근)
팔꿈관절(주관절)
위팔두갈래근(상완이두근)
어깨세모근(삼각근)
등세모근(승모근)
손가락폄근(지신근)
위팔세갈래근(상완삼두근)
큰가슴근(대흉근)
넓은등근(광배근)
앞톱니근(전거근)
척주
배곧은근(복직근)
배가로근(복횡근)

배 근육을 당겨서
몸통을 안정시킨다.

다리 근육을 긴장시키되 다리를
살짝 굽힌 상태로 유지한다.

동작 내내 무릎관절을
발과 나란하게 유지한다.

양발 전체에 고르게
부하를 싣는다.

윗몸과 팔의 근육

백 스쿼트와 마찬가지로,
등 윗부분과 팔의 근육이
핵 스쿼트의 큰 동작이 일어나는
동안 윗몸(상체)을 안정시키는
데 핵심 역할을 한다.
부상을 예방하려면 동작 내내
등 윗부분, 팔, 어깨의 근육을
긴장시키거나 긴장을 유지하는
데 집중해야 한다.

2단계

허리를 등받이에 밀착하고 배 근육을
당긴다. 숨을 내쉬며 발판을 민다.
엉덩관절과 무릎관절로 다리를 펴면서
시작 위치로 돌아온다. 호흡을 가다듬고
1단계와 2단계를 반복한다.

! 흔한 실수

발 자세에 주의해야 한다. 스쿼트 동작 중에
발꿈치가 올라가거나 무릎관절에서 극심한
긴장이 느껴지면 발판의 각도를 약간 높인다.

구분

●-- 관절

○— 근육

● 긴장한 채
짧아진다.

● 긴장한 채
길어진다.

● 긴장하지 않고
길어진다.

● 움직임도 길이
변화도 없다.

앞-옆에서 본 모습

덤벨
스테이셔너리 런지
STATIONARY LUNGE WITH DUMBBELLS

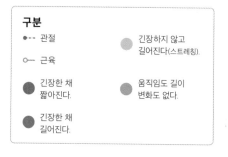

구분

●-- 관절

○- 근육

● 긴장한 채 짧아진다.

● 긴장한 채 길어진다.

● 긴장하지 않고 길어진다(스트레칭).

● 움직임도 길이 변화도 없다.

런지는 넙다리네갈래근과 볼기근을 단련하는 데 유용한 동작이며, 중심근육을 안정시키는 근육을 단련하기도 한다. 양다리 모두에 부하가 많이 실리지만, 주된 목표는 앞쪽에 놓이는 다리의 근력 강화이다.

개요 보기

런지(lunge, 펜싱의 찌르기 자세)를 실시할 때는 앞쪽 방향보다는 아래쪽 방향으로 신경을 써야 한다. 런지 자세에서는 귀, 엉덩관절, 팔꿈관절, 손이 수직으로 정렬되어야 한다. 동작 내내 몸통이 안정되어 있는지, 중심근육이 당겨져 있는지, 몸무게가 앞쪽 발 전체와 뒤쪽 발 앞꿈치에 고르게 분산되는지 확인한다. 웨이트를 양옆으로 잡고 런지 동작을 따라 자연스럽게 움직인다. 양다리를 고르게 단련하려면 렙마다 또는 세트마다 다리를 바꾸면 된다. 초심자는 8~10렙 4세트로 시작할 수 있다. 64~65쪽에 다른 응용 동작도 있다. 201~214쪽의 운동 프로그램에서 다른 세트를 찾아 목표로 할 수도 있다.

윗몸 근육

중심근육(코어근육), 등 윗부분, 팔, 어깨의 근육이 윗몸(상체)을 안정시킨다. 운동하는 내내 이 긴장을 유지해야 근력을 최대로 강화할 수 있다.

등세모근(승모근)
어깨세모근(삼각근)
작은가슴근(소흉근)
척주
위팔세갈래근(상완삼두근)
위팔두갈래근(상완이두근)
척주 폄근
배곧은근(복직근)
배가로근(복횡근)
중간볼기근(중둔근)
큰허리근(대요근)
큰볼기근(대둔근)
넙다리곧은근(대퇴직근)
넙다리넓은근(외측광근)
무릎관절(슬관절)
가쪽넓은근(대퇴이두근)
엉덩관절(고관절)
발목관절(족관절)
긴발가락폄근(장신근)
새끼폄근(소지외전근)

! **흔한 실수**

한쪽 발을 너무 멀리 또는 가까이 앞으로 내밀면 런지를 하기에 나쁜 자세가 된다. 등 윗부분이 앞이나 뒤로 굽지 않아야 한다.

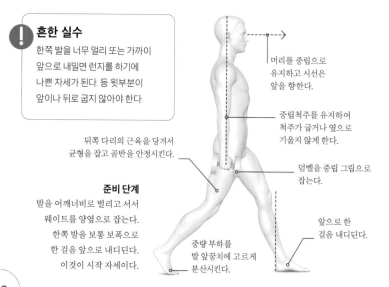

머리를 중립으로 유지하고 시선은 앞을 향한다.

중립척주를 유지하여 척주가 굽거나 옆으로 기울지 않게 한다.

덤벨을 중립 그립으로 잡는다.

뒤쪽 다리의 근육을 당겨서 균형을 잡고 골반을 안정시킨다.

준비 단계

발을 어깨너비로 벌리고 서서 웨이트를 양옆으로 잡는다. 한쪽 발을 보통 보폭으로 한 걸음 앞으로 내디딘다. 이것이 시작 자세이다.

중량 부하를 발 앞꿈치에 고르게 분산시킨다.

앞으로 한 걸음 내디딘다.

뒤쪽 다리의 근육

뒤쪽 발로 바닥을 단단히 디뎌야 넙다리네갈래근이 장딴지근, 가자미근과 함께 작동하여 무릎관절을 안정시킬 수 있다. 넙다리네갈래근의 긴장이 느껴진다면 그것은 주로 넙다리곧은근 갈래가 많이 당겨지기 때문이다.

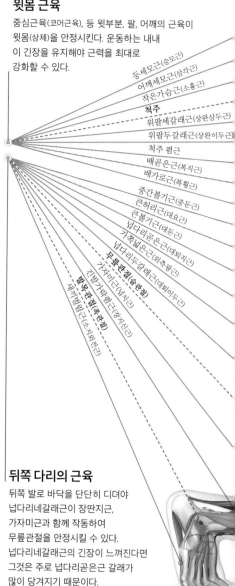

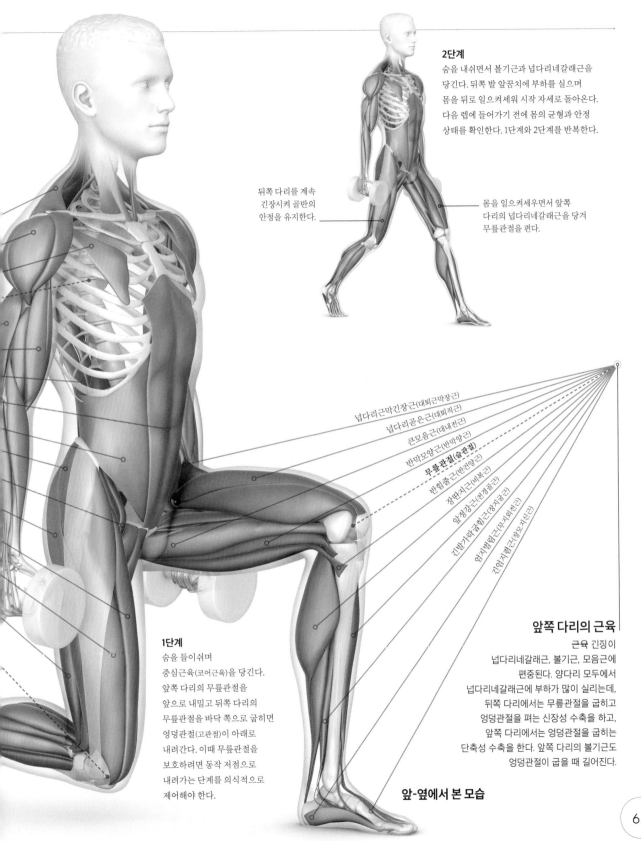

2단계

숨을 내쉬면서 볼기근과 넙다리네갈래근을 당긴다. 뒤쪽 발 앞꿈치에 부하를 실으며 몸을 뒤로 일으켜세워 시작 자세로 돌아온다. 다음 렙에 들어가기 전에 몸의 균형과 안정 상태를 확인한다. 1단계와 2단계를 반복한다.

뒤쪽 다리를 계속 긴장시켜 골반의 안정을 유지한다.

몸을 일으켜세우면서 앞쪽 다리의 넙다리네갈래근을 당겨 무릎관절을 편다.

넙다리근막긴장근(대퇴근막장근)
넙다리곧은근(대퇴직근)
큰모음근(대내전근)
반막모양근(반막양근)
무릎관절(슬관절)
반힘줄근(반건양근)
장딴지근(비복근)
앞정강근(전경골근)
긴발가락굽힘근(장지굴근)
엄지폄근(장모지신근)
긴엄지폄근(장모지신근)

1단계

숨을 들이쉬며 중심근육(코어근육)을 당긴다. 앞쪽 다리의 무릎관절을 앞으로 내밀고 뒤쪽 다리의 무릎관절을 바닥 쪽으로 굽히면 엉덩관절(고관절)이 아래로 내려간다. 이때 무릎관절을 보호하려면 동작 저점으로 내려가는 단계를 의식적으로 제어해야 한다.

앞쪽 다리의 근육

근육 긴장이 넙다리네갈래근, 볼기근, 모음근에 편중된다. 양다리 모두에서 넙다리네갈래근에 부하가 많이 실리는데, 뒤쪽 다리에서는 무릎관절을 굽히고 엉덩관절을 펴는 신장성 수축을 하고, 앞쪽 다리에서는 엉덩관절을 굽히는 단축성 수축을 한다. 앞쪽 다리의 볼기근도 엉덩관절이 굽을 때 길어진다.

앞-옆에서 본 모습

» 응용 동작

런지 동작의 자세를 향상하자면 처음에는 웨이트 없이 해볼 수도 있다. 모든 런지 동작은
넙다리네갈래근, 넙다리뒤근육, 볼기근을 목표로 한다. 덤벨은 항상 양옆에 오도록
잡아야 하고 동작 중에 자연스럽게 몸을 따라 움직이게 하면 된다.

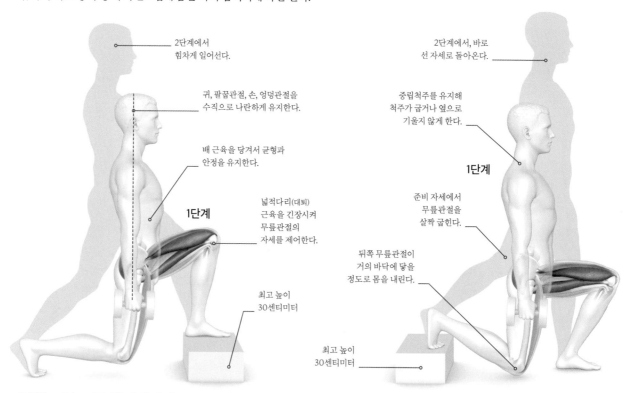

2단계에서
힘차게 일어선다.

귀, 팔꿉관절, 손, 엉덩관절을
수직으로 나란하게 유지한다.

배 근육을 당겨서 균형과
안정을 유지한다.

넓적다리(대퇴)
근육을 긴장시켜
무릎관절의
자세를 제어한다.

1단계

최고 높이
30센티미터

2단계에서, 바로
선 자세로 돌아온다.

중립척주를 유지해
척주가 굽거나 옆으로
기울지 않게 한다.

1단계

준비 자세에서
무릎관절을
살짝 굽힌다.

뒤쪽 무릎관절이
거의 바닥에 닿을
정도로 몸을 내린다.

최고 높이
30센티미터

덤벨 **프런트 풋 엘리베이티드 스플릿 스쿼트**
FRONT FOOT ELEVATED SPLIT SQUAT WITH DUMBBELLS

앞쪽 발을 디딤대나 튼튼한 상자 위에 올려놓아 동작 범위를 늘린다.
반면에 앞쪽 무릎관절에 실리는 부하는 줄어든다. 양다리의 긴장을
유지해 골반을 안정시켜야 한다. 런지 동작을 처음 한다면 쉬운
이 응용 동작을 권한다.

준비 단계
발을 어깨너비로 엇갈리게 벌리고 선다. 앞쪽 발을 상자 위에 올려놓는다.
무릎관절을 살짝 굽힌 상태에서 뒤쪽 다리를 긴장시켜 균형을 잡는다.

1단계
숨을 들이쉬면서 엉덩관절을 내려 앞쪽 무릎관절을 앞으로 내민다.
뒤쪽 무릎관절은 바닥 쪽으로 낮춘다. 배 근육의 긴장을 계속 유지한다.

2단계
숨을 내쉬면서 넙다리네갈래근과 볼기근을 이용해 힘차게 일어선다. 원하는
렙 수만큼 1단계와 2단계를 반복한다. 그런 다음 다리의 위치를 바꿔 반복한다.

덤벨 **백 풋 엘리베이티드 스플릿 스쿼트**
BACK FOOT ELEVATED SPLIT SQUAT WITH DUMBBELLS

디딤대나 튼튼한 상자를 이용해 엉덩관절을 최대한 굽히고
넙다리네갈래근을 단련한다. 하지만 디딤대가 너무 높으면 엉덩관절이
정렬 위치에서 어긋날 수 있다. 이 동작내내 몸통이 움직이지 않고
팔은 양옆에 있어야 한다.

준비 단계
상자 앞에서 발을 어깨너비로 벌리고 선다. 한쪽 다리를 뒤로 내밀어
발 앞꿈치로 상자 위를 디딘다. 뒤쪽 다리의 근육을 당겨 자세를 안정시킨다.

1단계
숨을 들이쉬며 뒤쪽 무릎관절에 부하를 실어 아래로 내린다.
앞쪽 다리는 무릎관절을 굽힌다. 배 근육의 긴장과 중립척주를 유지한다.

2단계
숨을 내쉬면서 넙다리네갈래근과 볼기근을 이용해 선 자세로 돌아온다. 원하는
렙 수만큼 1단계와 2단계를 반복한다. 그런 다음 다리의 위치를 바꿔 반복한다.

덤벨 **워킹 런지** WALKING LUNGE WITH DUMBBELLS

스테이셔너리 런지보다 근력을 더 강화하고 협응을
향상한다. 이 동작을 처음 할 때는 웨이트를 사용하지
않거나 가벼운 것으로 사용하여, 이 런지 응용 동작을
익히는 동안 균형과 협응을 유지할 수 있을지 미리 확인해야
한다. 동작에 자신이 있으면 웨이트 중량을 늘려도 된다.

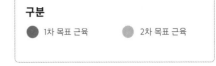

구분
● 1차 목표 근육   ● 2차 목표 근육

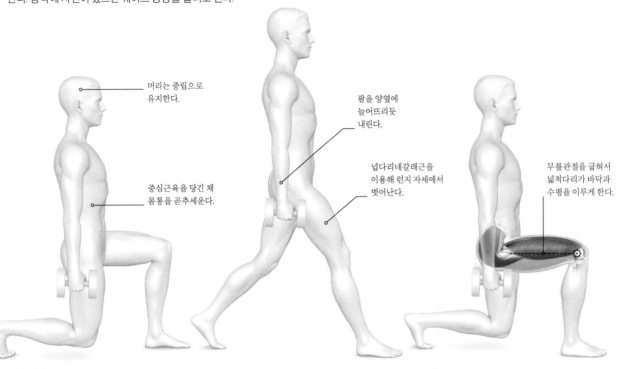

머리는 중립으로
유지한다.

중심근육을 당긴 채
몸통을 곧추세운다.

팔을 양옆에
늘어뜨리듯
내린다.

넓다리네갈래근을
이용해 런지 자세에서
벗어난다.

무릎관절을 굽혀서
넓적다리가 바닥과
수평을 이루게 한다.

준비 단계
발을 어깨너비로 벌린다. 숨을 들이쉬고 한쪽 다리를
앞으로 한 걸음 내디디며 런지 자세를 취한다. 이때
앞쪽 무릎관절은 90도로 굽히고, 뒤쪽 무릎관절은
바닥에 닿지 않을 정도로 내린다.

1단계
힘차게 일어서 런지 자세에서 벗어나며 숨을 내쉰다.
반대쪽 다리를 앞으로 한 걸음 내디딘다.
몸통을 바로 세우고 배 근육의 긴장을 계속 유지한다.

2단계
숨을 들이쉬며 엉덩관절을 아래로 내리고 앞쪽
무릎관절을 앞으로 내밀면 앞에서처럼 뒤쪽 무릎관절이
굽는다. 걷듯이 움직이며 다리를 바꾸어 반복한다.

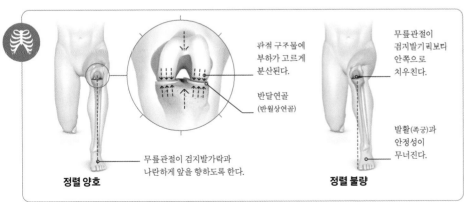

관절 구조물에
부하가 고르게
분산된다.

반달연골
(반월상연골)

무릎관절이
검지발가락보다
안쪽으로
치우친다.

무릎관절이 검지발가락과
나란하게 앞을 향하도록 한다.

발활(족궁)과
안정성이
무너진다.

정렬 양호

정렬 불량

무릎관절 정렬

무릎관절이 엄지발가락보다
한쪽으로 치우치는 흔한 성렬 불량이
일어나면 무릎관절에 문제가 생겨
통증이나 부상이 발생할 수 있다.
동작 내내 무릎관절이 검지발가락과
나란하게 앞을 향하도록 유지한다.
그러면 무릎관절 주위의 안정성이
유지되고 부상 위험이 줄어든다.

덤벨 스텝 업 STEP UP WITH DUMBBELLS

넙다리네갈래근과 볼기근을 강화하면서 동시에
중심근육을 안정시키는 근육도 단련한다.

개요 보기

덤벨 스텝 업(step up with dumbbells)에는 최소한
30센티미터 높이의 운동용 디딤대가 필요하다.

주먼 목표는 동작 내내 중심근육의 긴장을 유지한 채,
디딤대 위에 올리는 앞쪽 다리를 단련하는 것이다.
앞쪽 발이 디딤대에 밀착해 있는지, 발이 어깨너비로
벌려져 있는지 확인해야 한다. 앞쪽 다리로 디딤대에
올라서야 하며, 뒤쪽 발로 밀어올려서는 안 된다.
양다리를 모두 단련하려면 렙마다 다리를 바꾸든가,
세트마다 바꾸면 된다. 초심자는 8~10렙 4세트로
시작할 수 있다. 201~214쪽의 운동 프로그램에서
다른 세트를 찾아 목표로 할 수도 있다.

엉덩관절과 다리의 근육

디딤대 위에 올라설 때는 볼기근과 넙다리네갈래근에 집중한다.
단축성 수축이 일어나는 이 단계에서는 앞쪽 다리를 움직이고
엉덩관절과 무릎관절을 완전히 펴기 때문에 몸통(위)과
넙다리두갈래, 넙다리네갈래근이 강화된다. 장딴지
근육은 자세를 안정시킨다. 디딤대에서 내려올
때는 신장성 수축이 일어나며, 몸이
풀썩 내려가지 않게 앞쪽 다리의
넙다리네갈래근과 볼기근의
긴장을 유지해야 한다.

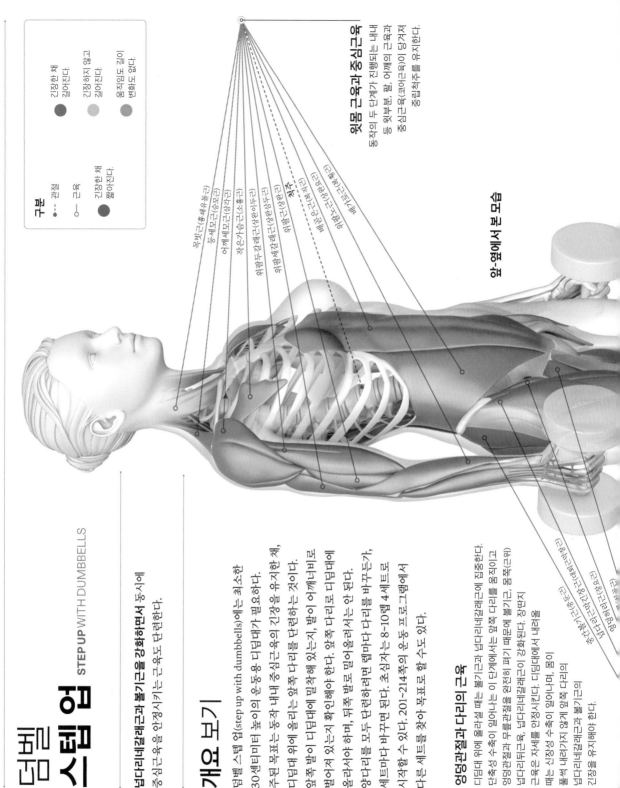

윗몸 근육과 중심근육

동작의 두 단계가 진행되는 내내
등 윗부분, 팔, 어깨의 근육과
중심근육(코어근육)이 당겨져
중립척주를 유지한다.

앞-옆에서 본 모습

구분
---- 관절
○ 근육
● 긴장한 채 짧아진다.

목빗근(흉쇄유돌근)
등세모근(승모근)
어깨세모근(삼각근)
작은가슴근(소흉근)
위팔두갈래근(상완이두근)
위팔세갈래근(상완삼두근)
위팔근(상완근)
척주
배곧은근(복직근)
배바깥빗근(외복사근)
배가로근(복횡근)

넙다리곧은근(대퇴직근)
넙다리빗근(봉공근)
넙다리두갈래근(대퇴이두근)
장딴지근(비복근)

● 긴장한 채 길어진다.
● 긴장하지 않고 길어진다.
● 움직임도 길이
변화도 없다.

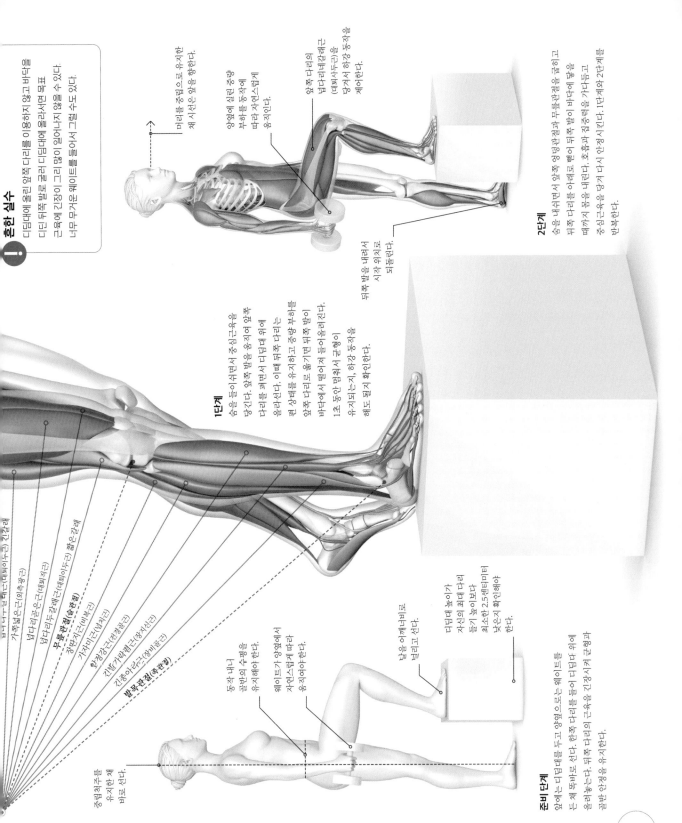

흔한 실수

디딤대에 올린 앞쪽 다리를 이용하지 않고 바닥을 디딘 뒤쪽 발로 몰러 디딤대에 올라가면 목표 근육에 긴장이 그리 많이 일어나지 않을 수 있다. 너무 무거운 웨이트를 들어서 그럴 수도 있다.

머리를 중립으로 유지한 채 시선은 앞을 향한다.

앙와에 실린 중량 부하를 동작에 따라 자연스럽게 움직인다.

앞쪽 다리의 넙다리네갈래근 (대퇴사두근)을 당겨서 하강 동작을 제어한다.

뒤쪽 발을 내려서 시작 위치로 되돌린다.

2단계

숨을 내쉬면서 앞쪽 엉덩관절과 무릎관절을 굽히고 뒤쪽 다리를 아래로 뻗어 뒤쪽 발이 바닥에 닿을 때까지 몸을 내린다. 호흡과 집중을 가다듬고 중심근육을 당겨 다시 안정시킨다. 1단계를 2단계를 반복한다.

1단계

숨을 들이쉬면서 중심근육을 당긴다. 앞쪽 발을 움직여 앞쪽 다리를 펴면서 디딤대 위에 올라선다. 이때 뒤쪽 다리는 편 상태를 유지하고 중량 부하를 앞쪽 다리로 옮기면 뒤쪽 발이 바닥에서 떨어져 들어올려진다. 1초 동안 멈춰서 균형이 유지되는지, 하강 동작을 해도 될지 확인한다.

근막긴장근(대퇴근막장근) 긴갈래
가쪽넓은근(외측광근)
넙다리곧은근(대퇴직근)
넙다리두갈래근(대퇴이두근) 짧은갈래

무릎관절(슬관절)
장딴지근(비복근)
가자미근(넙치근)
반힘줄근(반건양근)
반막모양근(반막양근)
긴종아리근(장비골근)
긴발가락폄근(장지신근)
발목관절(족관절)

몸통 내내 골반이 수평을 유지해야 한다.

웨이트는 양옆으로 자연스럽게 따라 움직여야 한다.

디딤대 높이가 자신의 최대 다리 들기 높이보다 최소한 2.5센티미터 낮은지 확인해야 한다.

낭을 어깨너비로 벌리고 선다.

준비 단계

앞에는 디딤대를 두고 양옆으로는 웨이트를 드 체 똑바로 선다. 한쪽 다리를 들어 디딤대 위에 올려놓는다. 뒤쪽 다리의 근육을 긴장시켜 균형과 몸의 안정을 유지한다.

레그 컬 LEG CURL

넓적다리의 넙다리뒤근육과 중심 장딴지 근육인 장딴지근을 단련한다. 두 근육 모두 무릎관절을 굽히는 데 관여한다. 이 붙박인 엎드린자세(복와위)에서는 척주에 부담을 주지 않으면서 강한 근력으로 무릎관절을 굽힐 수 있다.

개요 보기

엎드려서 취하는 레그 컬(leg curl)은 다리를 곧게 폈다가 굽혔다가 하기 때문에 무릎관절에 많은 부하가 실린다. 몸통을 안정시키고 허리 부상을 예방하려면 배 근육을 당기는 것이 중요하다. 시작하기 전에 웨이트를 설정하고 발목관절 굴대 패드를 점검해야 한다. 초심자는 8~10렙 4세트로 시작할 수 있다. 70~71쪽에 다른 응용 동작도 있다. 201~214쪽의 운동 프로그램에서 다른 세트를 찾아 목표로 할 수도 있다.

구분

- ●--- 관절
- ○--- 근육
- ● 긴장한 채 짧아진다.
- ● 긴장한 채 길어진다.
- ● 긴장하지 않고 길어진다.
- ● 움직임도 길이 변화도 없다.

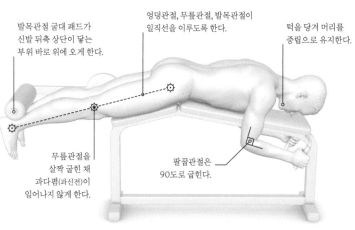

발목관절 굴대 패드가 신발 뒤축 상단이 닿는 부위 바로 위에 오게 한다.

엉덩관절, 무릎관절, 발목관절이 일직선을 이루도록 한다.

턱을 당겨 머리를 중립으로 유지한다.

무릎관절을 살짝 굽힌 채 과다폄(과신전)이 일어나지 않게 한다.

팔꿉관절은 90도로 굽힌다.

준비 단계
다리를 펴고 발목관절 굴대 패드가 신발 뒤축 상단이 닿는 부위 바로 위에 오도록 한 상태에서 머신에 엎드린다. 이 자세에서 머신 손잡이를 잡아당겨 배 근육과 넓은등근을 긴장시키고, 볼기근을 강하게 당겨 골반을 안정시킨다.

윗몸과 팔의 근육

넓은등근, 어깨세모근, 위팔두갈래근 같은 윗몸(상체)과 팔의 근육을 제어하면 운동하는 동안 안정성을 높일 수 있다. 윗몸의 안정성을 높이면 목표 근육의 긴장을 높일 수 있으므로 아랫몸(하체) 근력을 더 강하게 발휘할 수 있다.

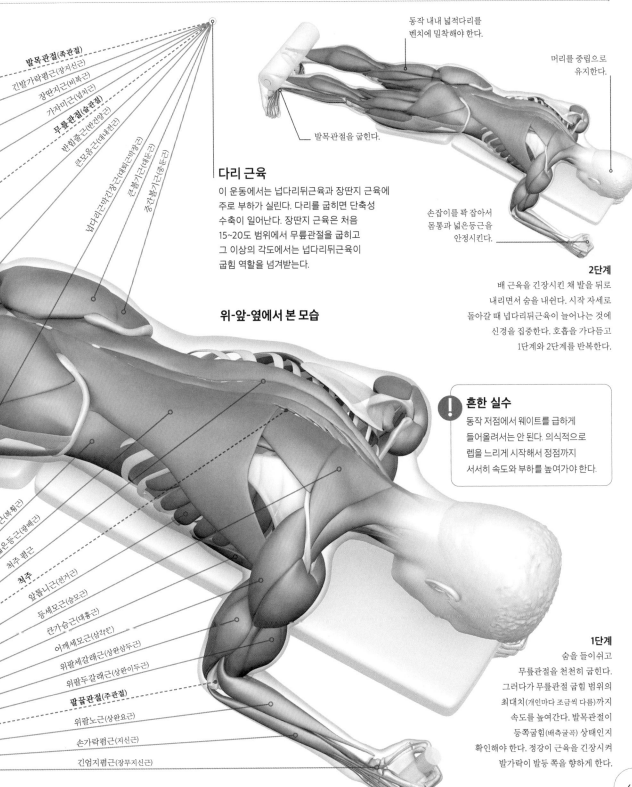

동작 내내 넓적다리를
벤치에 밀착해야 한다.

머리를 중립으로
유지한다.

발목관절을 굽힌다.

손잡이를 꽉 잡아서
몸통과 넓은등근을
안정시킨다.

발목관절(족관절)
긴발가락폄근(장지신근)
장딴지근(비복근)
가자미근(넙치근)
무릎관절(슬관절)
반힘줄근(반건양근)
큰모음근(대내전근)
넙다리곧은근(대퇴직근)
넙다리근막긴장근(대퇴근막장근)
큰볼기근(대둔근)
중간볼기근(중둔근)

다리 근육

이 운동에서는 넙다리뒤근육과 장딴지 근육에
주로 부하가 실린다. 다리를 굽히면 단축성
수축이 일어난다. 장딴지 근육은 처음
15~20도 범위에서 무릎관절을 굽히고
그 이상의 각도에서는 넙다리뒤근육이
굽힘 역할을 넘겨받는다.

위-앞-옆에서 본 모습

근(복횡근)
넓은등근(광배근)
척주 폄근
척주
앞톱니근(전거근)
등세모근(승모근)
큰가슴근(대흉근)
어깨세모근(삼각돈)
위팔세갈래근(상완삼두근)
위팔두갈래근(상완이두근)
팔꿈관절(주관절)
위팔노근(상완요근)
손가락폄근(지신근)
긴엄지폄근(장무지신근)

2단계

배 근육을 긴장시킨 채 발을 뒤로
내리면서 숨을 내쉰다. 시작 자세로
돌아갈 때 넙다리뒤근육이 늘어나는 것에
신경을 집중한다. 호흡을 가다듬고
1단계와 2단계를 반복한다.

❗ 흔한 실수

동작 저점에서 웨이트를 급하게
들어올려서는 안 된다. 의식적으로
렙을 느리게 시작해서 정점까지
서서히 속도와 부하를 높여가야 한다.

1단계

숨을 들이쉬고
무릎관절을 천천히 굽힌다.
그러다가 무릎관절 굽힘 범위의
최대치(개인마다 조금씩 다름)까지
속도를 높여간다. 발목관절이
등쪽굽힘(배측굴곡) 상태인지
확인해야 한다. 정강이 근육을 긴장시켜
발가락이 발등 쪽을 향하게 한다.

≫ 응용 동작

레그 컬과 마찬가지로, 다음의 모든 응용 동작은 넙다리뒤근육과 장딴지근을
목표로 한다. 서거나 앉아서 이 동작들을 취할 수 있으면 집에서도 응용해 할 수 있고
체육관에서 다른 머신을 이용해 할 수도 있다.

구분

● 1차 목표 근육

● 2차 목표 근육

동작 내내
배 근육을 당긴다.

1단계

저항 밴드를
눈높이에
고정한다.

발목관절을 굽힌
상태로 유지한다.

시선은 앞을 향한다.
다리나 발을
내려다보지 않는다.

1단계

무릎관절이 머신의
회전축과 수평을
이루어야 한다.

손잡이를 꽉 잡아서
몸통을 안정시킨다.

2단계에서 다리
폄(신전) 동작의 속도를
제어해야 한다.

시티드 유니래터럴 밴드 레그 컬
SEATED UNILATERAL BANDED LEG CURL

자신에게 맞는 저항 밴드(47쪽 참고)를 골라 안정된 곳에 고정한다.
고정 지점은 대략 눈높이여야 한다. 이 동작은 한 번에 한쪽 다리만
단련하므로 다리를 바꾸어 교대로 해야 한다.

준비 단계
저항 밴드를 고정한다. 다리를 벌린 채 곧추앉아서 발을 바닥에 밀착한다.
한쪽 다리를 쭉 뻗어 신발 뒤축 상단이 닿는 부위 바로 위에 저항 밴드를 건다.

1단계
숨을 들이쉬었다가, 종아리(하퇴)를 좌석 쪽으로 당기면서 숨을 내쉰다. 발은
바닥에 닿지 않아야 한다. 종아리를 당길 때 밴드의 저항이 커지는 것이 느껴진다.

2단계
배 근육을 계속 당긴 채 발목관절(족관절)의 등쪽굽힘(배측굴곡)을 유지한다.
다리를 펴 시작 자세로 돌아가면서 숨을 들이쉰다. 1단계와 2단계를 반복한다.

시티드 레그 컬 **SEATED** LEG CURL

앉아서 머신으로 하는 이 동작은 넙다리뒤근육을 비롯한
무릎관절 굽힘근을 단련하고 골반의 안정성을 높인다.
이 동작을 이용하면 다른 머신으로도 넙다리뒤근육과
장딴지근을 효율적으로 단련할 수 있다.

준비 단계
머신을 설정한다. 등받이를 기대고 앉아 좌석 앞쪽 가장자리에서 무릎관절을 굽힌다.
발목관절은 머신의 발목관절 굴대 패드 위에 올리고 양손으로 손잡이를 꽉 잡는다.

1단계
숨을 내쉬면서 천천히 무릎관절을 굽힌다. 무릎관절을 동작 범위 끝까지 굽힌다.
발목관절은 등쪽굽힘을 유지해야 한다.

2단계
속도를 제어하며 다리를 펴면서 숨을 들이쉰다. 이때 넙다리뒤근육이
늘어나는 것이 느껴진다. 1단계와 2단계를 반복한다.

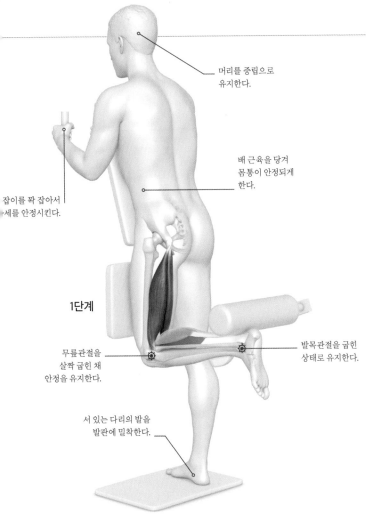

머리를 중립으로
유지한다.

배 근육을 당겨
몸통이 안정되게
한다.

잡이를 꽉 잡아서
세를 안정시킨다.

1단계

무릎관절을
살짝 굽힌 채
안정을 유지한다.

발목관절을 굽힌
상태로 유지한다.

서 있는 다리의 발을
발판에 밀착한다.

> **안전하고 최적화된 환경에서
> 실시하는 무릎관절 굽힘 응용
> 동작들은 햄스트링을 비롯한
> 무릎관절 굽힘근을 단련하는
> 데 탁월한 효과가 있다.**

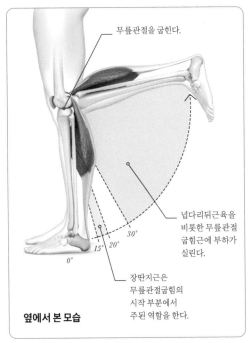

무릎관절을 굽힌다.

넙다리뒤근육을
비롯한 무릎관절
굽힘근에 부하가
실린다.

$30°$

$20°$
$15°$

$0°$

장딴지근은
무릎관절굽힘의
시작 부분에서
주된 역할을 한다.

옆에서 본 모습

스탠딩 유니래터럴 레그 컬 STANDING UNILATERAL LEG CURL

이 동작은 머신에 올라서서 한다. 한 번에 한쪽 다리만 단련하므로
양다리를 똑같이 강화하려면 렙 수를 확인하는 것이 중요하다. 손잡이를
강하게 잡아당기면 넓은등근을 안정시켜 골반의 안정성을 높일 수 있다.

준비 단계

머신을 설정한다. 머신에 올라 양쪽 넓적다리를 지지대에 밀착한 채
한쪽 다리로 발판을 디디고 선다. 시선은 앞을 향한다.

1단계

숨을 들이쉬면서 배 근육을 당긴다. 무릎관절을 최대한 굽히면서 숨을 내쉰다.
종아리 근육을 긴장시켜서 발목관절을 등쪽으로 굽힌다.

2단계

숨을 들이쉬면서 웨이트의 중량 부하에 저항하며 다리를 완전히
펴 시작 위치로 돌아온다. 1단계와 2단계를 반복한다.

무릎관절 굽힘에서 장딴지근의 역할

장딴지근과 무릎관절 굽힘근들의 통합적인 작동 덕분에
무릎관절은 넙다리뒤근육이 지렛대 역할을
하지 못하는 0~15도 동작 범위에서도 높은 안정성을
지닐 수 있다. 무릎관절 굽힘 동작을 시작할 때
강한 추동력을 일으키는 흔한 실수를 하지 않으려면
장딴지 근육과 넙다리뒤근육을 의식적으로 함께
사용하는 것이 좋다. 그래야 무릎관절 굽힘 동작을 할 때
적재적소의 모든 근육에 긴장이 일어날 수 있다.

햄스트링
볼 컬 HAMSTRING BALL CURL

넙다리뒤근육과 장딴지근을 목표로 하며, 척주에 부담을 주지
않으면서 머신을 사용하지 않고도 넙다리뒤근육을 단련할 수 있다.
또한 공 굴리기 동작을 하는 동안 들어올려지는 몸통을 지지하는
중심근육과 볼기근도 강화할 수 있다.

개요 보기

지름이 55~65센티미터인 짐볼(운동용 공)이 필요하다. 종아리와 발 뒤축에
공이 닿게 하고 등은 바닥에 밀착시킨 채 엉덩관절을 편다. 그리고 나서 몸을
들어올려 브리지 자세(bridge position)로 바꾼다. 이 동작의 가장 탁월한
근력 강화 기능은 골반이 바닥에 닿지 않고도 몸통이 안정된 자세를
계속 유지하는 상태에서 넙다리뒤근육(햄스트링)으로 무릎관절을 굽힐 수
있다는 것이다. 초심자는 8~10렙 4세트로 시작할 수 있다. 201~214쪽의
운동 프로그램에서 다른 세트를 찾아 목표로 할 수도 있다.
엉덩관절이 아래로 처지면 세트당 렙 수를 줄이고 전체 세트 수를
늘려야 한다. 중심근육(코어근육)을 더 강화하려면 팔짱을 끼면 된다.

넓적다리 근육

넙다리뒤근육이 단축성 수축을 일으켜
무릎관절을 굽힌다. 발 뒤축을 공에 걸치고
공을 당기기보다 무릎관절을 굽혀 올리는 데
집중한다. 볼기근을 긴장시켜 브리지 자세를
유지한다. 엉덩관절이 굽으면 볼기근이
늘어난다. 엉덩관절 굽힘근들이 단축성 수축을
하면서 엉덩관절을 굽힌다. 장딴지근이
단축성 수축을 해서 무릎관절을 굽히고
발 뒤축을 몸 쪽으로 끌어당긴다.

무릎관절(슬관절)
넙다리두갈래근(대
장딴지근(비복근)
넙다리곧은근(대퇴직
가쪽넓은근(외측광
넙다리두갈래근
안쪽넓은근(내측광
큰볼기근(대둔근)
넙다리근막긴장근(대퇴근막장근)
중간볼기근(중둔근)

윗몸 근육

팔이 균형을 잡아주는
평행추 역할을 해서
윗몸(상체)이 안정되고 옆으로
돌지 않는다. 중심근육이
긴장되어 공 위에서의 균형을
잡아주고 허리를 지지한다.

배바깥빗근(외복사근)
척주
위팔세갈래근(상완삼두근)
어깨세모근(삼각근)
척주 폄근

발을 엉덩관절
너비로 벌린다.

다리 아래쪽 3분의 1과
발 뒤축이 닿게
공 위에 올려놓는다.

머리를
중립으로
유지한다.

자세를
안정시키는
각도로 팔을
편다.

중심근육과
볼기근을
긴장시킨다.

준비 단계
팔을 몸 양옆으로 내려 손바닥이 아래를 향하게 하고 등을
바닥에 댄 채 눕는다. 다리와 발 뒤축을 공 위에 올려놓는다.
중심근육과 볼기근을 긴장시켜 몸을 들어올리면서 브리지 자세를
취한다. 머리와 척주를 중립으로 유지한다.

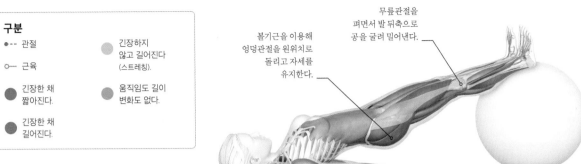

볼기근을 이용해
엉덩관절을 원위치로
돌리고 자세를
유지한다.

무릎관절을
펴면서 발 뒤축으로
공을 굴려 밀어낸다.

2단계
숨을 들이쉬고 무릎관절과 엉덩관절을 펴면서
공을 천천히 굴려 시작 위치로 밀어낸다.
이 자세를 잠시 유지하면서 다음 렙을 위해
호흡과 엉덩관절 자세, 몸통 안정성을 가다듬는다.
1단계와 2단계를 반복한다.

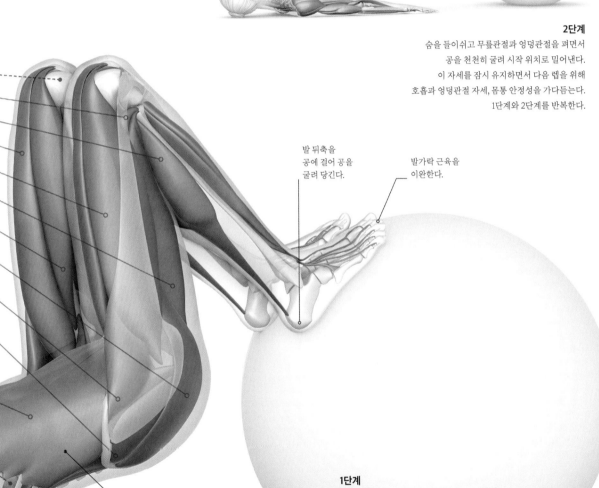

발 뒤축을
공에 걸어 공을
굴려 당긴다.

발가락 근육을
이완한다.

동작 내내 중심근육과
볼기근의 긴장을 유지한다.

1단계
숨을 들이쉬며 중심근육을 당긴다. 골반이 바닥과
떨어져 들어올려진 상태에서 넙다리뒤근육을
당겨 무릎관절을 굽히고 공을 몸 쪽으로 굴리면서
숨을 내쉰다. 1-2초 동안 이 자세를 유지한다.

앞-옆에서 본 모습

레그 익스텐션 LEG EXTENSION

무릎관절로 다리를 굽혔다 폈다 하면서 특별히 넙다리네갈래근을
단련한다. 넙다리네갈래근을 안전하게 단독으로 사용하고 단축성
수축 상태에서 효율적으로 부하를 싣기 때문에 머신으로 할
수 있는 매우 훌륭한 운동이다. 초심자에게도 적합하다.

개요 보기

앉았을 때 좌석 앞쪽 가장자리에 자연스럽게 무릎관절이
걸쳐지도록 등받이를 조절한다. 머신의 회전축과 무릎관절이
수평을 이루게 한다. 렙을 느린 속도로 시작해서 동작 정점까지
속도를 높여간다. 복귀 동작 또한 속도를 제어해야 한다.
초심자는 8~10렙 4세트로 시작할 수 있다. 76~77쪽에
다른 응용 동작도 있다. 201~214쪽의 운동 프로그램에서
다른 세트를 찾아 목표로 할 수도 있다.

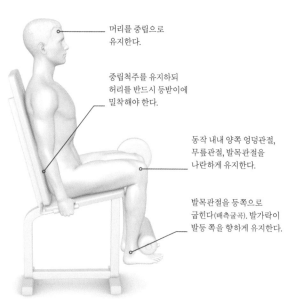

머리를 중립으로
유지한다.

중립척주를 유지하되
허리를 반드시 등받이에
밀착해야 한다.

동작 내내 양쪽 엉덩관절,
무릎관절, 발목관절을
나란하게 유지한다.

발목관절을 등쪽으로
굽힌다(배측굴곡). 발가락이
발등 쪽을 향하게 유지한다.

준비 단계

웨이트를 설정하고 머신에 앉는다. 무릎관절을 굽힌 상태에서
발목관절을 굴대 패드 밑에 댄다. 발목관절 굴대 패드를 조절해서
신발 혀가 닿는 부분 바로 위에 오도록 한다. 손잡이를 꽉 잡고
좌석에 밀착해 앉아 골반의 안정성을 유지해야 한다. 숨을 들이쉰다.

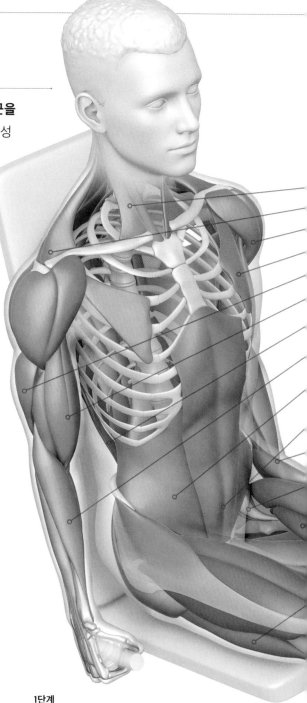

1단계

무릎관절을 천천히 펴 발목관절 굴대 패드를 들어올리면서 숨을 내쉰다.
무릎관절이 최대로(이 범위는 개인마다 다름) 펴질 때까지 속도를 높인다.
발목관절은 등쪽굽힘 상태를 유지한다. 목표는 넙다리네갈래근에
단축성 수축을 최대로 일으키는 것이다. 동작 정점에서 1~2초 동안
자세를 유지하면 근력을 더 강화할 수 있다.

몸통과 팔의 근육

손잡이를 강하게 잡아당겨서 등 윗부분, 팔, 어깨의 근육을 긴장시키면 골반이 안정된다. 골반의 안정성을 높일수록 넙다리네갈래근의 근력을 더 강화할 수 있다.

다리 근육

이 동작을 취하는 내내 넙다리네갈래근에 부하가 실린다. 특히 엉덩관절 위를 가로지르는 갈래인 넙다리곧은근에 부하가 실려서 단축성 수축이 일어나 골반을 안정시킨다. 넙다리네갈래근의 긴장을 유지하려면 랩 후반의 내리는 동작(신장성 수축)을 제어해야 한다.

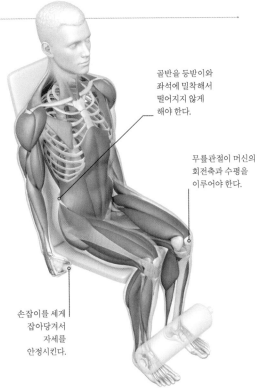

골반을 등받이와 좌석에 밀착해서 떨어지지 않게 해야 한다.

무릎관절이 머신의 회전축과 수평을 이루어야 한다.

손잡이를 세게 잡아당겨서 자세를 안정시킨다.

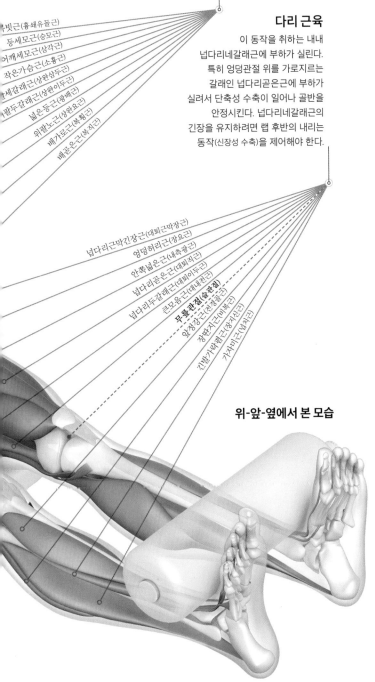

목빗근(흉쇄유돌근)
등세모근(승모근)
어깨세모근(삼각근)
작은가슴근(소흉근)
세갈래근(상완삼두근)
두갈래근(상완이두근)
넓은등근(광배근)
위팔노근(상완요근)
배가로근(복횡근)
배곧은근(복직근)

넙다리근막긴장근(대퇴근막장근)
엉덩허리근(장요근)
안쪽넓은근(내측광근)
넙다리곧은근(대퇴직근)
넙다리두갈래근(대퇴이두근)
큰모음근(대내전근)
무릎관절(슬관절)
앞정강근(전경골근)
장발가락폄근(장지신근)
긴발가락폄근(장지신근)
가자미근(넙치근)

위-앞-옆에서 본 모습

2단계

허리를 등받이에 밀착한 채 배 근육을 긴장 상태로 유지한다. 좌석에 몸을 밀착한 채 무릎관절을 천천히 굽혀 굴대를 시작 위치로 되돌리면서 숨을 들이쉰다. 호흡을 가다듬고 1단계와 2단계를 반복한다.

> ### ! 혼한 실수
> 발목관절 굴대를 확 들어올리는 과격한 동작은 부상을 유발할 수 있으며 목표 근육에 긴장을 일으키지 못할 수 있다. 각 렙을 마칠 때마다 좌석에서 일어나면 몸통과 골반을 충분히 안정시키지 못할 수 있다.

> ### 구분
> ●-- 관절
> ○— 근육
> ● 긴장한 채 짧아진다.
> ● 긴장한 채 길어진다.
> ● 긴장하지 않고 길어진다 (스트레칭).
> ● 움직임도 길이 변화도 없다.

75

≫ 응용 동작

얼핏 보면 다음 응용 동작들이 쉬워 보일 수 있다. 그런데 넙다리네갈래근만
단독으로 단축성 수축 상태에서 단련하므로 각각의 동작을 제대로 하면
커다란 효과를 거둘 수 있다. 똑같이 반복하기가 쉬운 동작이 아니다.

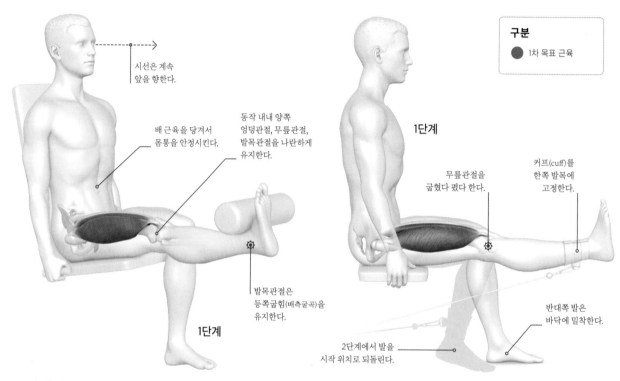

시선은 계속
앞을 향한다.

배 근육을 당겨서
몸통을 안정시킨다.

동작 내내 양쪽
엉덩관절, 무릎관절,
발목관절을 나란하게
유지한다.

발목관절은
등쪽굽힘(배측굴곡)을
유지한다.

1단계

구분

● 1차 목표 근육

1단계

무릎관절을
굽혔다 폈다 한다.

커프(cuff)를
한쪽 발목에
고정한다.

반대쪽 발은
바닥에 밀착한다.

2단계에서 발을
시작 위치로 되돌린다.

유니래터럴 레그 익스텐션
UNILATERAL LEG EXTENSION

한 번에 한쪽 다리만 단련하는 이런 동작은 부상을 겪었거나
한동안 운동을 쉬었다가 다시 근육을 키우거나 근력을 회복하려는
사람들에게 매우 좋다. 모든 한쪽 다리 운동처럼, 반드시 양다리를
교대해 똑같이 반복해야 한다.

준비 단계
머신을 설정한다. 등받이를 기대고 앉아 좌석 앞 가장자리에서 무릎관절을
굽힌다. 한쪽 발을 머신의 발목관절 굴대 패드 아래에 둔다. 손잡이를 꽉 잡고
몸을 좌석에 밀착한다.

1단계
숨을 내쉬고 발목관절을 굽히면서 무릎관절을 펴 굴대 패드를 들어올린다.
배 근육의 긴장과 중립척주를 계속 유지한다.

2단계
손잡이를 잡아당겨 몸을 좌석에 계속 밀착한 상태에서 다리를
천천히 시작 위치로 되돌리며 숨을 들이쉰다. 반대쪽 다리로 반복한다.

유니래터럴 커프 레그 익스텐션
UNILATERAL CUFFED LEG EXTENSION

커프가 달린 케이블 머신 대신에 서서 사용하는 저항 밴드로 바꿔도
상관없다. 달갑지 않게도, 1단계에서 단축성 수축이 일어나면서
부하가 줄어든다. 이에 대한 대응으로, 동작 정점에 1~4초 동안
멈추면 긴장을 높일 수 있다.

준비 단계
부하가 낮은 단계부터 줄을 설정하고 커프를 한쪽 발목에 부착한다.
척주를 중립으로 하고 볼기근을 벤치에 밀착한 채 곧추앉는다.

1단계
숨을 내쉬고 발목관절을 등쪽으로 굽힌 채 무릎관절을 펴 발을 들어올린다.
그러면 줄의 저항을 거스르는 운동을 하게 된다.

2단계
손잡이를 잡아당겨 몸을 벤치에 밀착한 채 숨을 들이쉬며 천천히 다리를 시작
위치로 되돌린다. 커프를 반대쪽 발목에 고정해 동작을 반복한다.

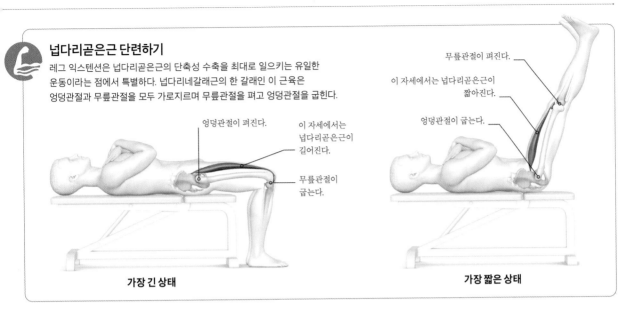

넙다리곧은근 단련하기

레그 익스텐션은 넙다리곧은근의 단축성 수축을 최대로 일으키는 유일한
운동이라는 점에서 특별하다. 넙다리네갈래근의 한 갈래인 이 근육은
엉덩관절과 무릎관절을 모두 가로지르며 무릎관절을 펴고 엉덩관절을 굽힌다.

엉덩관절이 펴진다.

이 자세에서는
넙다리곧은근이
길어진다.

무릎관절이
굽는다.

무릎관절이 펴진다.

이 자세에서는 넙다리곧은근이
짧아진다.

엉덩관절이 굽는다.

가장 긴 상태

가장 짧은 상태

밴드 라잉 레그 익스텐션
BANDED LYING LEG EXTENSION

머신 없이 하는 이 동작은 저항 밴드를
이용하므로 집에서든 체육관에서든
쉽게 할 수 있다. 자신에게 적합한 밴드를
골라야 하며(47쪽 참고) 밴드를 고정할
안정된 위치를 찾아야 한다.

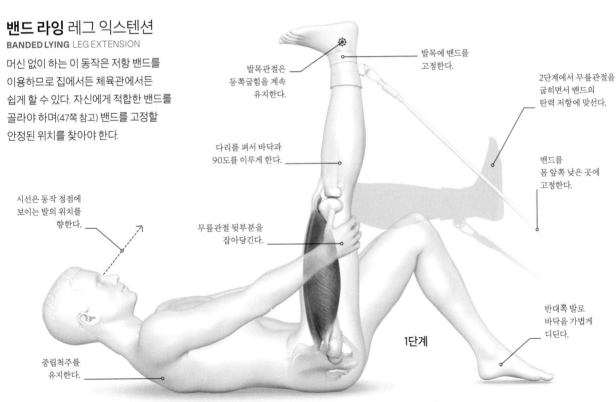

발목관절은
등쪽굽힘을 계속
유지한다.

발목에 밴드를
고정한다.

2단계에서 무릎관절을
굽히면서 밴드의
탄력 저항에 맞선다.

다리를 펴서 바닥과
90도를 이루게 한다.

밴드를
몸 앞쪽 낮은 곳에
고정한다.

시선은 동작 정점에
보이는 발의 위치를
향한다.

무릎관절 뒷부분을
잡아당긴다.

반대쪽 발로
바닥을 가볍게
디딘다.

중립척주를
유지한다.

1단계

준비 단계
밴드를 몸 앞쪽 낮은 곳에 고정한다.
한쪽 다리는 굽히고 반대쪽 다리의 발목에
밴드를 건 채 눕는다.

1단계
발목관절을 등쪽으로 굽히고 무릎관절 뒷부분을 손으로
잡아당기면서 숨을 내쉰다. 무릎관절을 펴면 다리가 위로
쭉 뻗는다. 이 자세를 1~4초 동안 유지한다.

2단계
밴드의 탄력 저항에 맞서면서 무릎관절로만
다리를 천천히 굽히며 숨을 들이쉰다.
렙을 완료하면 다리를 바꾸어 동작을 반복한다.

바벨
글루트 브리지 <small>BARBELL **GLUTE BRIDGE**</small>

흔히 힙 스러스트(hip thrust)라고도 불리며 엉덩관절을
굽혔다 폈다 하면서 볼기근을 단련한다. 넙다리네갈래근을
단련하는 레그 익스텐션처럼(74~75쪽 참고) 이 동작은 척추에
부담을 주지 않고 볼기근에 부하를 실어 단축성 수축을 일으킨다.

개요 보기

기댈 수 있는 튼튼한 벤치나 디딤대가 필요하다. 몸을 낮췄다 높였다
하면서, 즉 엉덩관절을 굽혔다 폈다 하면서 엉덩관절 굽힘선(hip crease)에
올려놓을 바벨도 있어야 한다. 바벨을 그냥 올려놓기가 불편하면
패드를 깔아도 된다. 발, 발목관절, 무릎관절을 바르게 정렬해야
동작을 편안하게 취할 수 있고 부상을 예방할 수 있다.
초심자는 8~10렙 4세트로 시작할 수 있다. 80~81쪽에
다른 응용 동작도 있다. 201~214쪽의 운동 프로그램에서
다른 세트를 찾아 목표로 할 수도 있다.

윗몸과 팔의 근육
동작 내내 배 근육은 척주와 골반을 안정시키는
데 핵심적인 역할을 하고 윗몸(상체)과
아랫몸(하체)의 협응을 돕는다. 팔과 어깨의
근육은 부하가 일정하게 유지되도록 보조한다.

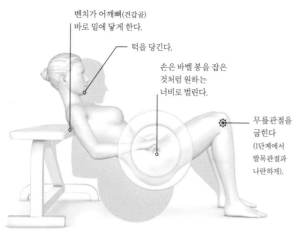

벤치가 어깨뼈(견갑골)
바로 밑에 닿게 한다.

턱을 당긴다.

손은 바벨 봉을 잡은
것처럼 원하는
너비로 벌린다.

무릎관절을
굽힌다
(1단계에서
발목관절과
나란하게).

준비 단계
다리를 굽히고 발을 어깨너비보다 조금 넓게 벌린 채 등을
벤치에 기대고 앉는다. 바벨을 엉덩관절 굽힘선에 올려놓고
볼기근을 당겨 엉덩관절을 시작 위치까지 들어올린다.
숨을 들이쉬며 중심근육(코어근육)을 당긴다.

다리 근육
볼기근에 주로 부하가 실린다.
배 근육의 긴장을 계속 유지한 채
볼기근을 이용해 골반으로 바벨
봉을 들어올린다고 생각하면 된다.
몸통과 골반의 협응이 이루어지면
볼기근에서 더 강한 근력을 일으킬
수 있다. 전반적으로 하중이 실리는
아랫몸(하체)을 넙다리뒤근육,
모음근(내전근), 장딴지 근육이
안정시킨다.

넙다리근막긴장근(대퇴근막장근)
넙다리곧은근(대퇴직근)
큰볼기근(대둔근)
긴모음근(장내전근)
넙다리두갈래근(대퇴이두근) 긴갈래
가쪽넓은근(외측광근)
큰모음근(대내전근)
큰모음근(대내전근)
반막모양근(반막양근)
무릎관절 (슬관절)
장딴지근(비복근)
가자미근(넙치근)
앞정강근(전경골근)
긴종아리근(장비골근)
짧은종아리근(단비골근)
발목관절 (족관절)
긴발가락폄근(장지신근)
긴엄지발가락폄근(장무)

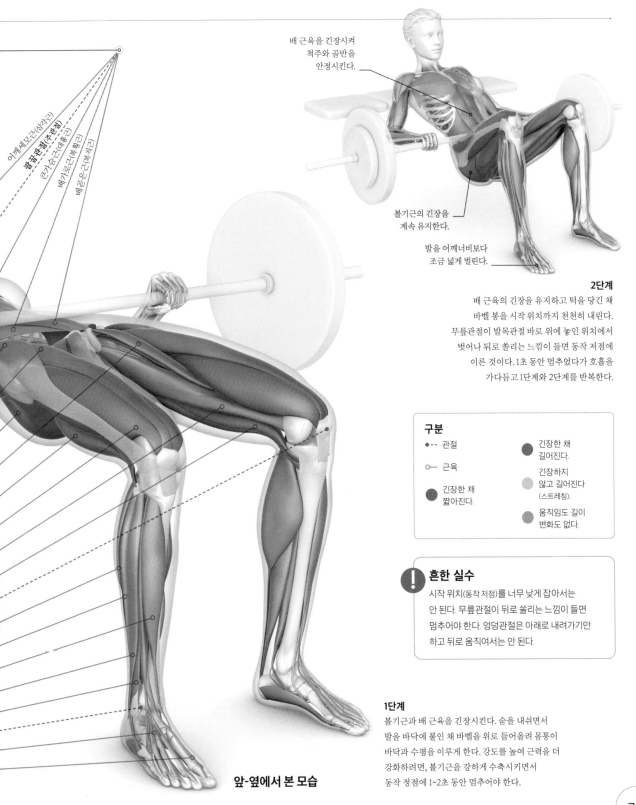

배 근육을 긴장시켜 척추와 골반을 안정시킨다.

어깨세모근(삼각근)

골반관절(엉덩관절)

큰가슴근(대흉근)

배가로근(복횡근)

배곧은근(복직근)

볼기근의 긴장을 계속 유지한다.

발을 어깨너비보다 조금 넓게 벌린다.

2단계

배 근육의 긴장을 유지하고 턱을 당긴 채 바벨 봉을 시작 위치까지 천천히 내린다. 무릎관절이 발목관절 바로 위에 놓인 위치에서 벗어나 뒤로 쏠리는 느낌이 들면 동작 저점에 이른 것이다. 1초 동안 멈추었다가 호흡을 가다듬고 1단계와 2단계를 반복한다.

구분

- ●━ 관절
- ○━ 근육
- ● 긴장한 채 짧아진다.
- ● 긴장한 채 길어진다.
- ● 긴장하지 않고 길어진다 (스트레칭).
- ● 움직임도 길이 변화도 없다.

! 흔한 실수

시작 위치(동작 저점)를 너무 낮게 잡아서는 안 된다. 무릎관절이 뒤로 쏠리는 느낌이 들면 멈추어야 한다. 엉덩관절은 아래로 내려가기만 하고 뒤로 움직여서는 안 된다.

1단계

볼기근과 배 근육을 긴장시킨다. 숨을 내쉬면서 발을 바닥에 붙인 채 바벨을 위로 들어올려 몸통이 바닥과 수평을 이루게 한다. 강도를 높여 근력을 더 강화하려면, 볼기근을 강하게 수축시키면서 동작 정점에 1~2초 동안 멈추어야 한다.

앞-옆에서 본 모습

≫ 응용 동작

다음 동작들은 모두 엉덩관절을 펴는 넙다리뒤근육의
기능만 이용하여 볼기근을 강화하는 것을 목표로 한다.
운동하는 쪽 다리의 볼기근을 더 강하게 긴장시켜
운동 강도를 높일 수 있으므로 한쪽씩 단련하는 것이
더 효율적일 수 있다.

구분	
● 1차 목표 근육	● 2차 목표 근육

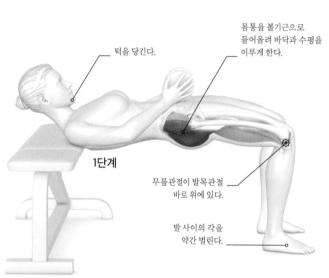

턱을 당긴다.

몸통을 볼기근으로
들어올려 바닥과 수평을
이루게 한다.

1단계

무릎관절이 발목관절
바로 위에 있다.

발 사이의 각을
약간 벌린다.

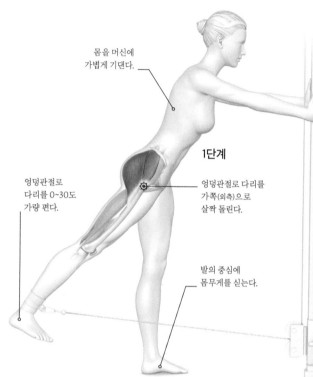

몸을 머신에
가볍게 기댄다.

1단계

엉덩관절로
다리를 0~30도
가량 편다.

엉덩관절로 다리를
가쪽(외측)으로
살짝 돌린다.

발의 중심에
몸무게를 싣는다.

덤벨 글루트 브리지
DUMBBELL GLUTE BRIDGE

기본 동작과 똑같은 움직임을 따르지만 바벨 대신 덤벨을
이용한다. 가벼운 중량으로 시작하면 중량을 늘려가기 전에
운동 실행 방법을 익히는 데 도움이 된다.

준비 단계
다리를 굽힌 채 벤치에 뒤로 기댄다. 덤벨을 엉덩관절 굽힘선에
올리고 볼기근을 당겨 골반이 바닥 위로 약간 뜨게 한다.

1단계
볼기근과 배 근육을 긴장시킨 채 숨을 내쉬면서 몸통과 덤벨을
들어올린다. 가능하다면 이 자세로 1~2초 동안 멈춘다.

2단계
배 근육의 긴장을 유지하고 턱을 당긴 상태에서 몸통을 시작 위치로
낮춘다. 잠시 멈추었다가 1단계와 2단계를 반복한다.

스탠딩 케이블 글루트 킥백
STANDING CABLE GLUTE **KICKBACK**

프리웨이트(바벨이나 덤벨)를 이용할 수 없거나 볼기근만 단련하려면
이 동작을 다른 글루트 동작과 실시한다. 허리가 굽지 않았는지,
다리를 뒤로 격하게 차올리지 않는지 신경쓴다.

준비 단계
신발 혀가 닿는 부분 바로 위 발목에 줄을 고정한다. 발을 엉덩관절(고관절)
너비로 벌린 채 손으로 머신을 잡고 서서 몸을 안정시킨다.

1단계
숨을 들이쉬며 배 근육을 긴장시킨다. 다리를 뒤로 20~30도가량 차올리면서
숨을 내쉰다. 운동 강도를 높이려면 동작 정점에 1~2초 동안 멈춘다.

2단계
배 근육을 긴장시키고 척주를 중립으로 유지한 채 숨을 들이쉬면서
시작 위치로 돌아온다. 1단계와 2단계를 반복한다.

싱글 레그 글루트 브리지 | SINGLE-LEG GLUTE BRIDGE

사용할 수 있는 웨이트에 제한이 있거나 운동 강도를 높이고 싶다면 한쪽 다리로 하는
다음 응용 동작이 좋은 선택지가 될 수 있다. 한 번에 한쪽 다리만 실시하므로 운동하는 쪽
다리에 걸리는 부하의 강도가 높아진다. 웨이트는 있어도 되고 없어도 상관없다.
양다리에 똑같이 실시하려면 렙 수를 확인해야 한다.

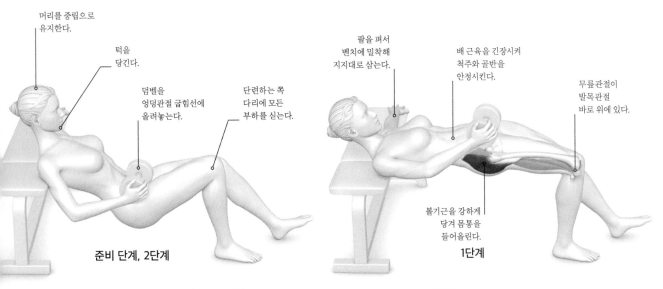

머리를 중립으로
유지한다.

턱을
당긴다.

덤벨을
엉덩관절 굽힘선에
올려놓는다.

단련하는 쪽
다리에 모든
부하를 싣는다.

준비 단계, 2단계

팔을 펴서
벤치에 밀착해
지지대로 삼는다.

배 근육을 긴장시켜
척추와 골반을
안정시킨다.

무릎관절이
발목관절
바로 위에 있다.

볼기근을 강하게
당겨 몸통을
들어올린다.

1단계

준비 단계
한쪽 다리를 굽히고 반대쪽 다리의 발꿈치로
디딘 채 벤치에 뒤로 기댄다. 볼기근을 당겨 골반이
바닥에서 약간 떨어지게 들어올린다.

1단계
볼기근과 배 근육의 긴장을 유지한 채 숨을 내쉬면서
한쪽 다리로만 몸통을 들어올린다. 운동 강도를
높이려면 이 자세를 1~2초 동안 유지하면 된다.

2단계
배 근육의 긴장을 유지하고 턱을 당긴 채 몸통을
시작 위치로 천천히 내린다. 잠시 멈추었다가
1단계와 2단계를 반복한다.

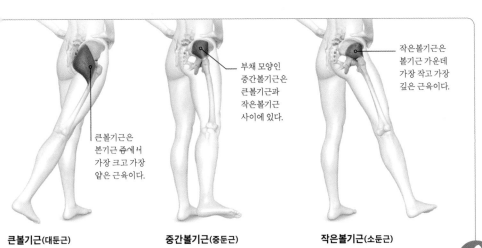

큰볼기근은
본기근 중에서
가장 크고 가장
얕은 근육이다.

부채 모양인
중간볼기근은
큰볼기근과
작은볼기근
사이에 있다.

작은볼기근은
볼기근 가운데
가장 작고 가장
깊은 근육이다.

큰볼기근(대둔근)
이 근육은 엉덩관절을 뒤로
펴거나 다리를 돌린다.

중간볼기근(중둔근)
큰볼기근이 엉덩관절을 가쪽으로
펴거나 다리를 돌리는 것을 돕는다.

작은볼기근(소둔근)
큰볼기근이 엉덩관절을
가쪽으로 펴는 것을 돕는다.

볼기근 트리오

볼기근은 걷기, 뛰기, 전력 질주, 근력
운동 같은 활동을 할 때 엉덩관절의
안정과 힘에 핵심적인 역할을 한다.
큰볼기근, 중간볼기근, 작은볼기근은
엉덩관절을 펴거나, 가쪽 또는
안쪽으로 돌리거나, 벌린다(50쪽 참고).
볼기근의 근력과 기능을 강화하면
허리통증(요통)을 완화하고, 서거나
걷거나 계단을 오르거나 하는 등의
일상활동을 훨씬 원활히 할 수 있다.

카프 레이즈 CALF RAISE

**머신으로 하는 이 동작은 (발끝으로 설 때)
바닥굽힘을 일으키는** 장딴지근과
가자미근을 단련하고, 발꿈치힘줄도
강화한다. 장딴지 근육을 강화하면
무릎관절을 건강하게 유지할 수 있다.

개요 보기

양발을 발판 끝에 올려놓는다.
앞꿈치로 섰다가 발꿈치를 내릴 때까지 발
앞꿈치가 발판과 밀착해야 한다. 양발을 나란히
해도 되고 발 사이의 각을 약간 벌려도 되므로
가장 편한 자세를 취한다. 오바르는 운동 실행 방법이
매우 중요하며, 면밀히 제어하면서 느리게 동작을
취해야 한다. 다리 근육을 계속 긴장시켜서,
무릎관절에 과다폄(과신전, 관절이 뒤로 최대로 밀림)이
일어나지 않게 '약한 잠김(무릎관절을 미세하게 굽힘)'
상태를 유지한다. 초심자는 8~10렙 4세트로 시작할 수
있다. 84~85쪽에 다른 응용 동작도 있다.
201~214쪽의 운동 프로그램에서 다른 세트를
찾아 목표로 합할 수도 있다.

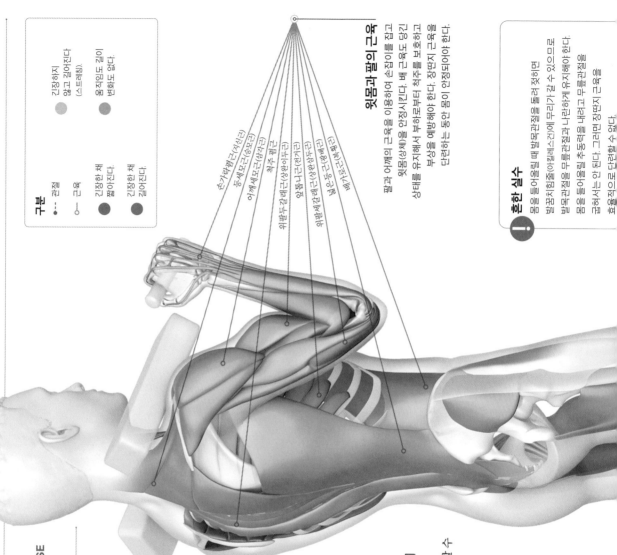

잇몸과 팔이 근육

팔과 아래에 근육을 이용하여 손잡이를 잡고
잇몸(상체)을 안정시킨다. 배 근육도 당기
상태를 유지해서 부하로부터 척추를 보호하고
부상을 예방해야 한다. 장딴지 근육을
단련하는 동안 몸이 안정되어야 한다.

홍한 실수

몸을 들어올릴 때 발목관절을 돌려 짚하면
발꿈치힘줄(아킬레스건)에 무리가 갈 수 있으므로
발목관절을 무릎관절과 나란하게 유지해야 한다.
몸을 들어올릴 축동력을 내려고 무릎관절을
굽혀서는 안 된다. 그러면 장딴지 근육을
효율적으로 단련할 수 없다.

구분

- ---- 관절
- ○ 근육
- ● 긴장한 채 짧아진다.
- ● 긴장한 채 길어진다.
- ● 긴장하지 않고 길어진다 (스트레칭)
- ● 움직임도 길이 변화도 없다.

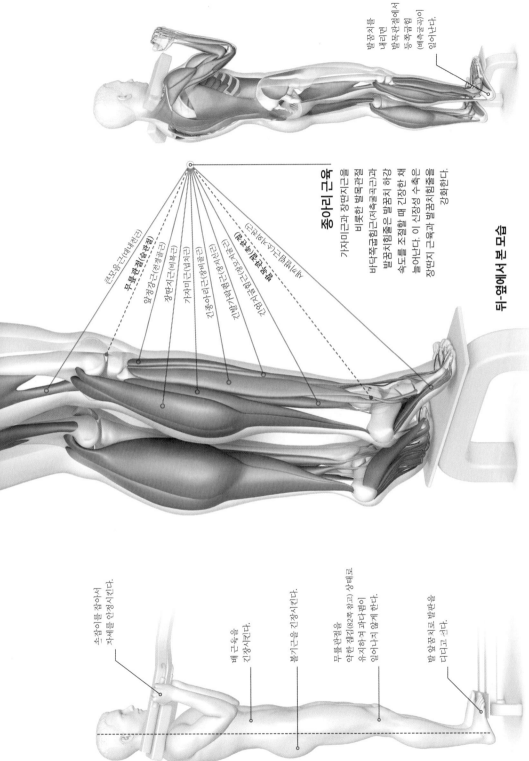

종아리 근육

가자미근과 장딴지근을 비롯한 발목관절
바닥쪽굽힘근(저측굴곡)과 하강
발꿈치힘줄은 발꿈치 하강
속도를 조절할 때 긴장한 채
늘어난다. 이 신장성 수축은
장딴지 근육과 발꿈치힘줄을
강화한다.

무릎오금근(바깥갈래근)
무릎관절(슬관절)
앞정강근(전경골근)
장딴지근(비복근)
가자미근(넙치근)
긴종아리근(장비골근)
긴발가락굽힘근(장지굴근)
긴엄지굽힘근(장무지굴근)

뒤-옆에서 본 모습

1단계
숨을 들이쉬며 중심근육을 긴장시킨다. 발끝으로
서서 밀때까지 발끝치가 천천히 올라가도록
장딴지 근육을 수축시키면서 숨을 내쉰다. 동작 내내
발목관절을 무릎관절과 나란하게 유지한다.

2단계
숨을 들이쉬고 최대한 부드럽게 천천히
발꿈치를 내린다. 동작 저점에 1~2초 멈춰
발꿈치힘줄의 수축적 긴장을 풀어준다.
1단계와 2단계를 리드미컬하게 반복한다.

발꿈치를
내리면
발목관절에서
등쪽굽힘
(배측굴곡)이
일어난다.

준비 단계
웨이트를 설정하고 어깨를 어깨걸이 아래 댄다.
발을 엉덩관절 너비로 벌리고 발끝으로 발판
가장자리를 디딘다. 몸통과 골반이 안정을 계속
유지한다. 이제 발꿈치를 시작 위치로 내리도록
한다.

손잡이를 잡아서 자세를 안정시킨다.

배 근육을 긴장시킨다.

볼기근을 긴장시킨다.

무릎관절을 약한 정렬(82쪽 참고) 상태로
유지하되 과다하게 펴져 엉덩이가
일어나지 않게 한다.

발 앞꿈치로 발판을 디디고 선다.

≫ 응용 동작

장딴지 근육을 강화하면 무릎관절을 건강하고 안정되게
유지할 수 있다. 카프 레이즈처럼 다음 응용 동작들도 장딴지근과
가자미근을 단련하고 발꿈치힘줄도 강화한다.

구분
● 1차 목표 근육

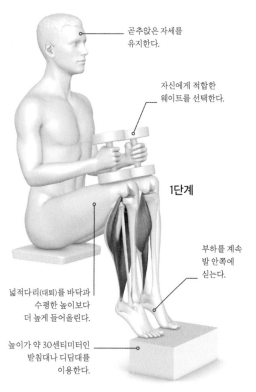

곧추앉은 자세를
유지한다.

자신에게 적합한
웨이트를 선택한다.

1단계

부하를 계속
발 안쪽에
싣는다.

넓적다리(대퇴)를 바닥과
수평한 높이보다
더 높게 들어올린다.

높이가 약 30센티미터인
받침대나 디딤대를
이용한다.

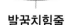

발꿈치뼈
(종골)

발꿈치힘줄은
장딴지근과
가자미근을
발꿈치뼈에
붙인다.

뒤에서 본 모습

발꿈치힘줄

발꿈치힘줄은 발의 움직임에 탄력을
주고 충격을 흡수하며, 바닥쪽굽힘에
관여한다(51쪽 참고). 힘차게 걷거나 달릴 때
필요한 엄청난 인장력을 충분히 견딜 만큼 이
힘줄은 강력하다. 몸무게의 10배까지 견딜 수
있다.

가까운
지지대를 잡고
배 근육을 당긴
채 똑바로 선다.

1단계

시티드 카프 레이즈 SEATED CALF RAISE

앉은 자세에서 하는 이 동작은 장딴지근보다 가자미근을
더 단련한다. 무릎관절을 굽히기 때문이다. 이 동작은 집에서도 할 수
있고 체육관에서도 할 수 있으므로 운동 일상에 변화를 줄 수 있다.

준비 단계
발을 엉덩관절 너비로 벌리고 발 앞꿈치로 받침대나 디딤대를
디딘다. 덤벨을 무릎관절 위에 놓는다.

1단계
숨을 들이쉬며 중심근육을 당긴다. 장딴지 근육을 수축시켜 발꿈치를 천천히
올리면서 숨을 내쉰다. 이때 발이 들어올려지면서 발목관절이 앞쪽으로 움직인다.

2단계
숨을 들이쉬고 발꿈치를 천천히 내린다. 동작 내내 발목관절을 무릎관절과
나란하게 유지한다. 렙마다 동작 저점에 잠시 멈춘다. 1단계와 2단계를 반복한다.

싱글 레그 카프 레이즈 SINGLE-LEG CALF RAISE

한쪽 다리로 하는 이 동작에는 웨이트가 필요하지 않다.
한쪽 다리로 몸무게를 지탱하는 것만으로도 충분한 부하가 실리기
때문이다. 양다리에 똑같이 해야 한다.

준비 단계
똑바로 선다. 단련하는 다리의 발 앞꿈치로 디딤대를 디디고 반대쪽 다리의
발가락을 단련하는 쪽 발꿈치 위에 얹는다. 발꿈치를 내려 시작 자세를 취한다.

1단계
숨을 들이쉬며 중심근육을 당긴다. 장딴지 근육을 수축시켜 발꿈치를 올리면서
숨을 내쉰다. 균형을 잡기 어려우면 가까운 지지대를 잡는다.

2단계
숨을 들이쉬고, 몸무게 부하를 발 안쪽에 실은 채 발꿈치를 천천히
내린다. 동작 저점에 멈췄다가 1단계와 2단계를 반복한다.

🙶🙷

장딴지 근육을 단련하면 종아리의 근육과 근력이 늘어날 뿐만 아니라 무릎관절의 안정성도 높아진다.

레그 프레스 카프 레이즈 LEG PRESS CALF RAISE

카프 레이즈와 비슷하지만 몸이 더 안정된 자세를
취할 수 있고 척주에 아무 부담을 주지 않는다.
스탠딩 카프 레이즈 머신을 사용하면 자세가
불안정하고 불편한 사람들에게 좋다.

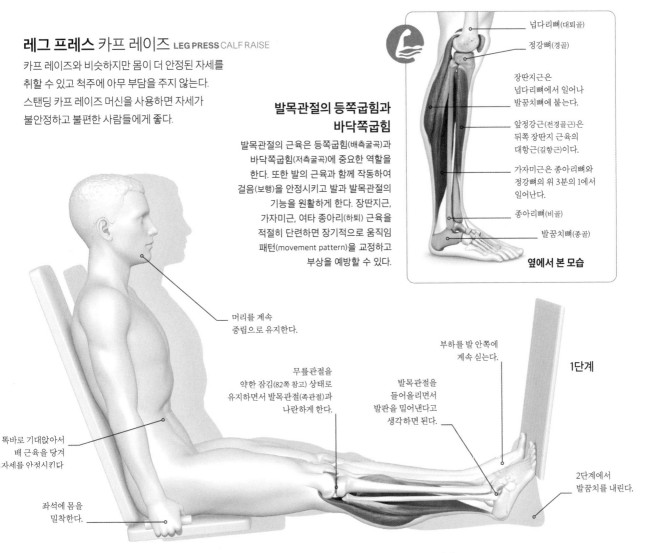

발목관절의 등쪽굽힘과 바닥쪽굽힘

발목관절의 근육은 등쪽굽힘(배측굴곡)과
바닥쪽굽힘(저측굴곡)에 중요한 역할을
한다. 또한 발의 근육과 함께 작동하여
걸음(보행)을 안정시키고 발과 발목관절의
기능을 원활하게 한다. 장딴지근,
가자미근, 여타 종아리(하퇴) 근육을
적절히 단련하면 장기적으로 움직임
패턴(movement pattern)을 교정하고
부상을 예방할 수 있다.

넙다리뼈(대퇴골)

정강뼈(경골)

장딴지근은
넙다리뼈에서 일어나
발꿈치뼈에 붙는다.

앞정강근(전경골근)은
뒤쪽 장딴지 근육의
대항근(길항근)이다.

가자미근은 종아리뼈와
정강뼈의 위 3분의 1에서
일어난다.

종아리뼈(비골)

발꿈치뼈(종골)

옆에서 본 모습

머리를 계속
중립으로 유지한다.

부하를 발 안쪽에
계속 싣는다.

1단계

무릎관절을
약한 잠김(82쪽 참고) 상태로
유지하면서 발목관절(족관절)과
나란하게 한다.

발목관절을
들어올리면서
발판을 밀어낸다고
생각하면 된다.

똑바로 기대앉아서
배 근육을 당겨
자세를 안정시키다

2단계에서
발꿈치를 내린다.

좌석에 몸을
밀착한다.

준비 단계

웨이트를 설정한다. 발을 엉덩관절 너비로
벌린 채 발 앞꿈치로 발판을 디디고 앉는다.
발꿈치를 내린다.

1단계

숨을 들이쉬면서 중심근육을 당긴 채 좌석에
몸을 밀착한다. 발 앞꿈치로 발판을 밀어 발꿈치를
올리면서 숨을 내쉰다.

2단계

숨을 들이쉬고 발꿈치를 시작 위치까지
천천히 낮춘다. 동작 저점에 멈췄다가
1단계와 2단계를 반복한다.

트래디셔널
데드리프트
TRADITIONAL DEADLIFT

아랫몸 근육 대부분과 윗몸의 많은 근육을 단련한다.

엉덩관절을 펴는 동작은 뒷사슬(후면사슬) 근육에
속하는 볼기근과 넙다리뒤근육을 강화하고,
무릎관절을 펴는 동작은 넙다리네갈래근을
단련한다. 안정을 유지하려면, 중량 부하를
들어올리기 전에 운동역학을 숙지해야 한다.

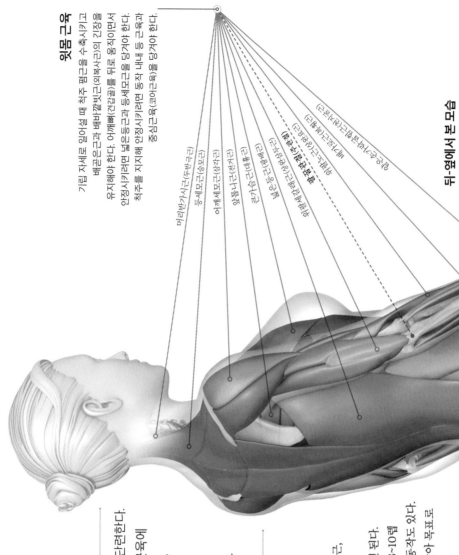

윗몸 근육

가림 자세로 일어설 때 척주 폄근을 수축시키고
배쪽근과 배바깥빗근(외복사근)의 긴장을
유지해야 한다. 어깨뼈(견갑골)를 뒤로 움직이면서
안정시키려면 넓은등근과 등세모근을 당겨야 하고,
척주를 지지해 안정시키려면 등작 내내 등근육과
중심근육(코어근육)을 당겨야 한다.

머리반가시근(두반극근)
등세모근(승모근)
어깨세모근(삼각근)
앞톱니근(전거근)
큰가슴근(대흉근)
넓은등근(광배근)
배바깥빗근(외복사근)
배곧은근(복직근)
앞목갈비근(전사각근)
중간목갈비근(중사각근)
뒤목갈비근(후사각근)

뒤-옆에서 본 모습

개요 보기

풀사이즈 원판 또는 범퍼 원판이 필요하다. 바벨
봉을 들어올린다고 생각하지 말고 넙다리네갈래로,
넙다리뒤근육, 볼기근을 수축시켜 일어나는
기립 동작으로 바벨 봉을 끌어올린다고 생각하면 된다.
복구 동작도 세심하게 제어해야 한다. 초심자는 8~10렙
4세트로 시작할 수 있다. 88~89쪽에 다른 응용 동작도 있다.
201~214쪽의 운동 프로그램에서 다른 세트를 찾아 목표로
할 수도 있다.

흔한 실수

동작 중에 중심근육을 긴장시키지
않아 윗몸이 안정되지 않으면
허리 부상이 생길 수 있다. 반드시
가벼운 웨이트로 시작해야 한다.

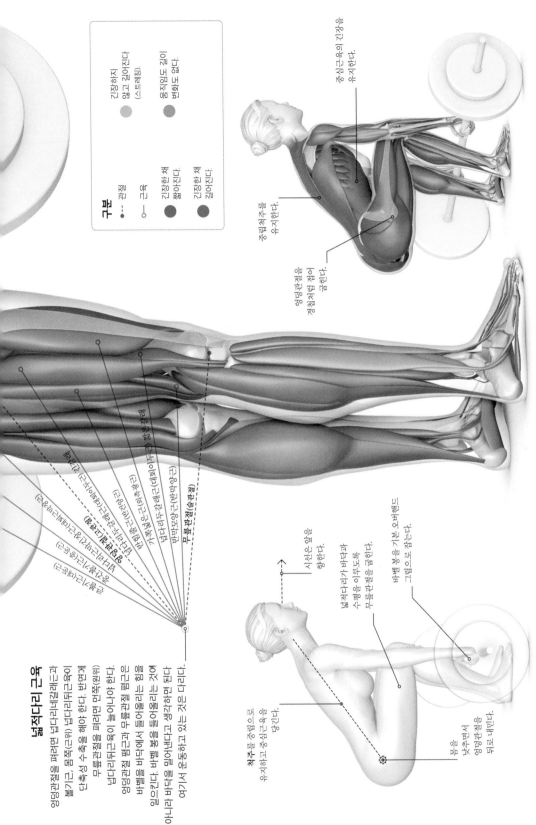

넓적다리 근육

엉덩관절을 펴려면 넙다리네갈래근과 볼기근, 몸쪽(근위) 넙다리뒤근육이 단축성 수축을 해야 한다. 반면에 무릎관절을 펴려면 먼쪽(원위) 넙다리뒤근육이 늘어나야 한다. 엉덩관절 폄근과 무릎관절 폄근은 바벨을 바닥에서 들어올리는 힘을 일으킨다. 바벨 봉을 들어올리는 것이 아니라 바닥을 밀어낸다고 생각하면 된다. 여기서 운동하고 있는 것은 다리다.

구분
- ┅┅┅ 관절
- ○ 근육
- ● 긴장하지 않고 길어진다 (스트레칭)
- ● 움직임도 길이 변화도 없다.
- ● 긴장한 채 짧아진다.
- ● 긴장한 채 길어진다.

중간볼기근(중둔근)
큰볼기근(대둔근)
넙다리근막긴장근(대퇴근막장근)
가쪽넓은근(외측광근)
넙다리곧은근(대퇴직근)
안쪽넓은근(내측광근)
넙다리두갈래근(대퇴이두근) 짧은갈래
반막모양근(반막양근)
무릎관절(슬관절)

준비 단계

발을 바닥 어깨너비로 벌리고 발 사이의 거의 앞간 벌린 채 바벨 봉이 가운데 앞에 선다. 엉덩관절을 뒤로 내밀며 무릎관절을 굽혀 바벨 봉을 잡는다. 정강이가 바벨 봉과 가까워지고, 중립척주를 유지하며 어깨를 등 앞(뒤당김, 99쪽 참고) 자세로 한 채 등 윗부분 근육을 긴장시킨다.

시선은 앞을 향한다.
척주를 중립으로 유지하고 중심근육을 당긴다.
넓적다리가 바닥과 수평을 이루도록 무릎관절을 굽힌다.
바벨 봉을 기본 오버핸드 그립으로 잡는다.
몸을 낮추면서 엉덩관절을 뒤로 내민다.

1단계

숨을 들이쉬고 윗몸 근육과 중심근육을 긴장시킨다. 바벨 봉이 동작 정점에 다다를 때까지 넙다리네갈래근과 엉덩관절에 힘을 주어 몸을 펴면서 숨을 내쉰다. 엉덩관절에 힘을 주어 몸을 펴면서 숨을 내쉰다. 잠시 멈추어 자세의 안정성을 확인한다.

엉덩관절을 경첩처럼 접어 굽힌다.
중립척주를 유지한다.

2단계

엉덩관절을 굽혀 바벨 봉의 하강 속도를 제어하면서 시작 자세로 돌아온다. 머리를 중립으로 유지하고 시선은 내내 앞을 향한다. 호흡과 균형을 가다듬고 나서 1단계와 2단계를 반복한다.

중심근육의 긴장을 유지한다.

≫ 응용 동작

다음 응용 동작들 또한 볼기근, 넙다리네갈래근, 척주세움근, 그리고 등 윗부분과
몸통의 여타 근육을 단련한다. 데드리프트 패턴 동작들은 이처럼 많은 근육을
단련하기 때문에 인기가 좋아서 근력 운동 프로그램의 단골 항목이다.

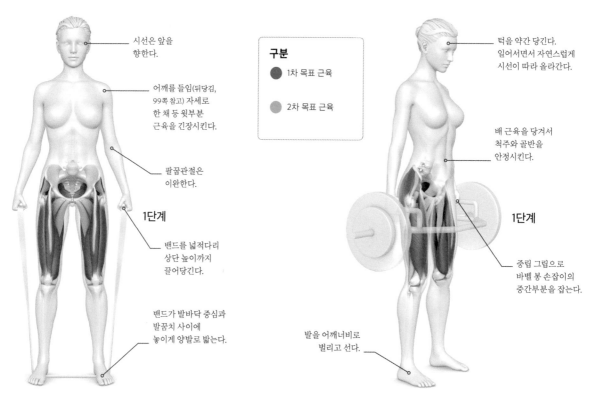

시선은 앞을
향한다.

어깨를 들임(뒤당김,
99쪽 참고) 자세로
한 채 등 윗부분
근육을 긴장시킨다.

팔꿈관절은
이완한다.

1단계

밴드를 넓적다리
상단 높이까지
끌어당긴다.

밴드가 발바닥 중심과
발꿈치 사이에
놓이게 양발로 밟는다.

구분

● 1차 목표 근육

● 2차 목표 근육

턱을 약간 당긴다.
일어서면서 자연스럽게
시선이 따라 올라간다.

배 근육을 당겨서
척주와 골반을
안정시킨다.

1단계

중립 그립으로
바벨 봉 손잡이의
중간부분을 잡는다.

발을 어깨너비로
벌리고 선다.

밴드 데드리프트 BANDED DEADLIFT

기본 동작과 비슷한 근육들을 긴장시키지만 데드리프트 패턴을
실시하는 내내 탄력 저항이 작용한다는 점에서 다르다. 운동 강도를
높이려면 저항 밴드를 덤벨에 걸어서 잡으면 된다(97쪽 참고).

준비 단계
적절한 저항 밴드를 고른다(47쪽 참고). 발을 어깨너비로 벌려 밴드를
밟고 선다. 몸을 굽혀 무릎관절 높이에 오는 밴드를 양옆으로 잡는다.

1단계
숨을 들이쉬고 중심근육을 당긴다. 넙다리네갈래근을 긴장시키고
골반을 앞으로 움직여 몸을 펴면서 숨을 내쉰다.

2단계
엉덩관절을 경첩처럼 접으면서 시작 자세로 내린다. 시선은 계속 앞을
향하고 동작 내내 탄력 저항에 맞선다. 1단계와 2단계를 반복한다.

트랩 바 데드리프트 TRAP BAR DEADLIFT

동작 내내 부하를 가운데로 모을 수 있어 볼기근을 단련하면서 계속
넙다리네갈래근에 집중할 수 있다. 관절에 무리가 덜 가고 동작도 더 쉬워
넙다리네갈래근을 단련하는 초심자에게 훌륭한 선택지가 될 수 있다.

준비 단계
웨이트를 설정하고 트랩 바(trap bar, hex bar) 안에 들어간다. 발 사이의 각을
약간 벌리고 선다. 골반을 뒤로 빼며 무릎관절을 굽혀서 손잡이를 꽉 잡는다.

1단계
숨을 들이쉬고, 중심근육을 당긴다. 엉덩관절을 강하게 펴 똑바로 일어서면서
숨을 내쉰다. 바벨 봉이 바닥과 90도를 이루는 수직선을 따라 움직인다.

2단계
골반을 뒤로 빼면서 시작 자세로 돌아간다. 동작 내내 어깨는 들임(뒤당김)
자세를 유지하고 시선은 앞을 향한다. 1단계와 2단계를 반복한다.

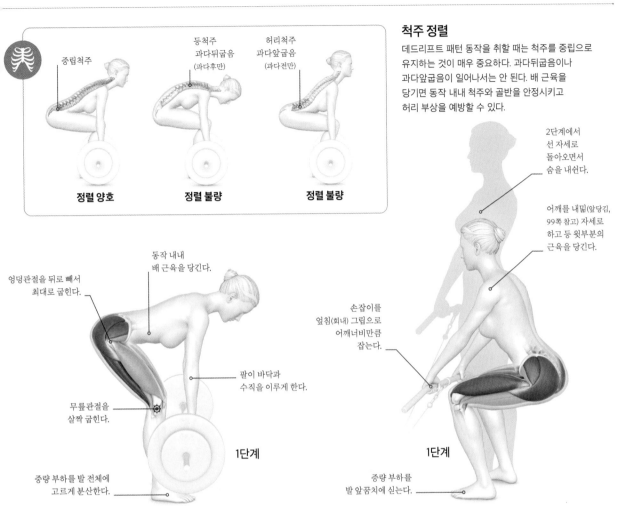

척주 정렬

데드리프트 패턴 동작을 취할 때는 척주를 중립으로
유지하는 것이 매우 중요하다. 과다뒤굽음이나
과다앞굽음이 일어나서는 안 된다. 배 근육을
당기면 동작 내내 척주와 골반을 안정시키고
허리 부상을 예방할 수 있다.

중립척주

등척주
과다뒤굽음
(과다후만)

허리척주
과다앞굽음
(과다전만)

정렬 양호

정렬 불량

정렬 불량

2단계에서
선 자세로
돌아오면서
숨을 내쉰다.

어깨를 내밈(앞당김,
99쪽 참고) 자세로
하고 등 윗부분의
근육을 당긴다.

동작 내내
배 근육을 당긴다.

엉덩관절을 뒤로 빼서
최대로 굽힌다.

팔이 바닥과
수직을 이루게 한다.

무릎관절을
살짝 굽힌다.

손잡이를
엎침(회내) 그립으로
어깨너비만큼
잡는다.

1단계

1단계

중량 부하를 발 전체에
고르게 분산한다.

중량 부하를
발 앞꿈치에 싣는다.

루마니아 데드리프트 ROMANIAN DEADLIFT

똑바로 서 시작해 굽힌 자세로 넘어간다. 넙다리뒤근육과 볼기근은
주된 엉덩관절 폄근으로 몸을 앞으로 숙이는 엉덩관절 굽힘, 뒤로
젖히는 엉덩관절 폄 동작을 제어한다. 넙다리네갈래근은 보조 역할이다.

준비 단계
발을 이깨너비로 벌리고 바벨 앞에 선다. 바벨 봉을 편한 너비로
꽉 잡는다. 중심근육을 당기고 바벨을 들어올리며 일어선다.

1단계
숨을 들이쉬고 엉덩관절을 뒤로 빼며 최대로 굽힌다. 신장성 수축이 일어나는
하강 단계의 속도를 제어한다. 동작 내내 머리를 중립으로 유지하고 중심근육을
강하게 당긴다.

2단계
골반을 앞으로 움직이며 몸을 세운다. 이때 숨을 내쉬며 시작 자세로
돌아온다. 1단계와 2단계를 반복한다.

케이블 데드리프트 CABLE DEADLIFT

중량 부하로 케이블 도르레 시스템을 이용하는 이 데드리프트 패턴
동작은 바벨을 이용하는 것과 약간 다르게 선 자세와 스쿼트 자세를
오간다. 가벼운 웨이트로 시작해서 중량 부하를 서서히 늘려가야 한다.

준비 단계
케이블 머신 앞에 서서 손잡이를 잡은 다음 뒤로 적당히 물러난다.
발을 어깨너비로 벌리고 발 사이의 각을 약간 벌린 채 시선은 앞을 향한다.

1단계
숨을 들이쉬고 엉덩관절을 뒤로 빼며 천천히 최대로 굽힌다.
동작 내내 머리를 중립으로 하고 중심근육을 강하게 당긴다.

2단계
동작 저점 자세에서 골반을 강하게 앞으로 움직여 몸을 세운다.
이때 숨을 내쉬며 시작 자세로 돌아온다. 1단계와 2단계를 반복한다.

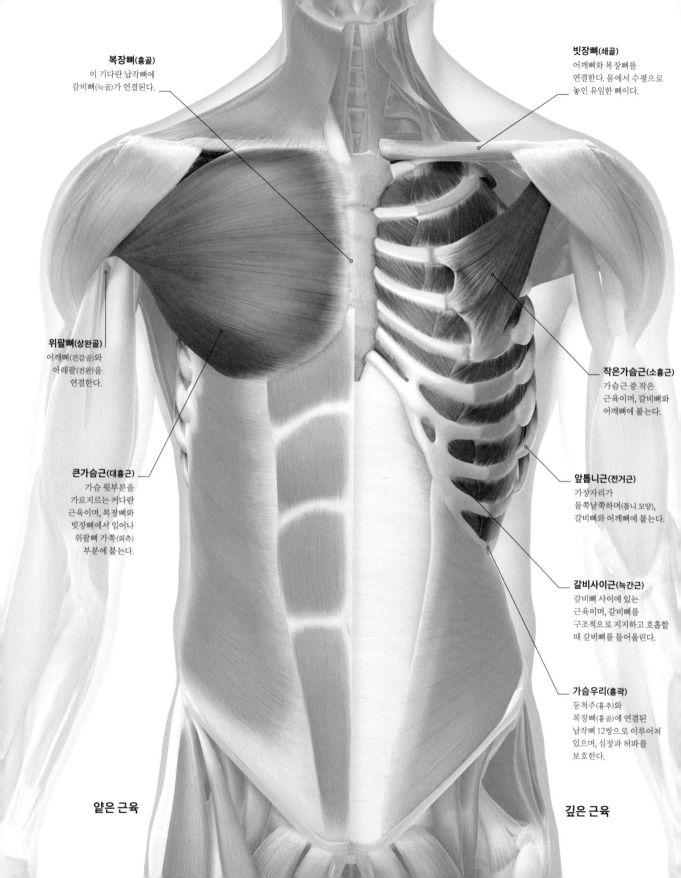

복장뼈(흉골)
이 기다란 납작뼈에
갈비뼈(늑골)가 연결된다.

빗장뼈(쇄골)
어깨뼈와 복장뼈를
연결한다. 몸에서 수평으로
놓인 유일한 뼈이다.

위팔뼈(상완골)
어깨뼈(견갑골)와
아래팔(전완)을
연결한다.

작은가슴근(소흉근)
가슴근 중 작은
근육이며, 갈비뼈와
어깨뼈에 붙는다.

큰가슴근(대흉근)
가슴 윗부분을
가로지르는 커다란
근육이며, 복장뼈와
빗장뼈에서 일어나
위팔뼈 가쪽(외측)
부분에 붙는다.

앞톱니근(전거근)
가장자리가
들쭉날쭉하며(톱니 모양),
갈비뼈와 어깨뼈에 붙는다.

갈비사이근(늑간근)
갈비뼈 사이에 있는
근육이며, 갈비뼈를
구조적으로 지지하고 호흡할
때 갈비뼈를 들어올린다.

가슴우리(흉곽)
등척주(흉추)와
복장뼈(흉골)에 연결된
납작뼈 12쌍으로 이루어져
있으며, 심장과 허파를
보호한다.

얕은 근육

깊은 근육

가슴
근력 운동

가슴을 움직이는 주요 근육은 가슴의 겉모양을 이루는 큰가슴근, 큰가슴근 아래 깊이 위치한 작은가슴근, 가슴우리에 붙어 있는 깊은 근육인 앞톱니근이다.

큰가슴근은 어깨관절 부위에서 윗몸(상체)의 폭넓은 기능적 동작이 가능하게 한다. 작은가슴근과 앞톱니근은 벤치 프레스나 체스트 플라이(100쪽 참고) 동작을 할 때 팔을 앞으로 내민다.

가슴 근력 운동에서 가슴근(흉근)의 주된 역할은 위팔을 가슴 부위의 정중선 쪽으로 당기는 것이다.

● **벤치 프레스처럼** (몸의 방향을 기준으로) 수평으로 미는 운동을 할 때 어깨세모근(삼각근)과 위팔세갈래근(상완삼두근)의 도움을 받아 가슴근들을 통합적으로 움직임으로써 완성된 동작을 취하게

된다. 따라서 중량 부하를 동작 정점까지 들어올린다고 생각하지 말고, 미는 동작과 이동시키는 동작을 어떻게 가장 잘 조합할지 생각해야 한다.

● **체스트 플라이 동작을 할 때**
어깨세모근과 위팔세갈래근이 계속 수고를 하지만 그리 큰 역할은 아니다. 손잡이나 덤벨을 움직여 한데 모은다고 생각하지 말고, 가슴의 한가운데인 복장뼈 쪽으로 위팔을 이동시킨다고 생각해야 한다. 작은가슴근은 주로 앞톱니근과 함께 벤치 프레스나 체스트 플라이 동작에서 팔을 앞으로 내미는 역할을 한다. 부하를 끌어내리는 동작에서 어깨를 내밂(앞당김) 자세로 하는 데 일조하기도 한다.

❝❞

가슴 근력 운동은 단순히 웨이트를 동작 정점으로 들어올리는 운동이 아니라 위팔로 웨이트를 밀거나 이동시키는 운동이다.

바벨
벤치 프레스 BARBELL **BENCH PRESS**

벤치 위에 누워서 가슴 위로 바벨을 밀어올리고 내리는 고전적인 가슴 근력 운동 동작이다. 바벨을 밀어올리는 중심 동작을 통해 위팔세갈래근뿐만 아니라 가슴과 어깨의 근육도 단련한다.

개요 보기

벤치 프레스는 거치대 설정이 매우 중요하다. 중량 원판과 거치대 사이의 간격을 15~20센티미터로 설정해서 쉽게 걸고 내릴 수 있어야 한다. 거치대의 높이 또한 바벨을 쉽게 걸고 내릴 수 있는 높이여야 한다. 자세를 잡으면서 거치대 고정핀을 빼 조절하면 된다. 초심자는 8~10렙 4세트로 시작할 수 있다. 94~95쪽에 다른 응용 동작도 있다. 201~214쪽의 운동 프로그램에서 다른 세트를 찾아 목표로 할 수도 있다.

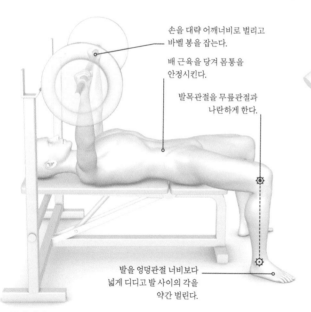

손을 대략 어깨너비로 벌리고 바벨 봉을 잡는다.

배 근육을 당겨 몸통을 안정시킨다.

발목관절을 무릎관절과 나란하게 한다.

발을 엉덩관절 너비보다 넓게 디디고 발 사이의 각을 약간 벌린다.

준비 단계
거치대를 설정한 후 엉덩이를 벤치에 완전히 밀착하고 발로 바닥을 평평하게 디딘 채 벤치에 눕는다. 기본 오버핸드 그립으로 바벨 봉을 잡고 똑바로 밀어올린다. 동작 내내 머리를 중립으로 유지한다.

1단계
숨을 들이쉬고 배 근육을 당겨 중심근육(코어근육)을 안정시킨 채 잠시 멈춘다. 등 윗부분의 근육을 긴장시켜 가슴 쪽으로 내려오는 중량 부하에 저항하면서 팔꿉관절(주관절)을 굽힌다. 바벨 봉은 가슴 중앙과 복장뼈(흉골) 아랫부분 사이에서 오르내려야 하는데, 내려와서 가슴에 살짝 닿아도 되고 근접하기만 해도 된다.

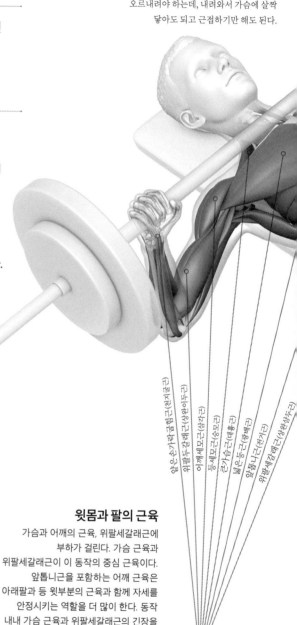

얕은손가락굽힘근(천지굴근)
위팔두갈래근(상완이두근)
어깨세모근(삼각근)
등세모근(승모근)
큰가슴근(대흉근)
넓은등근(광배근)
앞톱니근(전거근)
위팔세갈래근(상완삼두근)

윗몸과 팔의 근육
가슴과 어깨의 근육, 위팔세갈래근에 부하가 걸린다. 가슴 근육과 위팔세갈래근이 이 동작의 중심 근육이다. 앞톱니근을 포함하는 어깨 근육은 아래팔과 등 윗부분의 근육과 함께 자세를 안정시키는 역할을 더 많이 한다. 동작 내내 가슴 근육과 위팔세갈래근의 긴장을 유지한 채, 중량 부하에 맞서면서 그것을 이동시킨다고 생각하면 된다.

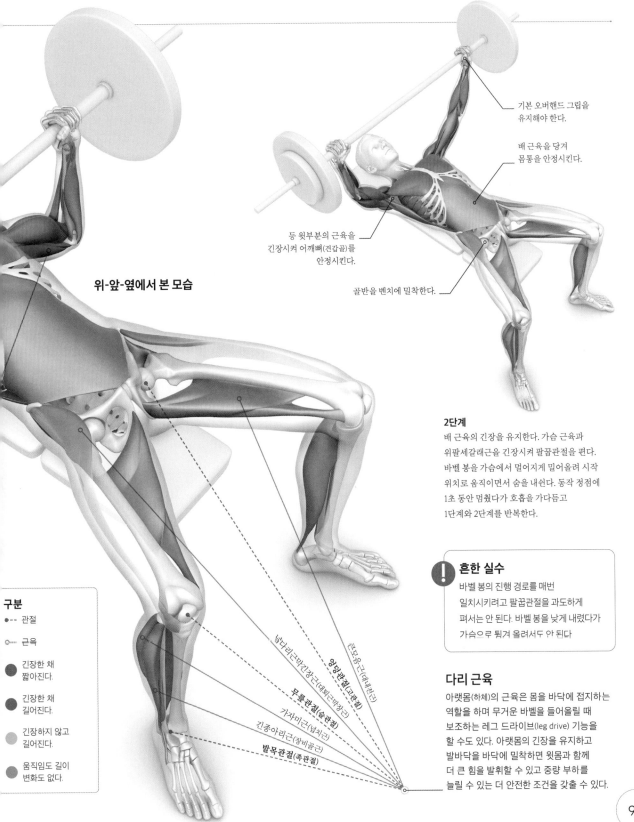

기본 오버핸드 그립을
유지해야 한다.

배 근육을 당겨
몸통을 안정시킨다.

등 윗부분의 근육을
긴장시켜 어깨뼈(견갑골)를
안정시킨다.

골반을 벤치에 밀착한다.

위-앞-옆에서 본 모습

2단계

배 근육의 긴장을 유지한다. 가슴 근육과
위팔세갈래근을 긴장시켜 팔꿉관절을 편다.
바벨 봉을 가슴에서 멀어지게 밀어올려 시작
위치로 움직이면서 숨을 내쉰다. 동작 정점에
1초 동안 멈췄다가 호흡을 가다듬고
1단계와 2단계를 반복한다.

❗ 흔한 실수

바벨 봉의 진행 경로를 매번
일치시키려고 팔꿉관절을 과도하게
펴서는 안 된다. 바벨 봉을 낮게 내렸다가
가슴으로 튕겨 올려서도 안 된다

다리 근육

아랫몸(하체)의 근육은 몸을 바닥에 접지하는
역할을 하며 무거운 바벨을 들어올릴 때
보조하는 레그 드라이브(leg drive) 기능을
할 수도 있다. 아랫몸의 긴장을 유지하고
발바닥을 바닥에 밀착하면 윗몸과 함께
더 큰 힘을 발휘할 수 있고 중량 부하를
늘릴 수 있는 더 안전한 조건을 갖출 수 있다.

넙다리근막긴장근(대퇴근막장근)

엉덩관절(고관절)

큰모음근(대내전근)

무릎관절(슬관절)

가자미근(넙치근)

긴종아리근(장비골근)

발목관절(족관절)

구분

●-- 관절

○- 근육

● 긴장한 채
짧아진다.

● 긴장한 채
길어진다.

○ 긴장하지 않고
길어진다.

○ 움직임도 길이
변화도 없다.

» 응용 동작

벤치 프레스는 가슴근, 어깨세모근,
위팔세갈래근을 비롯한 많은 근육을 동시에
단련해서 인기 있는 근력 운동 동작이다.
사실 벤치 프레스는 중심근육, 등 근육,
다리 근육도 긴장되어 윗몸과 팔의 근력
운동을 보조하기 때문에 전신 운동이다.
윗몸의 근력을 강화하면 단거리달리기, 축구,
테니스 같은 특정 스포츠에 유용할 수 있다.

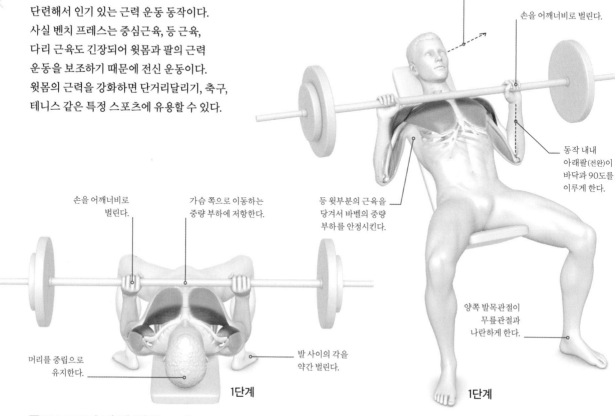

시선은 앞을 향한다.

손을 어깨너비로 벌린다.

동작 내내
아래팔(전완)이
바닥과 90도를
이루게 한다.

등 윗부분의 근육을
당겨서 바벨의 중량
부하를 안정시킨다.

양쪽 발목관절이
무릎관절과
나란하게 한다.

1단계

손을 어깨너비로
벌린다.

가슴 쪽으로 이동하는
중량 부하에 저항한다.

머리를 중립으로
유지한다.

발 사이의 각을
약간 벌린다.

1단계

클로즈 그립 바벨 벤치 프레스
CLOSE-GRIP BARBELL BENCH PRESS

와이드 그립(wide-grip) 바벨 벤치 프레스와 근본적으로 비슷하지만,
그립 위치를 안쪽으로 이동한 것(close-grip)은 위팔세갈래근에 더
중점을 두었음을 의미한다. 동작 중 어느 관절이든 불편하면 덤벨을
이용하는 동작으로 바꾼다.

준비 단계
92~93쪽을 참고해 벤치를 설정한다. 바벨 봉을 오버핸드 그립으로
어깨너비보다 좁게 잡는다. 그러고 나서 눈으로 수평을 맞추며 들어올린다.

1단계
팔꿈관절을 굽혀 바벨 봉을 가슴 쪽으로 하강시키기 전에 숨을 들이쉬며
배 근육을 당긴다. 바벨 봉이 가슴에 살짝 닿아도 되고 근접하기만 해도 된다.

2단계
숨을 내쉬면서 가슴 근육과 위팔세갈래근을 긴장시켜 팔꿈관절을 펴며
바벨 봉을 시작 위치로 되돌린다. 1단계와 2단계를 반복한다.

인클라인 바벨 벤치 프레스
INCLINE BARBELL BENCH PRESS

벤치 프레스를 앉아서 하는 응용 동작이다. 동작이 비슷하지만,
더 세운(incline) 자세에서 할수록 가슴 중간이나 윗부분의 근육이 더
많이 단련된다. 물론 어깨 근육과 위팔세갈래근도 강화된다.
벤치의 기울기를 45도로 설정한다.

준비 단계
벤치에 앉아 등을 등받이에 밀착시킨다. 바벨이 넓적다리 위로 걸쳐지는 위치에
오도록 한다. 바벨을 머리 위로 들어올리되 팔이 바닥과 계속 90도를 유지한다.

1단계
숨을 들이쉬고 배 근육과 등 윗부분의 근육을 당긴 채 가슴 쪽으로
내려오는 중량 부하에 맞서면서 팔꿈관절을 굽힌다.

2단계
숨을 내쉬면서 가슴 근육과 위팔세갈래근을 긴장시켜 팔꿈관절을 펴며
바벨 봉을 시작 위치로 되돌린다. 1단계와 2단계를 반복한다.

운동 강도

푸시업은 몸무게 부하를
밀어올리는 훌륭한 응용 동작이다.
바닥에 발을 디디고 하는 기본
푸시업은 몸무게의 64퍼센트를
이용한다. 그런데 발을 30센티미터
높이의 상자나 벤치에 올리고
하면 이용할 수 있는 중량 부하가
몸무게의 70퍼센트까지 올라간다.
따라서 발의 위치를 높이면
쉽게 효과적으로 운동 강도를
높일 수 있다.

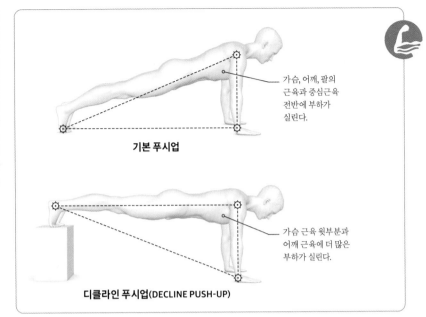

가슴, 어깨, 팔의
근육과 중심근육
전반에 부하가
실린다.

기본 푸시업

가슴 근육 윗부분과
어깨 근육에 더 많은
부하가 실린다.

디클라인 푸시업(DECLINE PUSH-UP)

구분

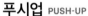

● 1차 목표 근육

● 2차 목표 근육

푸시업 PUSH-UP

푸시업은 바벨 벤치 프레스와 똑같이
밀어올리는 동작을(따라서 똑같은 근육을)
이용한다. 하지만 바벨 대신 몸무게가
중량 부하이고 엎드린 자세로 한다.
'언제 어디서나' 할 수 있는 운동이다.

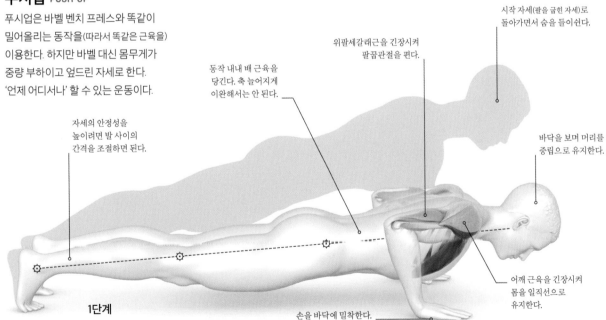

시작 자세(팔을 굽힌 자세)로
돌아가면서 숨을 들이쉰다.

위팔세갈래근을 긴장시켜
팔꿈치관절을 편다.

동작 내내 배 근육을
당긴다. 축 늘어지게
이완해서는 안 된다.

자세의 안정성을
높이려면 발 사이의
간격을 조절하면 된다.

바닥을 보며 머리를
중립으로 유지한다.

어깨 근육을 긴장시켜
몸을 일직선으로
유지한다.

1단계

손을 바닥에 밀착한다.

준비 단계

얼굴이 바닥을 향하게 하고 발을 엉덩관절 너비만큼
벌린다. 손은 어깨너비보다 약간 넓게 벌린다. 몸이
바닥과 살짝 떨어져 있게 한다.

1단계

숨을 들이쉬고 배 근육과 등 윗부분 근육을
긴장시킨다. 팔꿈치관절을 펴서 가슴과 몸이
바닥으로부터 멀어지게 들어올리며 숨을 내쉰다.

2단계

시작 자세로 돌아가면서 숨을 들이쉰다. 이때 하강
속도를 조절하며 몸을 계속 일직선으로 유지한다.
1단계와 2단계를 반복한다.

덤벨
벤치 프레스 DUMBBELL **BENCH PRESS**

가슴 근육, 위팔세갈래근, 어깨 근육을 단련한다. 바벨 대신
덤벨을 이용하므로 팔 자세를 더 자연스럽고 약간 낮게 취할 수 있다.
그러면 동작 범위가 늘어나 어깨가 펴지는 각도가 커진다.

개요 보기

바벨 벤치 프레스(92~93쪽 참고)와 똑같이 벤치에 누운 자세로 하는
동작이다. 웨이트가 몸 위로 오므로 안전한 오버핸드 그립을 이용한다.
중량 부하를 밀어올리고 내리는 동안 몸통과 다리를 움직이지 않으면서
강하게 긴장시켜야 한다. 초심자는 8~10렙 4세트로 시작할 수 있다.
98~99쪽에 다른 응용 동작도 있다. 201~214쪽의 운동 프로그램에서
다른 세트를 찾아 목표로 할 수도 있다.

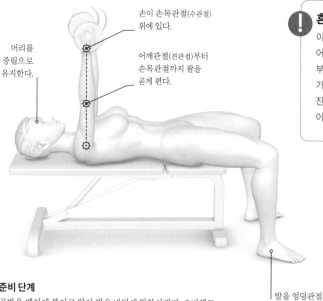

머리를
중립으로
유지한다.

손이 손목관절(수관절)
위에 있다.

어깨관절(견관절)부터
손목관절까지 팔을
곧게 편다.

준비 단계
골반을 벤치에 붙이고 앉아 발을 바닥에 밀착시킨다. 오버핸드
그립으로 덤벨을 잡고 다리 위에 세로로 올려놓는다. 그리고 나서
뒤로 구르듯 누우면서 웨이트를 어깨 위로 오게 들어올리면
손목이 위팔과 일직선으로 나란해진다.

발을 엉덩관절
너비보다 넓게
벌린다.

! 흔한 실수
이 동작을 하다 보면
어깨관절이나 팔꿈관절에
부상을 입기 십상이다.
가슴 근육을 더 활용하고 팔의
진행 경로를 바르게 조절하면
이런 부상을 예방할 수 있다.

배가로근(복횡근)
어깨세모근(삼각근)
큰가슴근(대흉근)
넓은등근(광배근)
목빗근(흉쇄유돌근)
앞톱니근(전거근)
손뒤침근(회외근)

윗몸과 팔의 근육
가슴과 어깨의 근육, 위팔세갈래근에
주로 부하가 실린다. 이 동작의
중심 근육은 가슴 근육과
위팔세갈래근이다. 앞톱니근을
포함하는 어깨 근육은 아래팔과
등 윗부분의 근육과 함께 자세를
안정시키는 역할을 더 많이
한다. 동작 내내 가슴 근육과
위팔세갈래근의 긴장을 유지한
채, 중량 부하에 맞서면서 그것을
이동시킨다고 생각하면 된다.

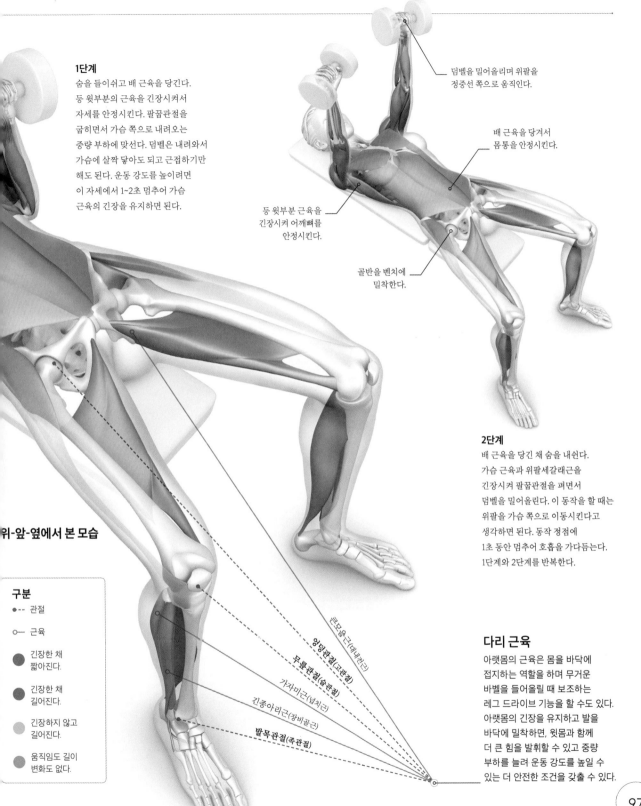

1단계

숨을 들이쉬고 배 근육을 당긴다.
등 윗부분의 근육을 긴장시켜서
자세를 안정시킨다. 팔꿉관절을
굽히면서 가슴 쪽으로 내려오는
중량 부하에 맞선다. 덤벨은 내려와서
가슴에 살짝 닿아도 되고 근접하기만
해도 된다. 운동 강도를 높이려면
이 자세에서 1~2초 멈추어 가슴
근육의 긴장을 유지하면 된다.

덤벨을 밀어올리며 위팔을
정중선 쪽으로 움직인다.

배 근육을 당겨서
몸통을 안정시킨다.

등 윗부분 근육을
긴장시켜 어깨뼈를
안정시킨다.

골반을 벤치에
밀착한다.

위-앞-옆에서 본 모습

구분

- ●-- 관절
- ○-- 근육

● 긴장한 채
  짧아진다.

● 긴장한 채
  길어진다.

● 긴장하지 않고
  길어진다.

● 움직임도 길이
  변화도 없다.

큰모음근(대내전근)

엉덩관절(고관절)

무릎관절(슬관절)

가자미근(넙치근)

긴종아리근(장비골근)

발목관절(족관절)

2단계

배 근육을 당긴 채 숨을 내쉰다.
가슴 근육과 위팔세갈래근을
긴장시켜 팔꿉관절을 펴면서
덤벨을 밀어올린다. 이 동작을 할 때는
위팔을 가슴 쪽으로 이동시킨다고
생각하면 된다. 동작 정점에
1초 동안 멈추어 호흡을 가다듬는다.
1단계와 2단계를 반복한다.

다리 근육

아랫몸의 근육은 몸을 바닥에
접지하는 역할을 하며 무거운
바벨을 들어올릴 때 보조하는
레그 드라이브 기능을 할 수도 있다.
아랫몸의 긴장을 유지하고 발을
바닥에 밀착하면, 윗몸과 함께
더 큰 힘을 발휘할 수 있고 중량
부하를 늘려 운동 강도를 높일 수
있는 더 안전한 조건을 갖출 수 있다.

» 응용 동작

덤벨 벤치 프레스를 눕거나, 앉거나, 서서 하는 모든 상황별
응용 동작을 소개한다. 덤벨 벤치 프레스를 처음 한다면
서서 하는 벤치 프레스 동작을 연습하거나, 덤벨로 팔을
한쪽씩 연습하는 것이 도움이 될 수 있다.

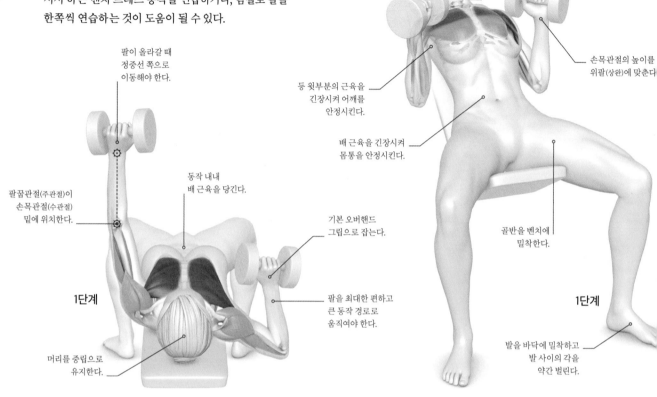

팔이 올라갈 때
정중선 쪽으로
이동해야 한다.

동작 내내
배 근육을 당긴다.

팔꿈치관절(주관절)이
손목관절(수관절)
밑에 위치한다.

기본 오버핸드
그립으로 잡는다.

1단계

팔을 최대한 편하고
큰 동작 경로로
움직여야 한다.

머리를 중립으로
유지한다.

손목관절의 높이를
위팔(상완)에 맞춘다

등 윗부분의 근육을
긴장시켜 어깨를
안정시킨다.

배 근육을 긴장시켜
몸통을 안정시킨다.

골반을 벤치에
밀착한다.

1단계

발을 바닥에 밀착하고
발 사이의 각을
약간 벌린다.

유니래터럴 덤벨 벤치 프레스
UNILATERAL DUMBBELL BENCH PRESS

누워서 하며 가슴과 어깨의 근육, 위팔세갈래근을 목표로 한다. 팔을
한쪽씩 움직이므로 밀어올리는 동작 선택지를 늘리거나 중심근육과
엉덩관절 안정성도 강화할 수 있다. 물론 양팔을 똑같이 단련한다.
매번 교대로 할 수도 있고 몇 렙마다 팔을 바꿔서 할 수도 있다.

준비 단계
96~97쪽을 참고해서 벤치를 설정한다. 덤벨을 기본 오버핸드 그립으로 잡는다.
위팔을 정중선 쪽으로 이동시키며 중량 부하를 밀어올린다.

1단계
숨을 들이쉬고, 배 근육을 당긴 채 등 윗부분의 근육을 긴장시킨다.
팔꿈치관절을 굽히며 하강하는 중력 부하에 맞선다.

2단계
배 근육을 계속 당긴 채 위팔세갈래근과 가슴 근육을 긴장시킨다.
팔을 펴서 웨이트를 밀어올리며 숨을 내쉰다. 1단계와 2단계를 반복한다.

인클라인 덤벨 벤치 프레스
INCLINE DUMBBELL BENCH PRESS

앉아서 하는 이 동작은 인클라인 바벨 벤치 프레스(94쪽 참고)와
비슷하지만, 바벨 대신 움직임이 자유로운 덤벨을 이용하므로 팔의 진행
경로를 개인마다 다르게 취할 수 있다. 또한 어깨 근육, 위팔세갈래근과
더불어, 가슴 중간과 윗부분의 근육도 더 단련할 수 있다.

준비 단계
96쪽과 같이 설정하되, 덤벨을 기본 오버핸드 그립으로 잡고 무릎 위에
세로로 올려놓는다. 덤벨을 밀어올리며 정중선 쪽으로 이동시킨다.

1단계
숨을 들이쉬고, 배 근육을 당긴 채 등 윗부분의 근육을 긴장시킨다.
팔꿈치관절을 굽히면서, 가슴 쪽으로 하강하는 중량 부하에 맞선다.

2단계
배 근육을 계속 당긴 채 위팔세갈래근과 가슴 근육을 긴장시킨다.
팔을 펴서 웨이트를 밀어올리며 숨을 내쉰다. 1단계와 2단계를 반복한다.

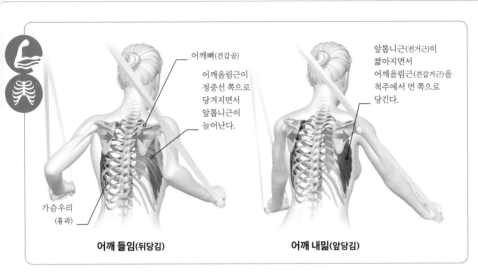

어깨 들임(뒤당김)

어깨뼈(견갑골)

어깨올림근이 정중선 쪽으로 당겨지면서 앞톱니근이 늘어난다.

가슴우리 (흉곽)

앞톱니근(전거근)이 짧아지면서 어깨올림근(견갑거근)을 척주에서 먼 쪽으로 당긴다.

어깨 내밈(앞당김)

앞톱니근의 역할

뻗기(reaching) 동작, 치기(punching) 동작과 관련 있어서 '권투선수 근육'으로 널리 알려진 앞톱니근은 어깨뼈 아래에서 가슴우리를 감싸고 있는 부채 모양의 깊은 근육이다. 어깨뼈에 붙어 있어서 어깨뼈 내밈과 가슴우리 확장에 매우 중요하다. 또한 머리 위로 들어올리는 동작을 할 때 어깨를 안정시키는 데 핵심적인 역할을 한다.

밴드 체스트 프레스 BANDED CHEST PRESS

서서 하는 이 동작은 패턴에 관여하는 근육을 단련한다. 등 윗부분의 근육을 이용하여 팔을 정중선에서 먼 뒤쪽으로 움직여야 하며, 가슴 근육의 긴장을 계속 유지해야 한다.

준비 단계
자신에게 맞는 저항 밴드를 골라서(47쪽 참고) 높은 위치에 고정한다. 발을 엇갈리게 벌리고 서서 밴드를 손으로 잡고 팔꿈치관절을 굽힌다.

1단계
숨을 들이쉬고 배 근육을 당긴다. 등 윗부분의 근육을 긴장시켜 팔을 뒤로 당긴다. 그러면서 팔꿈치관절을 굽혀 밴드의 탄력 저항에 맞선다.

2단계
위팔세갈래근과 가슴 근육을 긴장시켜 팔을 정중선에서 먼 쪽으로 뻗어 펴면서 숨을 내쉰다. 1단계와 2단계를 반복한다.

구분
● 1차 목표 근육
● 2차 목표 근육

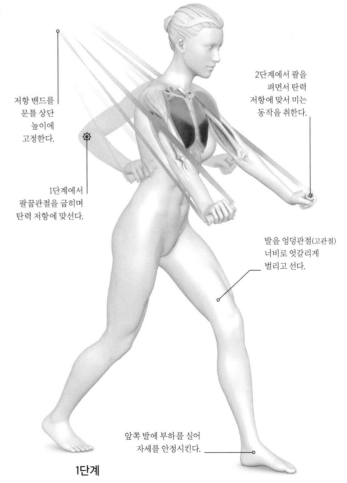

저항 밴드를 문틀 상단 높이에 고정한다.

2단계에서 팔을 펴면서 탄력 저항에 맞서 미는 동작을 취한다.

1단계에서 팔꿈치관절을 굽히며 탄력 저항에 맞선다.

발을 엉덩관절(고관절) 너비로 엇갈리게 벌리고 선다.

앞쪽 발에 부하를 실어 자세를 안정시킨다.

1단계

하이로 케이블
체스트 플라이 HIGH-LOW CABLE **CHEST FLY**

높은 지점에서 낮은 지점으로 날갯짓하는 움직임을 이용해
가슴과 어깨의 근육, 특히 앞톱니근과 작은가슴근을
강화한다. 케이블 머신을 이용하면 자신에게 맞는
팔 진행 경로를 자유롭게 정할 수 있다.

개요 보기

가슴근(흉근)의 아랫부분을 단련하므로 줄을 높이 고정한다. 관절이
불편하면 설정을 변경해야 한다. 줄의 진행 경로가 팔의 진행 경로와
일치해야 한다. 초심자는 8~10렙 4세트로 시작할 수 있다. 102~103쪽에
다른 응용 동작도 있다. 201~214쪽의 운동 프로그램에서 다른 세트를
찾아 목표로 할 수도 있다.

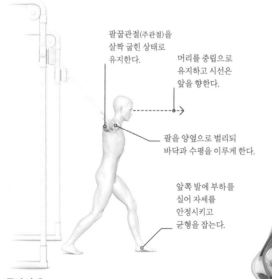

팔꿈관절(주관절)을
살짝 굽힌 상태로
유지한다.

머리를 중립으로
유지하고 시선은
앞을 향한다.

팔을 양옆으로 벌리되
바닥과 수평을 이루게 한다.

앞쪽 발에 부하를
실어 자세를
안정시키고
균형을 잡는다.

앞-옆에서 본 모습

준비 단계
웨이트와 줄 높이를 설정한다. 손잡이를 잡고(양쪽 어깨관절을
이용하기가 불편하면 손잡이를 한쪽씩 번갈아 잡는다.) 머신의 한가운데를
등진 채 발을 엇갈리게 벌리고 선다. 엉덩관절(고관절)은 정면을
향하게 하고 중심근육(코어근육)을 당긴다.

1단계
숨을 들이쉬고 등 윗부분의 근육을 긴장시킨다.
가슴과 어깨의 근육을 긴장시켜 위팔을 부드럽게
정중선 쪽으로 이동시키면서 숨을 내쉰다.
1초 동안 멈춘다.

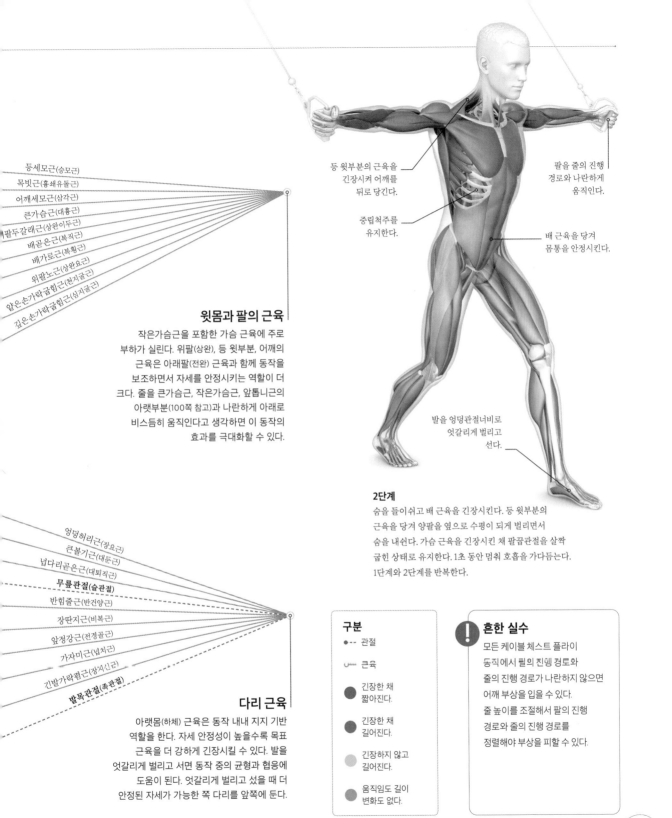

등세모근(승모근)
목빗근(흉쇄유돌근)
어깨세모근(삼각근)
큰가슴근(대흉근)
팔두갈래근(상완이두근)
배곧은근(복직근)
배가로근(복횡근)
위팔노근(상완요근)
얕은손가락굽힘근(천지굴근)
깊은손가락굽힘근(심지굴근)

등 윗부분의 근육을
긴장시켜 어깨를
뒤로 당긴다.

중립척주를
유지한다.

팔을 줄의 진행
경로와 나란하게
움직인다.

배 근육을 당겨
몸통을 안정시킨다.

발을 엉덩관절너비로
엇갈리게 벌리고
선다.

윗몸과 팔의 근육

작은가슴근을 포함한 가슴 근육에 주로
부하가 실린다. 위팔(상완), 등 윗부분, 어깨의
근육은 아래팔(전완) 근육과 함께 동작을
보조하면서 자세를 안정시키는 역할이 더
크다. 줄을 큰가슴근, 작은가슴근, 앞톱니근의
아랫부분(100쪽 참고)과 나란하게 아래로
비스듬히 움직인다고 생각하면 이 동작의
효과를 극대화할 수 있다.

2단계

숨을 들이쉬고 배 근육을 긴장시킨다. 등 윗부분의
근육을 당겨 양팔을 옆으로 수평이 되게 벌리면서
숨을 내쉰다. 가슴 근육을 긴장시킨 채 팔꿉관절을 살짝
굽힌 상태로 유지한다. 1초 동안 멈춰 호흡을 가다듬는다.
1단계와 2단계를 반복한다.

엉덩허리근(장요근)
큰볼기근(대둔근)
넙다리곧은근(대퇴직근)
무릎관절(슬관절)
반힘줄근(반건양근)
장딴지근(비복근)
앞정강근(전경골근)
가자미근(넙치근)
긴발가락폄근(장지신근)
발목관절(족관절)

다리 근육

아랫몸(하체) 근육은 동작 내내 지지 기반
역할을 한다. 자세 안정성이 높을수록 목표
근육을 더 강하게 긴장시킬 수 있다. 발을
엇갈리게 벌리고 서면 동작 중의 균형과 협응에
도움이 된다. 엇갈리게 벌리고 섰을 때 더
안정된 자세가 가능한 쪽 다리를 앞쪽에 둔다.

구분
●-- 관절
⌒ 근육
● 긴장한 채
  짧아진다.
● 긴장한 채
  길어진다.
● 긴장하지 않고
  길어진다.
● 움직임도 길이
  변화도 없다.

❗ 흔한 실수

모든 케이블 체스트 플라이
동작에서 핸들의 진행 경로와
줄의 진행 경로가 나란하지 않으면
어깨 부상을 입을 수 있다.
줄 높이를 조절해서 팔의 진행
경로와 줄의 진행 경로를
정렬해야 부상을 피할 수 있다.

≫ 응용 동작

체스트 플라이 동작에서는 줄 진행 경로의 시작점과 끝점을
달리하면 다양한 근육 부위를 단련할 수 있다. 시작점의
변화는 팔 위치에 영향을 미친다. 즉 저항 부하가 지나가는
가슴의 부위와, 동작에 이용되는 큰가슴근의 부위가
달라진다. 케이블 머신 없이 밴드를 저항 부하로 이용하는
하이로 동작도 있는데, 이것은 집에서 하기에 아주 적합하다.

❝❞

케이블을 이용하면 가슴 근육을
안전하게 효율적으로 단련할 수 있다.
케이블 머신은 각 렙의 상승 동작과
하강 동작에 이용되는
가슴근의 긴장을 유지시켜 준다.

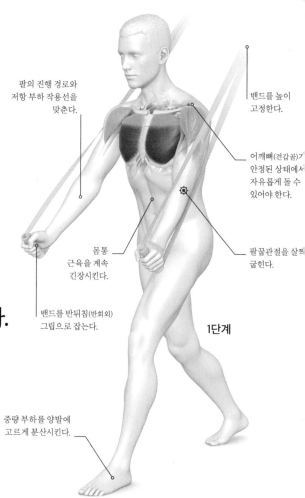

팔의 진행 경로와
저항 부하 작용선을
맞춘다.

밴드를 높이
고정한다.

어깨뼈(견갑골)가
안정된 상태에서
자유롭게 돌 수
있어야 한다.

몸통
근육을 계속
긴장시킨다.

팔꿈치관절을 살짝
굽힌다.

밴드를 반뒤침(반회외)
그립으로 잡는다.

1단계

중량 부하를 양발에
고르게 분산시킨다.

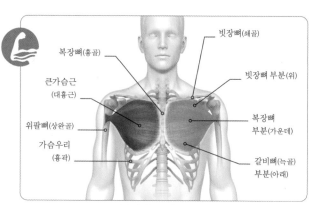

복장뼈(흉골)

빗장뼈(쇄골)

큰가슴근
(대흉근)

빗장뼈 부분(위)

위팔뼈(상완골)

복장뼈
부분(가운데)

가슴우리
(흉곽)

갈비뼈(늑골)
부분(아래)

큰가슴근의 3부분

큰가슴근은 갈비뼈 부분(아래), 복장뼈 부분(중간), 빗장뼈 부분(위),
3부분으로 나뉜다. 팔의 진행 경로와 (사용하는 줄이나 밴드가 그리는)
저항 부하 작용선에 따라, 미는 동작을 하는 동안 어느 부분이 주로
단련될지 결정된다.

하이로 밴드 체스트 플라이
HIGH-LOW BANDED CHEST FLY

프리웨이트나 케이블 머신 없이 체스트 플라이를 할 수 있어
집에서 할 수 있다. 푸시업이나 벤치 프레스보다 가슴 근육을
단련하는 데 더 효과적인 방법이다.

준비 단계
문틀 상단 높이에 밴드 2개를 고정한다. 100~101쪽의 준비 단계와
같은 식으로 한쪽 발을 앞으로 내밀어 디디고 밴드를 잡는다.

1단계
숨을 들이쉬고 중심근육을 당긴다. 밴드의 저항 부하 작용선을 따라 팔을
정중선 쪽으로 비스듬히 내리면서 숨을 내쉰다. 1초 동안 멈춘다.

2단계
숨을 들이쉬며 중심근육을 당긴다. 등 윗부분 근육을 이용해 팔을 정중선에서
먼 뒤쪽으로 비스듬히 움직이면서 숨을 내쉰다. 1, 2단계를 반복한다.

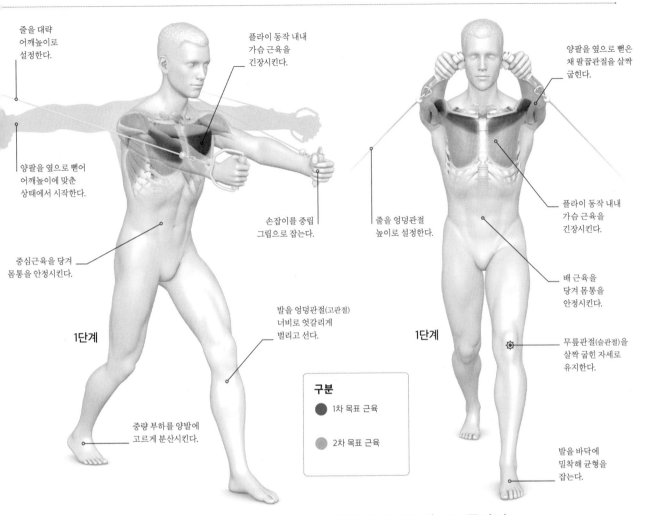

줄을 대략
어깨높이로
설정한다.

플라이 동작 내내
가슴 근육을
긴장시킨다.

양팔을 옆으로 뻗은
채 팔꿈관절을 살짝
굽힌다.

양팔을 옆으로 뻗어
어깨높이에 맞춘
상태에서 시작한다.

손잡이를 중립
그립으로 잡는다.

줄을 엉덩관절
높이로 설정한다.

플라이 동작 내내
가슴 근육을
긴장시킨다.

중심근육을 당겨
몸통을 안정시킨다.

배 근육을
당겨 몸통을
안정시킨다.

발을 엉덩관절(고관절)
너비로 엇갈리게
벌리고 선다.

1단계

1단계

무릎관절(슬관절)을
살짝 굽힌 자세로
유지한다.

중량 부하를 양발에
고르게 분산시킨다.

구분

● 1차 목표 근육

● 2차 목표 근육

발을 바닥에
밀착해 균형을
잡는다.

미드케이블 체스트 플라이 MID-CABLE CHEST FLY

동작 내내 팔꿉관절을 살짝 굽혀 위팔두갈래근의 부상 위험을 줄인다.
팔의 진행 경로가 줄의 저항 부하 작용선과 나란해야 한다. 양팔을
앞으로 움직이면서 어깨를 내밂(99쪽 참고) 자세로 해서는 안 된다.

준비 단계

준은 어깨높이로 설정히고 100 101쪽과 깉이 준비 자세를 취한나.
손잡이를 잡고 양팔을 옆으로 뻗는다.

1단계

숨을 들이쉬며 중심근육을 당긴다. 양팔을 몸 앞으로 수평으로
움직이며 숨을 내쉰다. 팔은 계속 뻗은 상태여야 한다.

2단계

다시 숨을 들이쉬며 중심근육을 당긴다. 팔을 뒤로 움직여
시작 위치로 되돌리면서 숨을 내쉰다. 1단계와 2단계를 반복한다.

로하이 케이블 체스트 플라이 LOW-HIGH CABLE CHEST FLY

가슴 윗부분의 근육을 목표로 하는데, 앞어깨세모근도 단련한다.
등 윗부분의 근육을 긴장시켜 어깨뼈를 안정시키되, 동작 내내 자유롭게
돌(회전)수 있어야 한다.

준비 단계

줄을 냉넝관설 높이 또는 그보다 약간 낮게 설정하고 100~101쪽과 같은
준비 자세를 취한다. 손잡이를 잡고 양팔을 옆으로 뻗는다.

1단계

숨을 들이쉬며 중심근육을 당긴다. 가슴 윗부분의 근육과 앞어깨세모근을 이용해
양팔을 정중선을 향해 위로 비스듬히 움직이면서 숨을 내쉰다.

2단계

숨을 들이쉬며 중심근육을 다시 당기고 잠시 멈춘다. 등 윗부분의 근육을 당겨 양팔을
뒤쪽 아래로 비스듬히 움직이면서 숨을 내쉰다. 1단계와 2단계를 반복한다.

머신
체스트 플라이 MACHINE **CHEST FLY**

펙 덱(pec deck)으로도 알려진 머신 체스트 플라이는
가슴과 어깨의 근육을 단련한다. 머신을 이용해 동작을 취하므로
안전하고 효율적인 운동 환경에서 진행할 수 있다.

개요 보기

자신의 신체 구조와 팔 진행 경로에 알맞게 좌석을 설정하고 운동 중
어깨관절(견관절)의 불편을 최소화하는 것이 중요하다. 팔은 체스트
플라이 동작을 따라 바닥과 수평을 이루게 양옆으로 뻗은 위치와
정중선 사이를 편하게 오갈 수 있어야 한다. 초심자는 8~10렙
4세트로 시작하면 된다. 운동 프로그램(201~214쪽 참고)을 보고
세트 목표치를 바꿀 수도 있다.

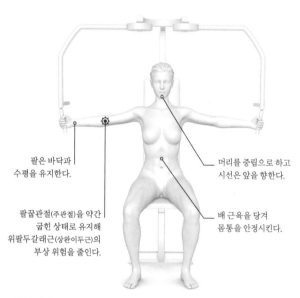

팔은 바닥과
수평을 유지한다.

팔꿈치관절(주관절)을 약간
굽힌 상태로 유지해
위팔두갈래근(상완이두근)의
부상 위험을 줄인다.

머리를 중립으로 하고
시선을 앞을 향한다.

배 근육을 당겨
몸통을 안정시킨다.

준비 단계
웨이트를 설정하고 좌석의 높이를 조절한다. 좌석에 앉아서
발바닥 전체로 바닥을 디디고 등을 등받이에 밀착해 안정되고
편안한 자세를 취한다. 팔을 양옆으로 뻗어 (어깨관절이 불편하면
한 번에 한쪽씩) 손잡이를 잡는다.

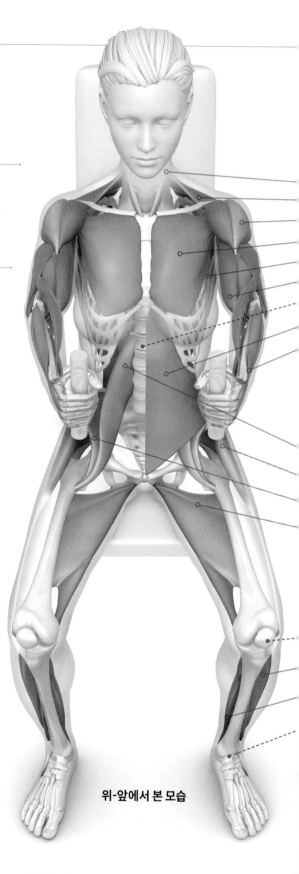

위-앞에서 본 모습

1단계

숨을 들이쉬고 배 근육과 등 윗부분의 근육을 긴장시킨다. 가슴과 어깨의 근육을 당겨 위팔을 가슴 앞 복장뼈(흉골) 쪽으로 움직이면서 숨을 내쉰다. 팔의 수평이 저절로 유지된다. 운동 강도를 높이려면 가슴 근육을 긴장시킨 채 1~2초 동안 멈춘다.

목빗근(흉쇄유돌근)
등세모근(승모근)
어깨세모근(삼각근)
큰가슴근(대흉근)
앞톱니근(전거근)
위팔두갈래근(상완이두근)
척주
배가로근(복횡근)
손가락폄근(지신근)

윗몸과 팔의 근육

가슴 근육에 주로 부하가 실린다. 팔과 등 윗부분의 근육, 앞톱니근을 포함하는 어깨 근육은 아래팔 근육과 함께 동작을 보조하면서 자세를 안정시키는 역할이 더 크다. 가슴 근육에 실리는 부하를 극대화하면서 위팔을 정중선 쪽으로 움직인다고 생각하면 된다.

구분

- •-- 관절
- ○— 근육
- ● 긴장한 채 짧아진다.
- ● 긴장한 채 길어진다.
- ○ 긴장하지 않고 길어진다.
- ● 움직임도 길이 변화도 없다.

! 흔한 실수

자신의 팔 진행 경로로 맞게 머신을 제대로 설정하지 않아서 생기는 어깨관절 부상이 흔하다. 손잡이나 손을 움직인다고 생각하지 말고, 단련하려는 근육을 긴장시키기 위해 위팔을 정중선 쪽으로 움직인다고 생각해야 한다.

등 윗부분 근육을 당겨서 어깨를 뒤로 들여야(뒤당김) 한다.

등을 등받이에 밀착한다.

2단계

숨을 들이쉬며 배 근육을 당긴다. 팔꿈관절은 살짝 굽히고 가슴 근육을 긴장시킨 채 등 윗부분의 근육을 당겨 팔을 시작 위치로 되돌리면서 숨을 내쉰다. 호흡을 가다듬고 나서 1단계와 2단계를 반복한다

동작 내내 발을 바닥에 밀착해 중량 부하를 고르게 분산시킨다.

큰허리근(대요근)
넙다리근막긴장근(대퇴근막장근)
엉덩근(장골근)
큰모음근(대내전근)

무릎관절(슬관절)
긴종아리근(장비골근)
가자미근(넙치근)
발목관절(족관절)

다리 근육

아랫몸(하체) 근육은 동작 내내 지지 기반 역할을 한다. 자세 안정성이 높을수록 목표 근육을 더 강하게 긴장시킬 수 있다. 키가 작다면 발밑에 디딤대나 작은 상자를 받치면 된다. 그러면 계속 바닥을 디딘 채 운동할 수 있다.

덤벨
체스트 플라이 DUMBBELL **CHEST FLY**

1단계

숨을 들이쉬고 중심근육(코어근육)과 등 윗부분 근육을 당겨 몸통을 안정시킨다. 가슴과 어깨의 근육을 긴장시켜 팔을 양옆으로 벌리면서 숨을 내쉰다. 덤벨은 몸통과 수평을 유지해야 한다. 운동 강도를 높이려면 이 동작 저점에서 1~2초 동안 멈춘다.

기본적으로 (1개의 관절만 작동하는) 분리 운동에 해당한다. 그래서 가슴 근육과 어깨세모근 부위만 긴장시킨다. 웨이트(덤벨)를 정중선에서 먼 쪽으로 이동시키면(팔을 옆으로 벌리면) 중력의 효과가 더해지기 때문에 다른 체스트 플라이 동작보다 신장성 수축을 통한 단련 효과가 더 커진다.

개요 보기

체스트 플라이 동작을 이렇게 누워서 하면 더 힘들다. 부상을 피하려면 운동 방법을 제대로 습득하는 것이 중요하다. 근육이나 관절의 부상을 피하려면 동작 저점 무렵에 속도를 늦춰야 한다. 이 동작을 하다가 관절이 불편하면 머신을 이용하는 동작으로 바꾼다 (100~101쪽, 104~105쪽 참고). 초심자는 8~10렙 4세트로 시작하면 된다. 운동 프로그램(201~214쪽 참고)을 보고 세트 목표치를 바꿀 수도 있다.

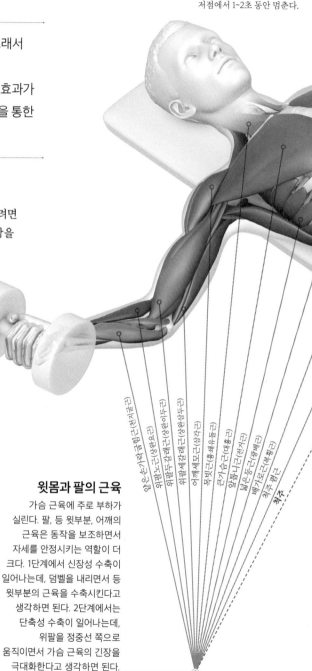

손목을 중립으로 유지한다.

덤벨이 몸통과 수평을 이루게 한다.

시선은 천장을 향하고 머리는 벤치에 밀착한다.

팔이 바닥과 수직을 이루게 한다.

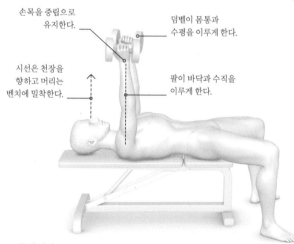

준비 단계
덤벨을 잡고 골반을 벤치에 밀착한 채 눕는다.
발을 엉덩관절 너비로 벌리고 발바닥 전체로 바닥을 디딘다.
덤벨을 몸통 양옆으로 내린다. 머리를 중립으로 유지한 채
덤벨을 가슴 위로 들어올린다.

아래팔뒤침근(회외근)
위팔노근(상완요골근)
위팔두갈래근(상완이두근)
위팔세갈래근(상완삼두근)
어깨세모근(삼각근)
목빗근(흉쇄유돌근)
큰가슴근(대흉근)
앞톱니근(전거근)
넓은등근(광배근)
배가로근(복횡근)
척주폄근
척주

윗몸과 팔의 근육

가슴 근육에 주로 부하가 실린다. 팔, 등 윗부분, 어깨의 근육은 동작을 보조하면서 자세를 안정시키는 역할이 더 크다. 1단계에서 신장성 수축이 일어나는데, 덤벨을 내리면서 등 윗부분의 근육을 수축시킨다고 생각하면 된다. 2단계에서는 단축성 수축이 일어나는데, 위팔을 정중선 쪽으로 움직이면서 가슴 근육의 긴장을 극대화한다고 생각하면 된다.

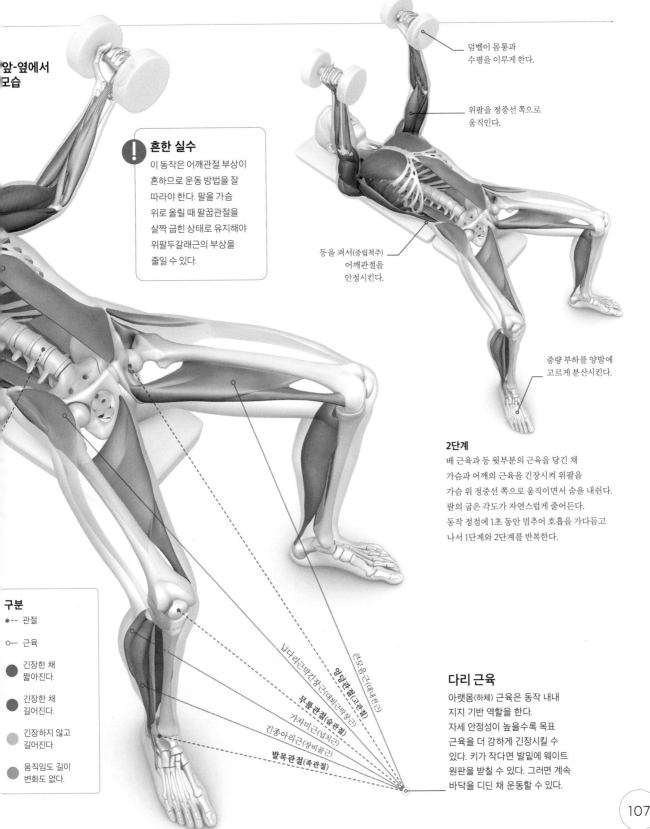

앞·옆에서
모습

혼한 실수
이 동작은 어깨관절 부상이
흔하므로 운동 방법을 잘
따라야 한다. 팔을 가슴
위로 올릴 때 팔꿉관절을
살짝 굽힌 상태로 유지해야
위팔두갈래근의 부상을
줄일 수 있다.

덤벨이 몸통과
수평을 이루게 한다.

위팔을 정중선 쪽으로
움직인다.

등을 펴서(중립척주)
어깨관절을
안정시킨다.

중량 부하를 양발에
고르게 분산시킨다.

2단계
배 근육과 등 윗부분의 근육을 당긴 채
가슴과 어깨의 근육을 긴장시켜 위팔을
가슴 위 정중선 쪽으로 움직이면서 숨을 내쉰다.
팔의 굽은 각도가 자연스럽게 줄어든다.
동작 정점에 1초 동안 멈추어 호흡을 가다듬고
나서 1단계와 2단계를 반복한다.

구분

●-- 관절

○- 근육

● 긴장한 채
짧아진다.

● 긴장한 채
길어진다.

● 긴장하지 않고
길어진다.

● 움직임도 길이
변화도 없다.

넙다리근막긴장근

엉덩관절(고관절)

무릎관절(슬관절)

가자미근(넓치근)

긴종아리근(장비골근)

발목관절(족관절)

큰볼기근(대둔근)

넙다리근막긴장근

대퇴근막장근

가자미근(넓치근)

다리 근육
아랫몸(하체) 근육은 동작 내내
지지 기반 역할을 한다.
자세 안정성이 높을수록 목표
근육을 더 강하게 긴장시킬 수
있다. 키가 작다면 발밑에 웨이트
원판을 받칠 수 있다. 그러면 계속
바닥을 디딘 채 운동할 수 있다.

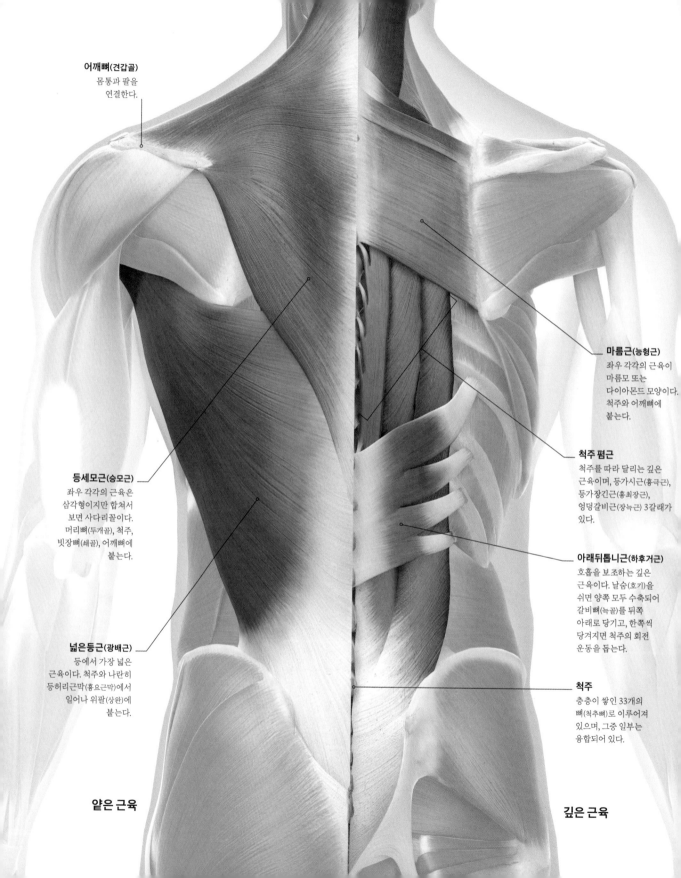

어깨뼈(견갑골)
몸통과 팔을
연결한다.

마름근(능형근)
좌우 각각의 근육이
마름모 또는
다이아몬드 모양이다.
척주와 어깨뼈에
붙는다.

척주 폄근
척주를 따라 달리는 깊은
근육이며, 등가시근(흉극근),
등가장긴근(흉최장근),
엉덩갈비근(장늑근) 3갈래가
있다.

등세모근(승모근)
좌우 각각의 근육은
삼각형이지만 합쳐서
보면 사다리꼴이다.
머리뼈(두개골), 척주,
빗장뼈(쇄골), 어깨뼈에
붙는다.

아래뒤톱니근(하후거근)
호흡을 보조하는 깊은
근육이다. 날숨(호기)을
쉬면 양쪽 모두 수축되어
갈비뼈(늑골)를 뒤쪽
아래로 당기고, 한쪽씩
당겨지면 척주의 회전
운동을 돕는다.

넓은등근(광배근)
등에서 가장 넓은
근육이다. 척주와 나란히
등허리근막(흉요근막)에서
일어나 위팔(상완)에
붙는다.

척주
층층이 쌓인 33개의
뼈(척추뼈)로 이루어져
있으며, 그중 일부는
융합되어 있다.

얕은 근육   깊은 근육

등
근력 운동

등을 움직이는 주요 근육은 피부에 가장 가까우면서 가장 넓은 근육인 넓은등근, 중요한 역할을 하는 얕은 근육인 등세모근, 등세모근 밑의 깊은 근육인 마름근, 마름근 아래 깊은 근육인 척주 폄근이다.

넓은등근은 허리 부위의 결합조직과 위팔(상완)에 붙는다. 등세모근과 마름근은 등 윗부분 척주와 어깨 부위에 붙는다. 척주 폄근은 골반, 척주, 가슴우리(흉곽)에 붙는다.

등 근육은 폄, 수직 및 수평 모음(내전), 어깨의 누르기(내림)와 들임(뒤당김), 척주의 폄과 가쪽(외측) 굽힘 동작을 일으킨다. 또한 가슴 근육과 몸통 근육의 대항근(길항근) 역할을 해서 스쿼트와 데드리프트 동작에서 척주를 안정시키고 보호한다.

● **로잉(rowing) 응용 동작을 취할 때** 등세모근 중간부분과 넓은등근

윗부분처럼 근육섬유가 수평에 가깝게 배열된 근육은 팔을 뒤쪽이나 둥글게 정중선 쪽으로 당긴다.

● **풀다운(pulldown) 응용 동작을 취할 때** 넓은등근 아랫부분과 등세모근 위아래 부분처럼 근육섬유가 수직에 가깝게 배열된 근육은 팔을 아래쪽이나 뒤쪽, 또는 둥글게 정중선 쪽으로 당긴다.

등 근육을 목표로 하는 운동을 할 때, 필요에 따라 여러 근육을 조합해 사용하면 동작 범위 전체를 제대로 취할 수 있다.

66 99

등 근력을 강화하면 폭넓은 움직임 패턴을 완벽한 협응으로 구현할 수 있다.

와이드 그립
버티컬 풀다운 WIDE-GRIP **VERTICAL FULLDOWN**

버티컬 풀다운은 자세를 가다듬고 전신 가동성을 향상하는 데 좋은
동작이다. 이 응용 동작에 이용되는 넓은 그립(49쪽 참고)은
등 윗부분 근육과 넓은등근을 목표로 한다. 아울러 위팔의
위팔두갈래근과 어깨의 뒤어깨세모근도 단련한다.

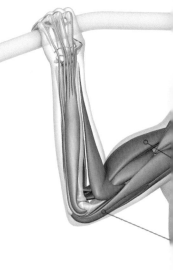

개요 보기

손잡이 봉을 잡는 넓은 그립은 등 윗부분의 근육을 목표로 한다. 중간 그립에
가까울수록 넓은등근과 위팔두갈래근에 실리는 부하가 늘어난다. 그립의 변화에
따라 작동하는 목표 근육이 어떻게 달라지는지는 112~113쪽에서 확인할 수 있다.
이 동작을 하다가 관절이 불편하면 2단계에서 동작의 범위를 조절해 어깨관절(견관절)에
실리는 부하를 줄여야 한다. 초심자는 8~10렙 4세트로 시작할 수 있다. 112~113쪽에
집에서 할 수 있는 다른 응용 동작도 있다. 201~214쪽의 운동 프로그램에서
다른 세트를 찾아 목표로 할 수도 있다.

뒤-옆에서 본 모습

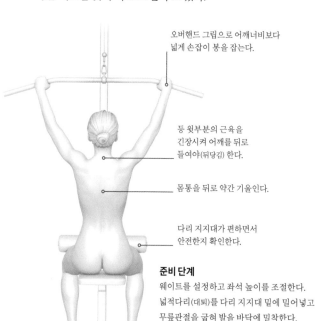

오버핸드 그립으로 어깨너비보다
넓게 손잡이 봉을 잡는다.

등 윗부분의 근육을
긴장시켜 어깨를 뒤로
들여야(뒤당김) 한다.

몸통을 뒤로 약간 기울인다.

다리 지지대가 편하면서
안전한지 확인한다.

준비 단계
웨이트를 설정하고 좌석 높이를 조절한다.
넓적다리(대퇴)를 다리 지지대 밑에 밀어넣고
무릎관절을 굽혀 발을 바닥에 밀착한다.
손잡이 봉을 잡고 몸통을 뒤로 약간 기울인 채
등 윗부분을 살짝 편다.

1단계
숨을 들이쉬고 배 근육을
당겨 몸통을 안정시킨다.
중심근육(코어근육)을
강하게 긴장시킨다.
팔꿈관절(주관절)을 굽히고
등 중간부분/윗부분 근육을
수축시켜 손잡이 봉을 당겨
내리면서 숨을 내쉰다.
팔꿈관절이 바깥쪽으로
이동한다. 가슴을 내민 채
손잡이 봉을 복장뼈 꼭대기
앞으로 끌어당긴다(봉이 가슴에
닿지는 않는다.).

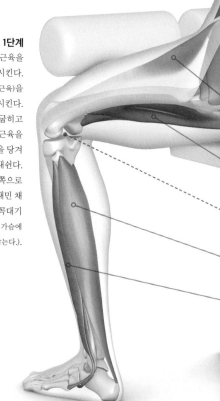

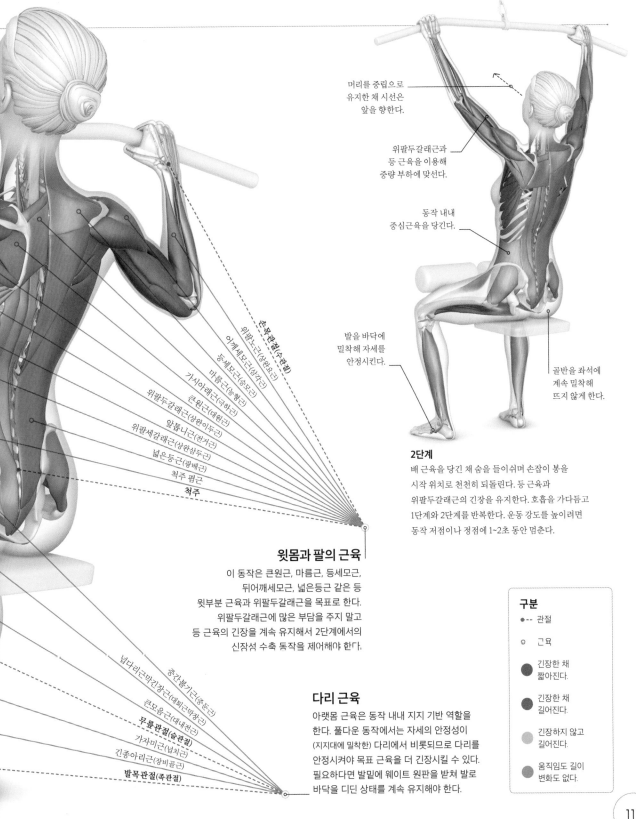

머리를 중립으로
유지한 채 시선은
앞을 향한다.

위팔두갈래근과
등 근육을 이용해
중량 부하에 맞선다.

동작 내내
중심근육을 당긴다.

발을 바닥에
밀착해 자세를
안정시킨다.

골반을 좌석에
계속 밀착해
뜨지 않게 한다.

어깨세모근(삼각근)
등세모근(승모근)
마름근(능형근)
가시아래근(극하근)
큰원근(대원근)
위팔두갈래근(상완이두근)
앞톱니근(전거근)
위팔세갈래근(상완삼두근)
넓은등근(광배근)
척주 폄근
척주

어깨관절(수관절)
위팔노근(상완요근)

2단계
배 근육을 당긴 채 숨을 들이쉬며 손잡이 봉을
시작 위치로 천천히 되돌린다. 등 근육과
위팔두갈래근의 긴장을 유지한다. 호흡을 가다듬고
1단계와 2단계를 반복한다. 운동 강도를 높이려면
동작 저점이나 정점에 1~2초 동안 멈춘다.

윗몸과 팔의 근육
이 동작은 큰원근, 마름근, 등세모근,
뒤어깨세모근, 넓은등근 같은 등
윗부분 근육과 위팔두갈래근을 목표로 한다.
위팔두갈래근에 많은 부담을 주지 말고
등 근육의 긴장을 계속 유지해서 2단계에서의
신장성 수축 동작을 제어해야 한다.

중간볼기근(중둔근)
넙다리근막긴장근(대퇴근막장근)
큰모음근(대내전근)
무릎관절(슬관절)
가자미근(넙치근)
긴종아리근(장비골근)
발목관절(족관절)

다리 근육
아랫몸 근육은 동작 내내 지지 기반 역할을
한다. 풀다운 동작에서는 자세의 안정성이
(지지대에 밀착한) 다리에서 비롯되므로 다리를
안정시켜야 목표 근육을 더 긴장시킬 수 있다.
필요하다면 발밑에 웨이트 원판을 받쳐 발로
바닥을 디딘 상태를 계속 유지해야 한다.

구분
- 관절
- 근육
- 긴장한 채
  짧아진다.
- 긴장한 채
  길어진다.
- 긴장하지 않고
  길어진다.
- 움직임도 길이
  변화도 없다.

≫ 응용 동작

버티컬 풀다운 동작은 다양한 운동 기구로 취할 수 있다.
그립을 조절하면 목표 근육을 넓은등근, 등세모근, 어깨세모근으로
바꿀 수 있다. 다음 동작들을 취하면서 어깨관절에 너무 큰
부하가 실리지 않도록 주의해야 한다.

구분

● 1차 목표 근육　　● 2차 목표 근육

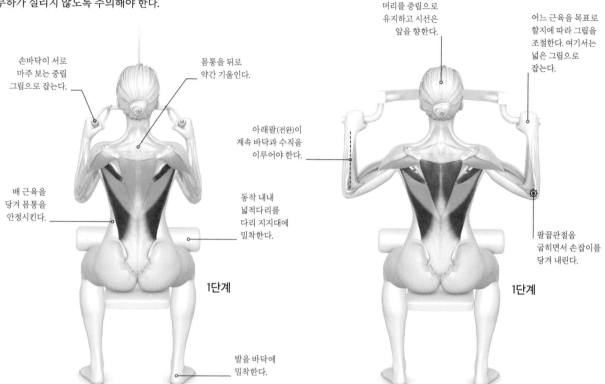

손바닥이 서로 마주 보는 중립 그립으로 잡는다.

몸통을 뒤로 약간 기울인다.

배 근육을 당겨 몸통을 안정시킨다.

아래팔(전완)이 계속 바닥과 수직을 이루어야 한다.

동작 내내 넓적다리를 다리 지지대에 밀착한다.

1단계

발을 바닥에 밀착한다.

머리를 중립으로 유지하고 시선은 앞을 향한다.

어느 근육을 목표로 할지에 따라 그립을 조절한다. 여기서는 넓은 그립으로 잡는다.

팔꿉관절을 굽히면서 손잡이를 당겨 내린다.

1단계

뉴트럴 그립 버티컬 풀다운
NEUTRAL-GRIP VERTICAL FULLDOWN

앞의 풀다운 동작의 넓은 엎침(회내) 그립은 등 윗부분 근육을
목표로 하지만 손바닥이 서로 마주 보는 중립 그립(neutral-grip)을
이용하는 이 응용 동작은 넓은등근에 집중한다.

준비 단계
와이드 그립 버티컬 풀다운과 같은 자세를 취한다. 하지만 손은
어깨너비로 벌려 중립 그립을 취한다. 몸통을 뒤로 약간 기울인다.

1단계
숨을 들이쉬고 배 근육을 당긴다. 팔꿉관절을 굽히고 넓은등근을
수축시켜 손잡이를 당겨 내리면서 숨을 내쉰다.

2단계
숨을 다시 들이쉬고 배 근육을 당긴다. 손잡이를 시작 위치로 천천히
되돌린다. 1단계와 2단계를 반복한다.

머신 버티컬 풀다운 **MACHINE** VERTICAL FULLDOWN

머신을 이용하는 이 응용 동작은 저항 부하 작용선을 변경할 수
있는 머신에 맞춰 넓은 엎침(회내) 그립 또는 중립 그립을 선택할
수 있다.

준비 단계
원하는 그립에 맞춰 머신을 설정한다. 다리 지지대 밑에 넓적다리를 대고 앉아
무릎관절을 굽혀 발을 바닥에 밀착한다. 손잡이를 원하는 그립으로 잡는다.

1단계
숨을 들이쉬고 배 근육을 당긴다. 등 중간부분/윗부분 근육을
수축시켜 손잡이를 당겨 내리면서 숨을 내쉰다.

2단계
숨을 다시 들이쉬고 배 근육을 당긴다. 손잡이를 시작 위치로 천천히
되돌리며 숨을 내쉰다. 1단계와 2단계를 반복한다.

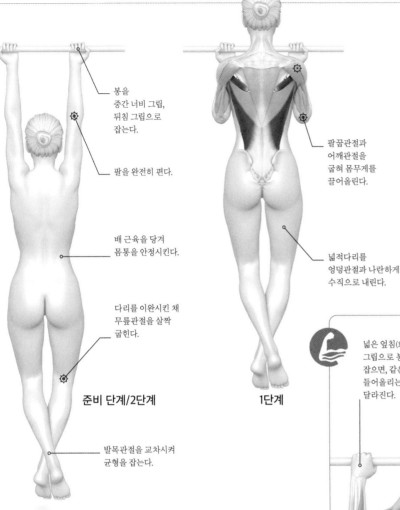

봉을
중간 너비 그립,
뒤침 그립으로
잡는다.

팔을 완전히 편다.

배 근육을 당겨
몸통을 안정시킨다.

다리를 이완시킨 채
무릎관절을 살짝
굽힌다.

준비 단계/2단계

발목관절을 교차시켜
균형을 잡는다.

팔꿉관절과
어깨관절을
굽혀 몸무게를
끌어올린다.

넓적다리를
엉덩관절과 나란하게
수직으로 내린다.

1단계

> 풀다운 응용 동작을
> 하는 동안 그립은
> 어느 근육이
> 더 집중적으로
> 단련될지에 영향을
> 미친다.

넓은 엎침(회내)
그립으로 봉을
잡으면, 같은 몸무게를
들어올리는 근육이
달라진다.

이 풀업 동작의
목표 근육은
등 윗부분의
등세모근과
중간부분의
마름근이다.

풀업

친업 CHIN-UP

등 윗부분 근육, 넓은등근, 위팔두갈래근을 단련하는 친업은 모든
근력 운동 프로그램에 들어갈 만큼 훌륭한 운동이다. 중간 너비 그립을
이용하는 이 동작은 렙 단위로 등 근육의 대부분을 단련한다.

준비 단계
중심근육을 긴장시킨 채 봉에 매달린 자세로 시작한다. 발목관절 부분에서
발을 교차시켜 균형과 협응을 높일 수 있다.

1단계
팔꿉관절을 굽혀 몸을 들어올리면서 숨을 내쉰다. 운동 강도를
높이려면 이 동작 정점에 1~2초 동안 멈춘다.

2단계
팔꿉관절을 펴 몸을 내리면서 숨을 들이쉰다. 중심근육의 긴장은 계속 유지한다.
순간적인 강한 힘을 내려고 몸을 흔들어서는 안 된다. 1단계와 2단계를 반복한다.

그립의 중요성
양손을 서로 가깝게 해서 반뒤침(반회외) 또는 뒤침(회외)
그립을 중간 너비에 더 가깝게 취할수록 등 윗부분보다
넓은등근과 위팔두갈래근이 더 단련된다. 넓은 엎침에
가까운 그립일수록 등 윗부분 근육이 더 단련된다.
위팔두갈래근은 비슷하게 단련되지만 넓은등근은
전반적으로 덜 단련된다.

뉴트럴 그립
호리존털 로 NEUTRAL-GRIP **HORIZONTAL ROW**

수평으로 당기는 동작은 어느 근력 운동 프로그램에든 잘 어울린다.
중립 그립을 응용하는 이 동작은 등 윗부분 근육, 넓은등근, 위팔두갈래근을
단련한다. 머신 장치와 너무 가깝지 않게 벤치에 올바른 자세로 앉는 것이
중요하다. 그래야 동작의 전체 범위로 움직일 수 있다.

개요 보기

발을 발판에 내려놓고 디디면 엉덩관절(고관절)의 유연성이 커진다.
어깨관절(견관절)이 불편하면 2단계에서 동작 범위를 조절하면 된다.
초심자는 8~10렙 4세트로 시작할 수 있다. 116~117쪽에 다른 응용 동작도
있다. 201~214쪽의 운동 프로그램에서 다른 세트를 찾아 목표로 할 수도 있다.

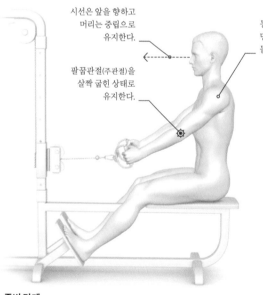

시선은 앞을 향하고
머리는 중립으로
유지한다.

팔꿈관절(주관절)을
살짝 굽힌 상태로
유지한다.

등 윗부분 근육을
당겨서 어깨를 뒤로
들여야(뒤당김) 한다.

! 흔한 실수

많은 사람들이 엉덩관절과
몸통에서 순간적인 강한
힘을 내려는 실수를 한다.
그러면 노 젓듯 당기는
동작을 할 수 없고
몸통이 뒤로 기운다.
고정된 자세에서
중심근육(코어근육)의
긴장을 유지해야 한다.

준비 단계
웨이트를 설정하고 좌석 높이를 조절한 다음, 머신을 마주 보며
벤치에 앉는다. 발은 발판에 내려놓고 디딘다. 다리는 약간 굽힌다.
손은 어깨너비로 벌려 손잡이를 잡는다. 팔은 펴고 등은 똑바로 세운다.

1단계
숨을 들이쉬고 배 근육을 당긴다. 팔꿈관절을 굽히고
등 중간부분/윗부분 근육을 수축시켜 손잡이를 배 윗부분 쪽으로
노 젓듯 당기면서 숨을 내쉰다. 팔꿈관절은 뒤로 이동한다.
어깨가 내밈(앞당김, 99쪽 참고) 자세가 되기 직전에 멈춘다.

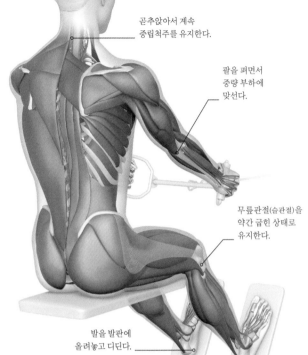

옆에서 본 모습

곧추앉아서 계속
중립척주를 유지한다.

팔을 펴면서
중량 부하에
맞선다.

무릎관절(슬관절)을
약간 굽힌 상태로
유지한다.

발을 발판에
올려놓고 디딘다.

머리반가시근(두반극근)
등세모근(승모근)
목빗근(흉쇄유돌근)
마름근(능형근)
가시위근(극상근)
가시아래근(극하근)
큰원근(대원근)
넓은등근(광배근)
어깨세모근(삼각근)
위팔세갈래근(상완삼두근)
척주 폄근
위팔두갈래근(상완이두근)
배가로근(복횡근)
위팔노근(상완요근)

윗몸과 팔의 근육

이 로(row, 노젓기) 동작은
넓은등근을 단련한다. 팔꿉관절을 굽히는
위팔두갈래근도 단련한다. 큰원근, 마름근,
등세모근, 뒤어깨세모근 같은 등 윗부분
근육은 동작을 보조하는 역할을 한다.
위팔두갈래근에 많은 부담을 주지 말고
등 근육의 긴장을 계속 유지해서 2단계에서의
신장성 수축 동작을 제어해야 한다.

2단계

배 근육을 당긴 채, 손잡이를 천천히 시작 위치로
돌려보내며 숨을 들이쉰다. 이때 중량 부하에
맞서며 속도를 조절한다. 등 근육과 위팔두갈래근의
긴장을 계속 유지한다. 호흡을 가다듬고 1단계와
2단계를 반복한다. 운동 강도를 높이려면 이 자세나
1단계 끝에 1초 동안 멈춘다.

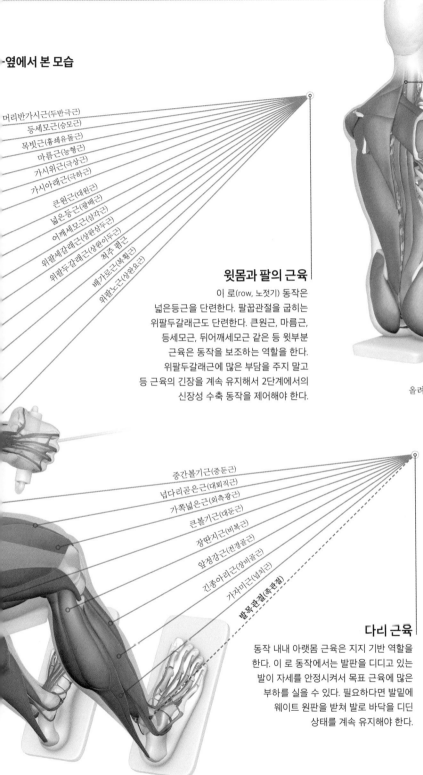

중간볼기근(중둔근)
넙다리곧은근(대퇴직근)
가쪽넓은근(외측광근)
큰볼기근(대둔근)
장딴지근(비복근)
앞정강근(전경골근)
긴종아리근(장비골근)
가자미근(넙치근)
발목관절(족관절)

다리 근육

동작 내내 아랫몸 근육은 지지 기반 역할을
한다. 이 로 동작에서는 발판을 디디고 있는
발이 자세를 안정시켜서 목표 근육에 많은
부하를 실을 수 있다. 필요하다면 발밑에
웨이트 원판을 받쳐 발로 바닥을 디딘
상태를 계속 유지해야 한다.

구분

- ●── 관절
- ○── 근육
- ● 긴장한 채 짧아진다.
- ● 긴장한 채 길어진다.
- ● 긴장하지 않고 길어진다.
- ● 움직임도 길이 변화도 없다.

115

›› 응용 동작

로 동작은 넓은등근, 여타 등 근육, 위팔두갈래근을 목표로 하며,
여러 운동 기구를 이용해 취할 수 있다. 몸통을 안정시킨 채 렙 단위로
부드럽게 어깨와 팔을 뒤로 움직이면 된다.

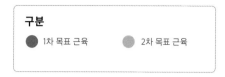

구분

● 1차 목표 근육   ● 2차 목표 근육

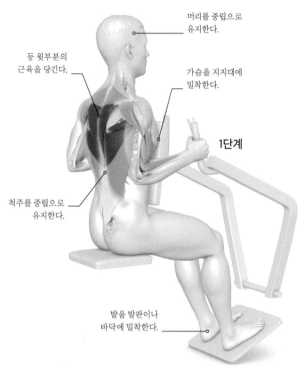

머리를 중립으로
유지한다.

등 윗부분의
근육을 당긴다.

가슴을 지지대에
밀착한다.

1단계

척주를 중립으로
유지한다.

발을 발판이나
바닥에 밀착한다.

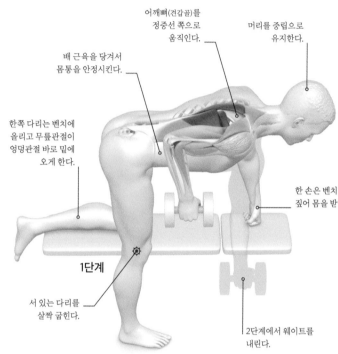

어깨뼈(견갑골)를
정중선 쪽으로
움직인다.

머리를 중립으로
유지한다.

배 근육을 당겨서
몸통을 안정시킨다.

한쪽 다리는 벤치에
올리고 무릎관절이
엉덩관절 바로 밑에
오게 한다.

한 손은 벤치
짚어 몸을 받

1단계

서 있는 다리를
살짝 굽힌다.

2단계에서 웨이트를
내린다.

머신 호리존털 로 MACHINE HORIZONTAL ROW

머신으로 하는 이 응용 동작은 등 중간부분/윗부분 근육을 단련한다.
머신에 가슴 지지대가 있어서 안정되고 안전하게 할 수 있다.
운동 강도를 높이려면 동작 정점에 1~2초 동안 멈추면 된다.

준비 단계
머신에 앉아서 발로 발판이나 바닥을 디딘다.
몸통을 앞으로 기울여 가슴을 지지대에 밀착한다.

1단계
숨을 들이쉬며 배 근육을 긴장시킨다. 하나의 연속된 동작으로
어깨와 팔을 뒤로 움직여 손잡이를 당기면서 숨을 내쉰다.

2단계
손잡이를 시작 위치로 되돌리면서 숨을 들이쉰다.
동작 내내 천천히 속도를 제어한다.

덤벨 벤트오버 로 DUMBBELL BENT-OVER ROW

덤벨을 이용하면 한쪽 다리를 벤치에 올린 채 한쪽씩 동작을 취하거나,
두 다리 모두 무릎관절을 굽히고 엉덩관절을 90도 굽힌 채 함께 동작을
취할 수도 있다. 운동 강도를 높이려면 동작 정점에 1~2초 멈춘다.

준비 단계
한쪽 다리는 벤치에 올리고 반대쪽 다리는 엉덩관절 아래로 쭉 펴고 선다.
등을 곧게 편 채 몸을 앞으로 기울인다. 중심근육을 긴장시키며 숨을 들이쉰다.

1단계
어깨뼈를 뒤로 당겨 팔을 올리면서 숨을 내쉰다. 팔꿈치관절(주관절)을
30~60도가량 굽힌다. 이 각도에 따라 집중적으로 단련되는 근육이 달라진다.

2단계
배 근육을 당긴 채 덤벨을 천천히 낮추면서 숨을 들이쉰다.
1단계와 2단계를 반복한다.

바벨 벤트오버 로 BARBELL BENT-OVER ROW

바벨을 이용하는 이 유명한 응용 동작은 등 중간부분/윗부분 근육과 더불어
중심근육을 목표로 한다. 몸을 세우면 동작 범위가 줄어든다는 점을 감안해야
한다. 다른 응용 동작과 마찬가지로, 운동 강도를 높이려면 동작 정점에
1~2초 동안 멈추면 된다.

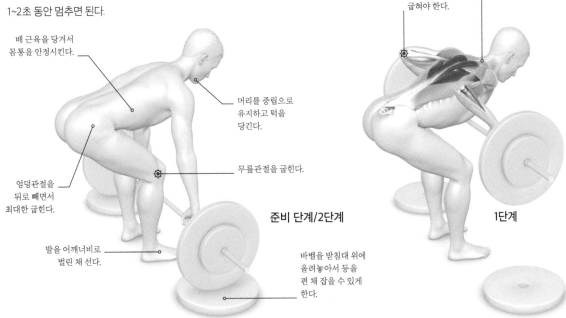

배 근육을 당겨서
몸통을 안정시킨다.

머리를 중립으로
유지하고 턱을
당긴다.

엉덩관절을
뒤로 빼면서
최대한 굽힌다.

무릎관절을 굽힌다.

발을 어깨너비로
벌린 채 선다.

준비 단계/2단계

바벨을 받침대 위에
올려놓아서 등을
편 채 잡을 수 있게
한다.

팔꿉관절을
45도 정도로
굽혀야 한다.

중립척주를 유지한 채
로 동작으로 바벨을
들어올린다.

1단계

준비 단계
몸을 앞으로 굽히고 서서 바벨 봉을
엎침(회내) 그립으로 잡는다. 척주는
중립으로 계속 유지해야 한다.

1단계
숨을 들이쉬며 중심근육을 당긴다.
로 동작으로 팔꿉관절을 뒤로 움직여 바벨 봉을
가슴 쪽으로 들어올리면서 숨을 내쉰다.

2단계
팔, 어깨, 등의 근육, 중심근육 제어해 바벨을
천천히 시작 위치로 되돌리면서 숨을 들이쉰다.

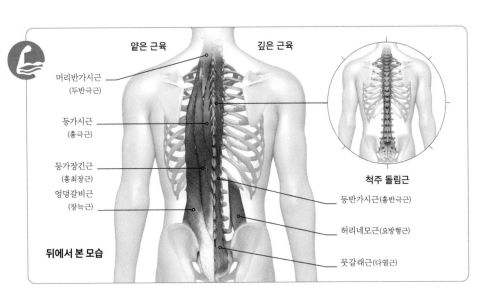

얕은 근육

깊은 근육

머리반가시근
(두반극근)

등가시근
(흉극근)

등가장긴근
(흉최장근)

엉덩갈비근
(장늑근)

등반가시근(흉반극근)

허리네모근(요방형근)

뭇갈래근(다열근)

척주 돌림근

뒤에서 본 모습

척주 폄근

얕은 척주 폄근인
척주세움근(척주기립근) 근육군은
척주를 아래로 펴며, 등가시근,
등가장긴근, 엉덩갈비근 3갈래로
구성되어 있다. 척주 돌림근을
비롯한 깊은 척주 폄근은
척주세움근의 가동성을 보조하고
척주와 골반을 안정시키는 중요한
역할을 한다. 이 근육들은 함께
끊임없이 작동해서 몸이 앞으로
넘어지지 않게 하고 바른 자세
유지시킨다.

덤벨
트랩 슈러그
DUMBBELL TRAP SHRUG

**안전하고 효과적인 방식으로 위등세모근을 단련한다.
덤벨 2개의 중량 부하가 더해져 운동 강도를 높인다.**

개요 보기

바벨 대신 덤벨을 사용하면 바벨 봉 때문에
생기는 제한이 없어진다. 따라서 각자의
신체 구조와 가동성 한계에 맞춰 자세를
취할 수 있다. 머신이 있다면 줄을
이용하는 응용 동작이 개인별 최적화와
저항 설정에 매우 유리하다. 초심자는
8-10렙 4세트로 시작할 수 있다.
120~121쪽에 다른 응용 동작도 있다.
201~214쪽의 운동 프로그램에서
다른 세트로 찾아 목표로 할 수도 있다.
이 운동을 하다가 관절이 불편하면
덤벨 대신 줄이나 저항 밴드를 이용하는
응용 동작을 해볼 수 있다(120~121쪽 참고).

윗몸과 팔의 근육

이 동작에서는
안쪽어깨세모근(내측삼각근)과
더불어 어깨 위팔 근육, 특히
위등세모근(상승모근)에 주로 부하가
실린다. 위팔(상완)과 아래팔(전완)의
근육은 앞손에 잡은 웨이트를
안정시킨다. 위등세모근의 근력과
기능을 강화하면 웨이트를 머리 위로
밀어올리는 벤치 프레스, 숄더 프레스
같은 동작을 할 수 있다.

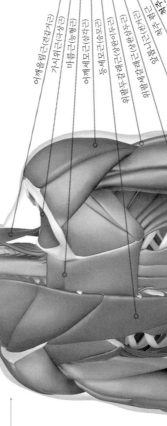

어깨올림근(견갑거근)
가시위근(극상근)
마름근(능형근)
어깨세모근(삼각근)
등세모근(승모근)
위팔두갈래근(상완이두근)
위뒤톱니근(상후거근)
앞톱니근
척주
척주세움근
바깥갈비사이근(외늑간근)
위팔세갈래근(상완삼두근)

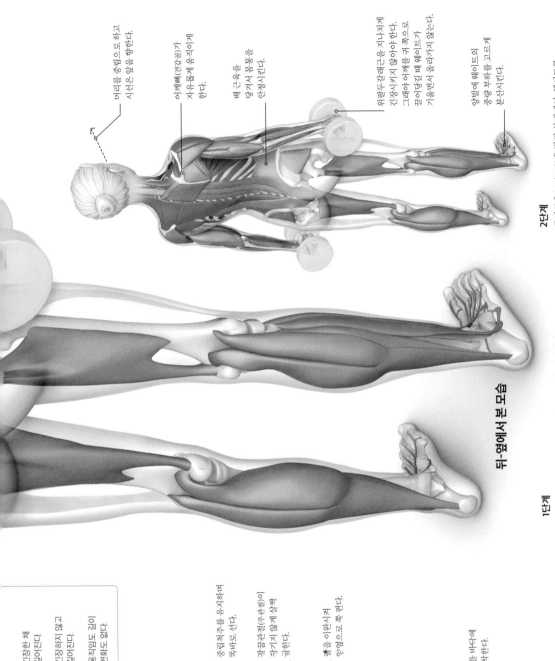

머리를 중립으로 하고 시선은 앞을 향한다.

어깨(견갑골)가 자유롭게 움직이게 한다.

배 근육을 당겨서 몸통을 안정시킨다.

위팔두갈래근을 지나치게 긴장시키지 않아야 한다. 그래야 어깨를 귀 쪽으로 끌어당길 때 웨이트가 기울어서 올라가지 않는다.

양발에 웨이트의 중량 부하를 고르게 분산시킨다.

뒤-옆에서 본 모습

1단계
숨을 들이쉬고 배 근육을 당긴다. 몸통을 안정시킨 상태에서 귀 쪽으로 어깨를 끌어당겨 덤벨을 들어올리면서 숨을 내쉰다. 앞넙다리네갈래근(고관절)이나 몸통을 움직이지 않고 이 자세로 1~2초 동안 멈춰준다.

2단계
중심근육(코어근육)을 당긴 상태에서, 웨이트를 시작 위치로 되돌리며 숨을 들이쉰다. 이때 덤벨이 하강하는 속도를 위등세모근으로 제어해야 한다. 호흡을 가다듬고 1단계와 2단계를 반복한다.

구분
-•- 관절
-○- 근육
(■) 긴장한 채 짧아진다.

긴장한 채 길어진다.
긴장하지 않고 길어진다.
움직임도 길이 변화도 없다.

준비 단계
발을 어깨너비로 벌리고 선다. 덤벨을 (손타이) 양손에 중립 그립으로 잡고 양옆으로 내린다. 머리는 중립을 유지하고 시선은 앞을 향한다.

중립척주를 유지하며 똑바로 선다.

팔꿈치관절(수관절)이 크게 굽히지 않고 살짝 굽힌다.

발을 이완시켜 으앞으로 쭉 편다.

발을 바닥에 밀착한다.

≫ 응용 동작

마찬가지로 등세모근과 안쪽어깨세모근을 목표로 하는 다음 트랩 슈러그 응용 동작들은 줄이나 저항 밴드를 이용하며, 목과 위팔두갈래근의 부담을 덜 수 있다. 또한 줄을 이용하면 각자의 필요에 따라 알맞은 동작을 취할 수 있다.

밴드 업라이트 로 BANDED UPRIGHT ROW

저항 밴드를 이용하여 위등세모근과 어깨 근육을 단련한다. 운동 강도를 높이려면 동작 정점에 1~2초 동안 멈추면 된다.

위등세모근 운동

위등세모근은 안쪽어깨세모근이 어깨뼈에 가하는 힘에 대항하는 역할을 한다. 그래서 트랩 슈러그는 한 번에 두 근육을 단련할 수 있는 훌륭한 운동이다.

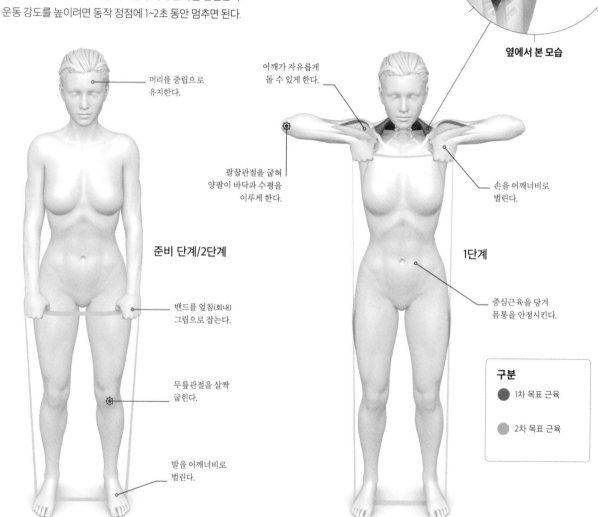

위등세모근
(상승모근)

안쪽어깨
세모근
(내측삼각근)

옆에서 본 모습

머리를 중립으로
유지한다.

어깨가 자유롭게
돌 수 있게 한다.

팔꿉관절을 굽혀
양팔이 바닥과 수평을
이루게 한다.

손을 어깨너비로
벌린다.

준비 단계/2단계

1단계

밴드를 엎침(회내)
그립으로 잡는다.

중심근육을 당겨
몸통을 안정시킨다.

무릎관절을 살짝
굽힌다.

발을 어깨너비로
벌린다.

구분

● 1차 목표 근육

● 2차 목표 근육

준비 단계

저항 밴드를 발로 밟은 채 손을 어깨너비로 벌려 엎침 그립으로 밴드를 잡는다. 어깨를 이완시킨 채 똑바로 선다.

1단계

숨을 들이쉬며 중심근육을 당긴다. 어깨를 들어올리고 팔꿉관절을 굽혀 양손을 위로 움직이면서 숨을 내쉰다.

2단계

어깨를 내리고 팔을 펴 양손을 시작 위치로 천천히 되돌리며 숨을 들이쉰다. 1단계와 2단계를 반복한다.

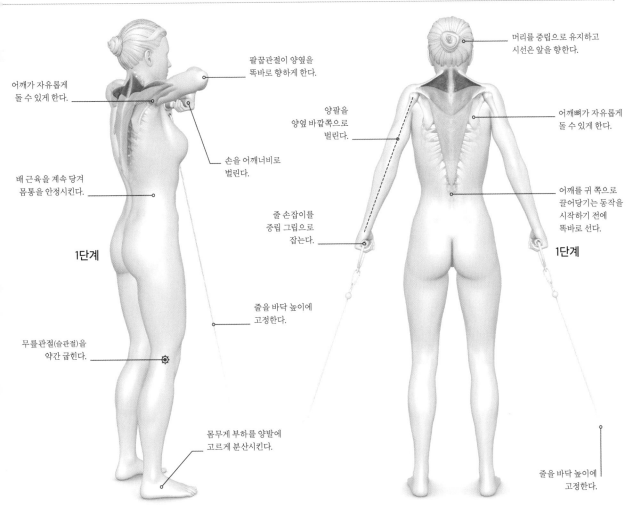

어깨가 자유롭게
돌 수 있게 한다.

팔꿈관절이 양옆을
똑바로 향하게 한다.

손을 어깨너비로
벌린다.

배 근육을 계속 당겨
몸통을 안정시킨다.

1단계

무릎관절(슬관절)을
약간 굽힌다.

몸무게 부하를 양발에
고르게 분산시킨다.

머리를 중립으로 유지하고
시선은 앞을 향한다.

양팔을
양옆 바깥쪽으로
벌린다.

어깨뼈가 자유롭게
돌 수 있게 한다.

줄 손잡이를
중립 그립으로
잡는다.

어깨를 귀 쪽으로
끌어당기는 동작을
시작하기 전에
똑바로 선다.

줄을 바닥 높이에
고정한다.

1단계

줄을 바닥 높이에
고정한다.

케이블 업라이트 로 CABLE UPRIGHT ROW

줄을 이용하는 이 응용 동작은 위등세모근과 어깨 근육을 단련한다.
줄이 양쪽 어깨 근육의 긴장을 유지시킨다. 운동 강도를 높이려면
손잡이를 턱 높이까지 당긴 채 1~2초 동안 멈추면 된다.

준비 단계
발을 어깨너비로 벌리고 무릎관절을 살짝 굽힌 채 똑바로 선다.
줄 손잡이를 엎침 그립으로 잡는다.

1단계
숨을 들이쉬고 배 근육을 당긴다. 팔꿉관절을 굽혀 양팔이 바닥과
수평을 이루도록 줄 손잡이를 턱 높이까지 올리면서 숨을 내쉰다.

2단계
줄 손잡이를 천천히 내려 시작 위치로 되돌리면서 숨을 들이쉰다.
어깨의 긴장을 계속 유지한다. 1단계와 2단계를 반복한다.

케이블 트랩 슈러그 CABLE TRAP SHRUG

양쪽에 줄을 사용하는 이 응용 동작은 줄의 저항 부하 작용선과
근육섬유의 방향이 나란한 위등세모근을 단련하는 데 이상적이다.
운동 강도를 높이려면 동작 정점에 1~2초 동안 멈추면 된다.

준비 단계
발을 어깨너비로 벌리고 무릎관절을 살짝 굽힌 채 선다.
몸을 굽혀 줄 손잡이를 잡은 다음 다시 똑바로 선다.

1단계
숨을 들이쉬고 중심근육을 당긴다. 어깨를 귀 쪽으로 끌어당기며
숨을 내쉰다. 어깨가 앞이나 뒤로 당겨져서는 안 된다.

2단계
어깨를 내려 시작 위치로 천천히 되돌리면서 숨을 들이쉰다. 이때 중심근육과
등세모근을 당겨 동작 속도를 제어한다. 1단계와 2단계를 반복한다.

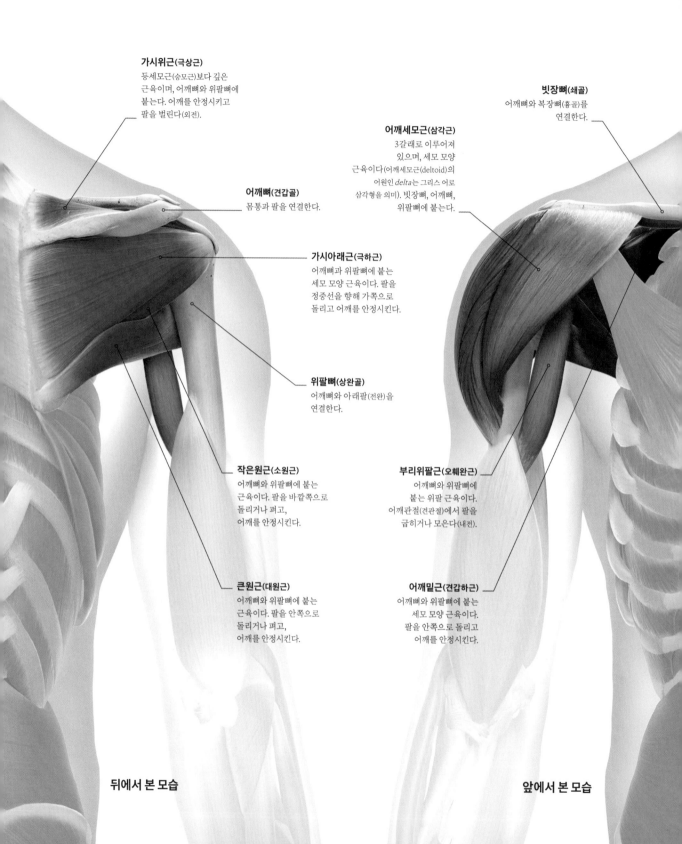

가시위근(극상근)
등세모근(승모근)보다 깊은
근육이며, 어깨뼈와 위팔뼈에
붙는다. 어깨를 안정시키고
팔을 벌린다(외전).

빗장뼈(쇄골)
어깨뼈와 복장뼈(흉골)를
연결한다.

어깨세모근(삼각근)
3갈래로 이루어져
있으며, 세모 모양
근육이다(어깨세모근(deltoid)의
어원인 *delta*는 그리스 어로
삼각형을 의미). 빗장뼈, 어깨뼈,
위팔뼈에 붙는다.

어깨뼈(견갑골)
몸통과 팔을 연결한다.

가시아래근(극하근)
어깨뼈과 위팔뼈에 붙는
세모 모양 근육이다. 팔을
정중선을 향해 가쪽으로
돌리고 어깨를 안정시킨다.

위팔뼈(상완골)
어깨뼈와 아래팔(전완)을
연결한다.

작은원근(소원근)
어깨뼈와 위팔뼈에 붙는
근육이다. 팔을 바깥쪽으로
돌리거나 펴고,
어깨를 안정시킨다.

부리위팔근(오훼완근)
어깨뼈와 위팔뼈에
붙는 위팔 근육이다.
어깨관절(견관절)에서 팔을
굽히거나 모은다(내전).

큰원근(대원근)
어깨뼈와 위팔뼈에 붙는
근육이다. 팔을 안쪽으로
돌리거나 펴고,
어깨를 안정시킨다.

어깨밑근(견갑하근)
어깨뼈와 위팔뼈에 붙는
세모 모양 근육이다.
팔을 안쪽으로 돌리고
어깨를 안정시킨다.

뒤에서 본 모습

앞에서 본 모습

어깨
근력 운동

어깨를 움직이는 핵심 근육은 어깨세모근이다. 어깨를 앞뒤로 감싸면서 어깨 겉모양(외형)의
대부분을 이룬다. 큰원근, 작은원근, 가시위근, 어깨밑근 같은 다른 근육들은 주로 어깨관절을
안정시킨다.

근력 운동에서 어깨세모근의 주된
역할은 팔을 올리거나 펴는 것이다.
어깨세모근은 3갈래로 이루어져
있다. 몸 앞으로 팔을 올려 어깨를
굽히는 앞어깨세모근(전삼각근),
팔을 몸에서 먼 쪽으로 올려 어깨를
벌리는(외전) 중간어깨세모근(중삼각근),
팔을 몸 뒤로 돌려 어깨를 펴는
뒤어깨세모근(후삼각근)이다.

어깨세모근은 일상생활과 근력 운동에서
반복적으로 사용하므로 다양한 부하
수단과 렙 설정으로 단련하는 것이
중요하다.

- **숄더 프레스 동작을 하면** 어깨 근육이
  위팔세갈래근(상완삼두근), 등 윗부분
  근육과 함께 작동해서, 어깨세모근이
  팔을 정중선 쪽으로 움직이며 웨이트를
  들어올린다.

- **레이즈 동작에서는** 등세모근의 도움을
  조금 받기도 하지만 어깨 근육이 거의
  단독으로 작동한다. 특정 방향으로만 저항
  부하를 실으려고 할 필요는 없다. 목표로
  하는 어깨세모근 갈래의 기능과 구조를
  염두에 두고 동작 범위 전체에 걸쳐 알맞게
  움직이면 된다.

프레스(press)와 레이즈(raise)
동작을 이용해 앞어깨세모근과
중간어깨세모근(중삼각근)을 목표로 할 수
있다. 로(row)와 플라이(fly) 동작으로는
뒤어깨세모근(후삼각근)을 단련할 수 있다.

"

윗몸의 근력을 강화하면 자세, 가동성,
유연성, 동작 범위가 향상된다.

바벨 오버헤드
숄더 프레스
BARBELL OVERHEAD **SHOULDER PRESS**

수직으로 밀어올리는 이 중요한 동작은 어깨 근육과 위팔세갈래근을
단련한다. 등 윗부분 근육도 단련하고 중심근육의 안정성을 높이는
오버헤드 프레스는 앉아서 할 수도 있고 서서 할 수도 있다. 바벨의 수평을
유지해야 하고 동작 속도를 제어해야 한다.

개요 보기

앉아서 하는 이 동작은 무릎관절을 90도로 굽혀야 한다. 따라서 머신의 좌석
높이를 조절해야 한다. 대부분의 머신은 바벨 봉을 머리 바로 위나 뒤에 맞출
수 있으므로 쉽게 바벨 봉을 잡고 들어올려서 시작 자세를 취할 수 있다.
관절이 불편하면 덤벨을 이용하는 응용 동작(127쪽 참고)으로 바꿀 수 있다.
초심자는 8~10렙 4세트로 시작할 수 있다. 126~127쪽에 다른 응용 동작도 있다.
201~214쪽의 운동 프로그램에서 다른 세트를 찾아 목표로 할 수도 있다.

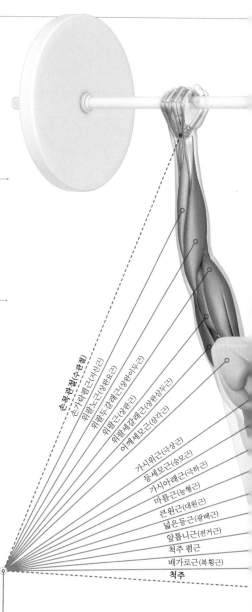

손목관절(수관절)
손가락폄근(지신근)
위팔노근(상완요근)
위팔두갈래근(상완이두근)
위팔근(상완근)
위팔세갈래근(상완삼두근)
어깨세모근(삼각근)

가시위근(극상근)
등세모근(승모근)
가시아래근(극하근)
마름근(능형근)
큰원근(대원근)
넓은등근(광배근)
앞톱니근(전거근)
척주 폄근
배가로근(복횡근)
척주

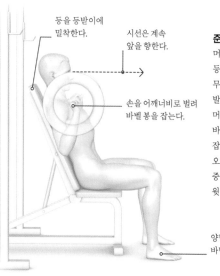

등을 등받이에
밀착한다.

시선은 계속
앞을 향한다.

손을 어깨너비로 벌려
바벨 봉을 잡는다.

양발을 나란히
바닥에 밀착한다.

준비 단계
머신을 설정하고 등받이에
등을 기댄 채 앉는다.
무릎관절은 굽히고
발은 어깨너비로 벌린다.
머리는 중립으로 유지한다.
바벨 봉을 오버핸드 그립으로
잡고 턱과 가슴 사이에
오게 한다. 볼기근과
중심근육을 당겨서
윗몸(상체)을 안정시킨다.

윗몸과 팔의 근육
이 동작은 어깨 앞부분, 중간부분
근육과 위팔세갈래근을 긴장시킨다.
중심근육(코어근육)은 몸통과 골반을
안정시켜 척주와 허리의 부상을
예방하는 데 중요하다. 동작 내내
허리도 반드시 등받이에 밀착해야
부상을 예방할 수 있다.

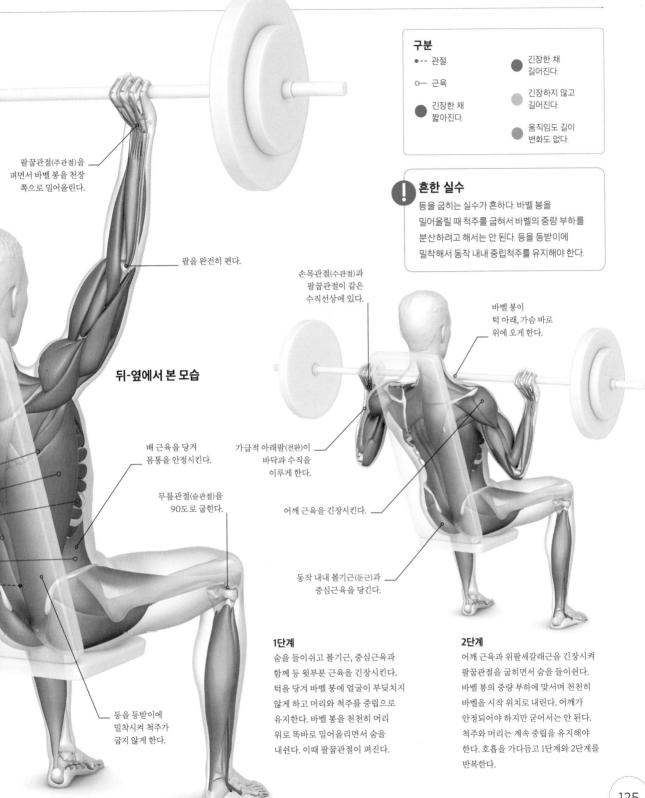

팔꿉관절(주관절)을 펴면서 바벨 봉을 천장 쪽으로 밀어올린다.

팔을 완전히 편다.

뒤-옆에서 본 모습

배 근육을 당겨 몸통을 안정시킨다.

무릎관절(슬관절)을 90도로 굽힌다.

등을 등받이에 밀착시켜 척주가 굽지 않게 한다.

구분

● -- 관절

○ -- 근육

● 긴장한 채 짧아진다.

● 긴장한 채 길어진다.

● 긴장하지 않고 길어진다.

● 움직임도 길이 변화도 없다.

! 흔한 실수

등을 굽히는 실수가 흔하다. 바벨 봉을 밀어올릴 때 척주를 굽혀서 바벨의 중량 부하를 분산하려고 해서는 안 된다. 등을 등받이에 밀착해서 동작 내내 중립척주를 유지해야 한다.

손목관절(수관절)과 팔꿉관절이 같은 수직선상에 있다.

바벨 봉이 턱 아래, 가슴 바로 위에 오게 한다.

가급적 아래팔(전완)이 바닥과 수직을 이루게 한다.

어깨 근육을 긴장시킨다.

동작 내내 볼기근(둔근)과 중심근육을 당긴다.

1단계

숨을 들이쉬고 볼기근, 중심근육과 함께 등 윗부분 근육을 긴장시킨다. 턱을 당겨 바벨 봉에 얼굴이 부딪치지 않게 하고 머리와 척주를 중립으로 유지한다. 바벨 봉을 천천히 머리 위로 똑바로 밀어올리면서 숨을 내쉰다. 이때 팔꿉관절이 펴진다.

2단계

어깨 근육과 위팔세갈래근을 긴장시켜 팔꿉관절을 굽히면서 숨을 들이쉰다. 바벨 봉의 중량 부하에 맞서며 천천히 바벨을 시작 위치로 내린다. 어깨가 안정되어야 하지만 굳어서는 안 된다. 척주와 머리는 계속 중립을 유지해야 한다. 호흡을 가다듬고 1단계와 2단계를 반복한다.

» 응용 동작

다양한 운동 기구로 오버헤드 프레스를 실시해 어깨세모근과
위팔세갈래근을 단련한다. 서서 하는 동작이 중심근육을 더 많이
긴장시킨다. 다음 3가지 동작은 어깨뼈(견갑골)가 자유롭게 돌 수
있어서 어깨 부상 위험이 낮다.

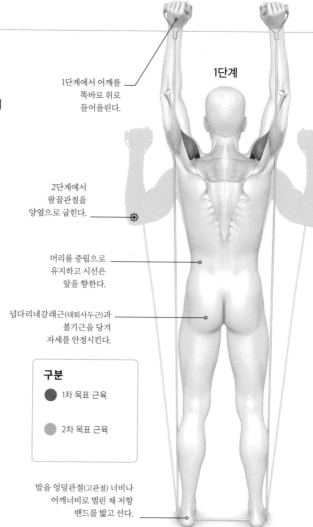

1단계에서 어깨를
똑바로 위로
들어올린다.

1단계

2단계에서
팔꿈관절을
양옆으로 굽힌다.

머리를 중립으로
유지하고 시선은
앞을 향한다.

넙다리네갈래근(대퇴사두근)과
볼기근을 당겨
자세를 안정시킨다.

구분

● 1차 목표 근육

● 2차 목표 근육

발을 엉덩관절(고관절) 너비나
어깨너비로 벌린 채 저항
밴드를 밟고 선다.

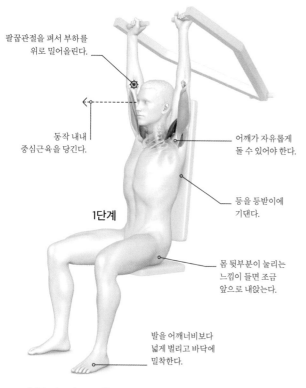

팔꿈관절을 펴서 부하를
위로 밀어올린다.

동작 내내
중심근육을 당긴다.

어깨가 자유롭게
돌 수 있어야 한다.

등을 등받이에
기댄다.

1단계

몸 뒷부분이 눌리는
느낌이 들면 조금
앞으로 내앉는다.

발을 어깨너비보다
넓게 벌리고 바닥에
밀착한다.

머신 숄더 프레스 MACHINE SHOULDER PRESS

머신으로 하는 이 응용 동작은 어깨 근력 운동에 변화를 주기에 좋다.
머신만 이용해도 좋고 다른 동작과 조합해도 좋다. 이 머신은 수직으로
밀어올리는 동작을 하기에 안전하고 효과적인 환경을 제공한다.

준비 단계
(필요하다면 좌석 높이를 조절하고) 자리에 앉아 손잡이를 잡는다. 팔꿈관절을
양옆으로 움직여 굽힌 상태에서 양손은 엎침(회내) 그립을 취한다.

1단계
숨을 들이쉬며 중심근육을 당긴다. 팔꿈관절을 펴 팔을 위로 들며
숨을 내쉰다. 이때 위팔(상완)을 귀 쪽으로 움직이는 데 집중한다.

2단계
숨을 들이쉬며 팔을 천천히 내려 손잡이를 시작 위치로 되돌린다.
필요하면 자세를 조절한다. 1단계와 2단계를 반복한다.

밴드 숄더 프레스 BAND SHOULDER PRESS

저항 밴드를 이용해 수직으로 밀어올리는 동작에 관여하는 근육을
단련한다. 어깨의 가동성과 취향에 따라 개인마다 다르게 할 수 있다.
들어올리는 팔의 진행 경로는 어깨 가동성에 따라 다르다.

준비 단계
발로 저항 밴드를 밟고 손잡이를 엎침 그립으로 잡는다.
똑바로 서서 팔을 굽혀 손을 귀 높이로 올린다.

1단계
숨을 들이쉬면서 배 근육을 당긴다. 팔을 들어 위팔을
귀 쪽으로 올리면서 숨을 내쉰다.

2단계
팔을 천천히 내리면서 숨을 들이쉰다. 이때 팔꿈관절을 굽혀
손을 시작 위치로 되돌린다. 1단계와 2단계를 반복한다.

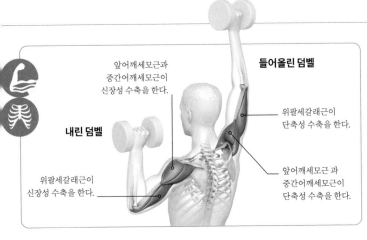

힘 조합하기

근육은 서로 동시 협응하며 작동한다. 수직으로 밀어올리는 동작에서 볼 수 있듯이, 위팔세갈래근(상완삼두근)은 앞어깨세모근(전삼각근), 중간어깨세모근(중삼각근)과 함께 작동해 덤벨을 위 안쪽으로 밀어올린다.

들어올린 덤벨

앞어깨세모근과 중간어깨세모근이 신장성 수축을 한다.

위팔세갈래근이 단축성 수축을 한다.

내린 덤벨

위팔세갈래근이 신장성 수축을 한다.

앞어깨세모근 과 중간어깨세모근이 단축성 수축을 한다.

덤벨 숄더 프레스
DUMBBELL SHOULDER PRESS

덤벨 사이의 각도와 팔 진행 경로를 결정하는 어깨 가동성이나 취향에 따라 각자에게 맞춰 하기에 좋은 응용 동작이다. 또한 중심근육이 강하게 당겨지고 어깨에 부하가 적게 실린다.

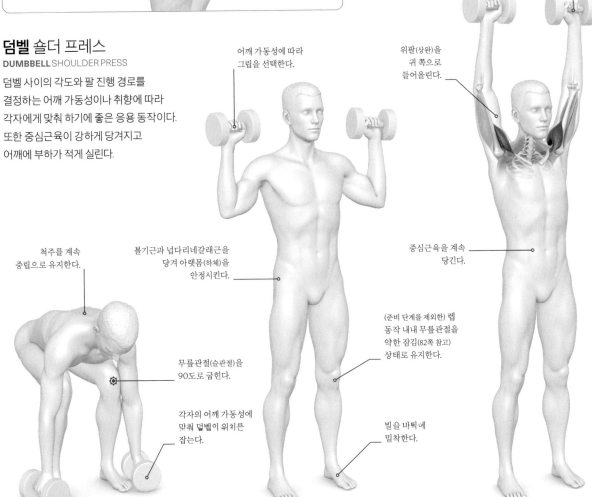

어깨 가동성에 따라 그립을 선택한다.

덤벨이 계속 바닥과 수평을 이루게 한다.

위팔(상완)을 귀 쪽으로 들어올린다.

척주를 계속 중립으로 유지한다.

볼기근과 넙다리네갈래근을 당겨 아랫몸(하체)을 안정시킨다.

중심근육을 계속 당긴다.

무릎관절(슬관절)을 90도로 굽힌다.

(준비 단계를 제외한) 렙 동작 내내 무릎관절을 약한 잠김(82쪽 참고) 상태로 유지한다.

각자의 어깨 가동성에 맞춰 덤벨이 위치를 잡는다.

빌을 바닥에 밀착한다.

안전하게 웨이트 집어들기
발을 엉덩관절 너비나 어깨너비로 벌리고 선다. 무릎관절과 엉덩관절을 굽혀 양발 바깥쪽에 놓인 덤벨에 손을 뻗어 잡는다.

준비 단계 / 2단계
무릎관절을 펴고 팔꿈관절을 굽히면서 덤벨을 어깨높이보다 높게 들어올린다. 중심근육을 당긴 채 덤벨을 위로 밀어올릴 준비를 한다.

1단계
숨을 들이쉬며 배 근육을 당긴다. 덤벨을 위로 밀어올리며 숨을 내쉰다. 2단계로 돌아가며 숨을 들이쉰다. 1단계와 2단계를 반복한다.

덤벨
래터럴 레이즈 DUMBBELL **LATERAL RAISE**

! **흔한 실수**

아랫몸(하체)이 흔들거리고 무릎관절이
굽는다면, 너무 무거운 웨이트를 들어올리고
있을지 모른다. 속도 제어를 하지 않고 웨이트를
너무 빨리 내려놓아서는 안 된다. 그러면 강한
신장성 수축 운동을 하지 못하게 된다.

이 운동의 목표는 어깨세모근의 중간부분이다. 어깨뼈를 안정시키는
등세모근 윗부분과 가시위근도 단련한다. 최소한의 운동 기구로
어깨를 단련할 수 있는 안전하고 효율적인 방법이다.

개요 보기

덤벨을 가쪽(외측)으로 들어올리고 내려서 어깨세모근 중간부분만 단련한다.
동작을 제어해서 천천히 부드럽게 진행해야 한다. 덤벨을 확 들어올리거나
툭 떨어뜨리듯 내려서는 안 된다. 초심자는 8~10렙 4세트로 시작할 수 있다.
130~131쪽에 다른 응용 동작도 있다. 201~214쪽의 운동 프로그램에서
다른 세트를 찾아 목표로 할 수도 있다.

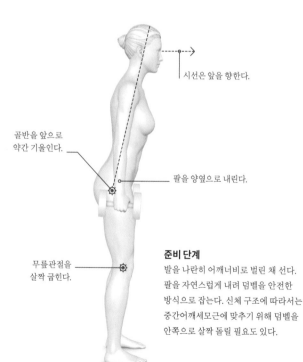

시선은 앞을 향한다.

골반을 앞으로
약간 기울인다.

팔을 양옆으로 내린다.

무릎관절을
살짝 굽힌다.

준비 단계
발을 나란히 어깨너비로 벌린 채 선다.
팔을 자연스럽게 내려 덤벨을 안전한
방식으로 잡는다. 신체 구조에 따라서는
중간어깨세모근에 맞추기 위해 덤벨을
안쪽으로 살짝 돌릴 필요도 있다.

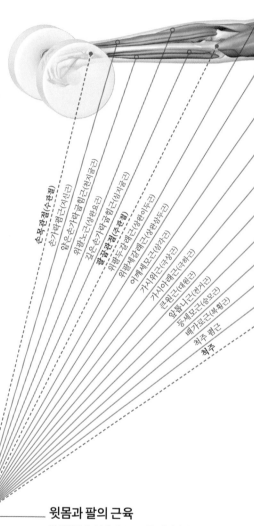

손목관절(수관절)
손가락폄근(지신근)
얕은손가락굽힘근(천지굴근)
위팔노근(상완요근)
깊은손가락굽힘근(심지굴근)
팔꿉관절(주관절)
위팔두갈래근(상완이두근)
위팔세갈래근(상완삼두근)
어깨세모근(삼각근)
가시아래근(극하근)
큰원근(대원근)
앞톱니근(전거근)
등세모근(승모근)
배가로근(복횡근)
척추

윗몸과 팔의 근육
가시위근은 어깨뼈(견갑골)를 안정시키고
움직이는 두 근육인 앞어깨세모근,
위등세모근과 함께 어깨의 벌림(외전, 팔을
옆 바깥쪽으로 올림)을 돕는다. 1단계에서
팔이 단축성 수축을 하며 올라갈 때,
덤벨이나 주먹을 옆 바깥쪽으로
움직인다고 생각하면 된다.

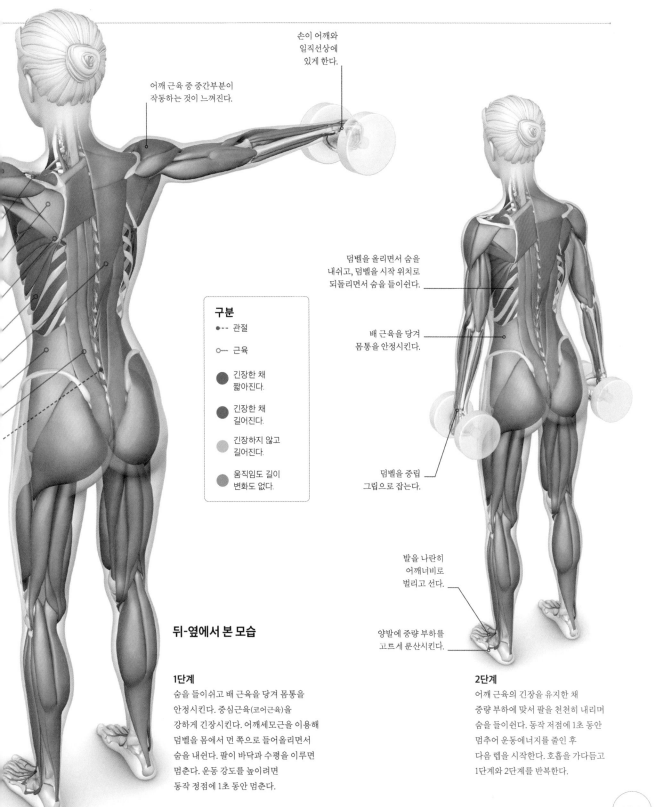

어깨 근육 중 중간부분이
작동하는 것이 느껴진다.

손이 어깨와
일직선상에
있게 한다.

덤벨을 올리면서 숨을
내쉬고, 덤벨을 시작 위치로
되돌리면서 숨을 들이쉰다.

배 근육을 당겨
몸통을 안정시킨다.

구분

●--- 관절
○— 근육

● 긴장한 채
짧아진다.

● 긴장한 채
길어진다.

● 긴장하지 않고
길어진다.

● 움직임도 길이
변화도 없다.

덤벨을 중립
그립으로 잡는다.

발을 나란히
어깨너비로
벌리고 선다.

양발에 중량 부하를
고르게 분산시킨다.

뒤-옆에서 본 모습

1단계

숨을 들이쉬고 배 근육을 당겨 몸통을
안정시킨다. 중심근육(코어근육)을
강하게 긴장시킨다. 어깨세모근을 이용해
덤벨을 몸에서 먼 쪽으로 들어올리면서
숨을 내쉰다. 팔이 바닥과 수평을 이루면
멈춘다. 운동 강도를 높이려면
동작 정점에 1초 동안 멈춘다.

2단계

어깨 근육의 긴장을 유지한 채
중량 부하에 맞서 팔을 천천히 내리며
숨을 들이쉰다. 동작 저점에 1초 동안
멈추어 운동에너지를 줄인 후
다음 렙을 시작한다. 호흡을 가다듬고
1단계와 2단계를 반복한다.

» 응용 동작

어깨세모근(삼각근)을 목표로 하는 다음 동작들은 밴드나 줄을
이용함으로써 저항 부하를 다양화한다. 1렙 안에서 동작 정점에
다다를수록 저항이 증가하는데, 밴드의 탄력 저항은 렙이 진행되는
동안 점점 커지는 반면, 줄의 저항은 거의 일정하다.

밴드 래터럴 레이즈 BANDED LATERAL RAISE

이 응용 동작에서 밴드의 탄력 저항은 동작 정점에 가까워질수록
커진다. 발 사이의 간격도 운동 난이도에 영향을 미친다.
발 사이 너비가 넓을수록 밴드의 저항이 커진다.

❝❞

어깨세모근만
긴장시킬 수 있는
훌륭한 운동이다.

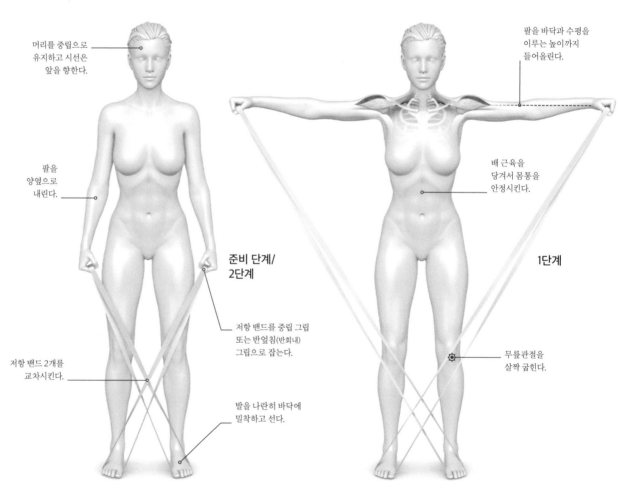

머리를 중립으로
유지하고 시선은
앞을 향한다.

팔을
양옆으로
내린다.

저항 밴드 2개를
교차시킨다.

준비 단계/
2단계

저항 밴드를 중립 그립
또는 반엎침(반회내)
그립으로 잡는다.

발을 나란히 바닥에
밀착하고 선다.

팔을 바닥과 수평을
이루는 높이까지
들어올린다.

배 근육을
당겨서 몸통을
안정시킨다.

1단계

무릎관절을
살짝 굽힌다.

준비 단계

밴드 2개를 두 발로 하나씩 밟고 서로 엇갈리게
반대로 손에 잡는다. 몸통을 앞으로 약간 기울여서
어깨세모근이 저항 부하 작용선과 같은 수직면 위에
있게 한다.

1단계

숨을 들이쉬면서 중심근육을 당긴다. 팔꿉관절을 펴
팔을 어깨높이로 올리면서 숨을 내쉰다. 운동 강도를
높이려면 동작 정점에 1~2초 동안 멈춘다.

2단계

팔을 제어해 천천히 내리면서 숨을 들이쉰다.
팔꿉관절을 펴 팔을 양옆 시작 위치로 되돌린다.
1단계와 2단계를 반복한다.

유니래터럴 케이블
래터럴 레이즈
UNILATERAL CABLE *LATERAL RAISE*

이 응용 동작은 도르레를 이용하므로 운동 중에
저항 부하가 지속적으로 걸린다. 또한 좌우 한쪽씩
따로 운동할 수 있으므로 어깨 근력 강화를 더
다양한 방식으로 할 수 있다.

준비 단계
똑바로 서서 몸통을 앞으로 약간 기울여 중간어깨세모근이
저항 부하 작용선과 같은 수직면에 있게 한다. 줄 손잡이를
머신에서 먼 쪽 손으로 잡는다.

1단계
숨을 들이쉬면서 중심근육을 당긴다. 팔꿈치관절을 펴
팔을 어깨높이까지 올리면서 숨을 내쉰다. 운동 강도를
높이려면 동작 정점에 1~2초 동안 멈춘다.

2단계
어깨 근육의 긴장을 유지한 채 팔을 천천히 내리며
숨을 들이쉰다. 1단계와 2단계를 반복한다.

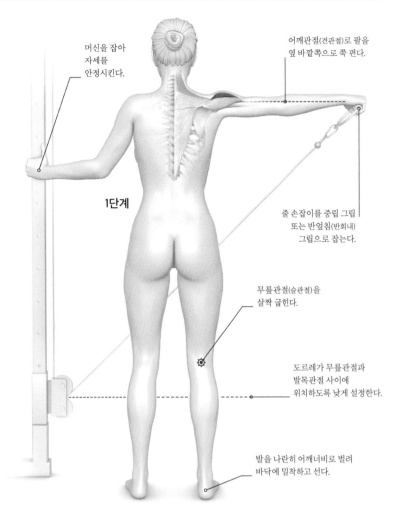

머신을 잡아
자세를
안정시킨다.

1단계

어깨관절(견관절)로 팔을
옆 바깥쪽으로 쭉 편다.

줄 손잡이를 중립 그립
또는 반엎침(반회내)
그립으로 잡는다.

무릎관절(슬관절)을
살짝 굽힌다.

도르레가 무릎관절과
발목관절 사이에
위치하도록 낮게 설정한다.

발을 나란히 어깨너비로 벌려
바닥에 밀착하고 선다.

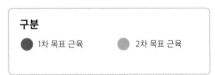

구분

● 1차 목표 근육   ● 2차 목표 근육

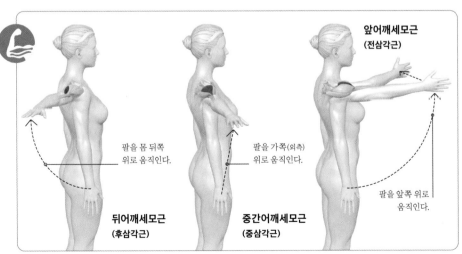

앞어깨세모근
(전삼각근)

팔을 몸 뒤쪽
위로 움직인다.

팔을 가쪽(외측)
위로 움직인다.

팔을 앞쪽 위로
움직인다.

뒤어깨세모근
(후삼각근)

중간어깨세모근
(중삼각근)

어깨세모근의 부위별 강화

어깨세모근의 앞, 중간, 뒤 각 부분은
근육 작동 방식이 달라서 견인선(line
of pull)도 다르다. 따라서 어깨세모근
각 부분의 기능을 최대로 강화할
수 있는 독작을 선택하는 것이
중요하다. 밀거나 당기는 동작은
앞과 뒤 어깨세모근에 알맞다.
중간어깨세모근은 래터럴 레이즈
같은 단독 강화 운동이 필요하다.

덤벨
프런트 레이즈
DUMBBELL **FRONT RAISE**

주로 어깨세모근 앞부분에 집중한다. 레터럴 레이즈
(128~129쪽 참고)처럼 저항 밴드(134~135쪽
참고)를 이용할 수도 있다.

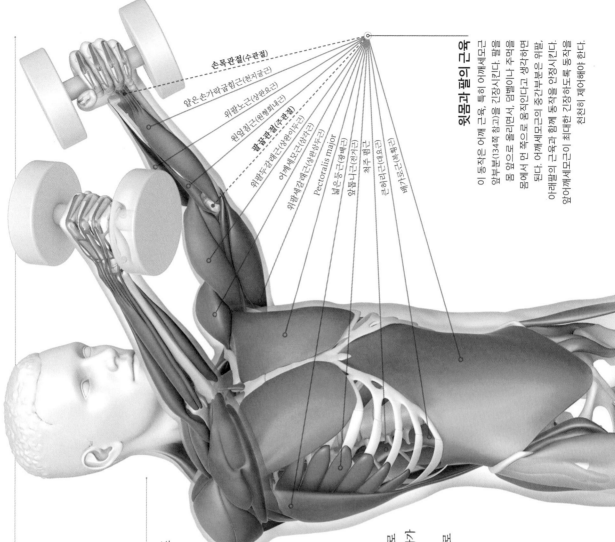

손목관절(수관절)
얕은손가락굽힘근(천지굴근)
위팔노근(상완요근)
원엎침근(원형회내근)
팔꿈관절(주관절)
위팔두갈래근(상완이두근)
어깨세모근(삼각근)
위팔세갈래근(상완삼두근)
넓은등근(광배근)
앞톱니근(전거근)
Pectoralis major
척주세움근
큰볼기근(대요근)
배가로근(복횡근)

윗몸과 팔의 근육

이 동작은 어깨 근육, 특히 아래세모근
앞부분(134쪽 참고)을 긴장시킨다. 팔을
몸 앞으로 올리면서, 덤벨이나 주먹을
몸에서 먼 쪽으로 움직인다고 생각하면
된다. 아래세모근의 중간부분은 위팔,
아래팔이 근육과 함께 동작을 안정시킨다.
앞어깨세모근이 최대한 긴장하도록 동작을
천천히 제어해야 한다.

개요 보기

몸 앞에서 덤벨을 똑바로 올리고 내리면 어깨세모근
앞부분을 단련할 수 있다. 동작 내내 천천히 부드럽게
제어해야 한다. 덤벨을 확 들어올리거나 툭 떨어뜨리듯
내려서는 안 된다. 덤벨을 들어올리면 팔이 자연스럽게
약간 안쪽으로 움직인다. 그때야 앞어깨세모근이 안쪽으로
당기는 견인선과 동작이 서로 들어맞는다. 이 운동을 하다가
어깨관절(견관절)이 불편하면 덤벨을 몸이나 저항 밴드로
바꿔 볼 수 있다(134~135쪽 참고). 134~135쪽에 다른 응용 동작도
시작할 수 있다. 201~214쪽의 운동 프로그램에서 다른 세트를 찾아
목표로 할 수도 있다.

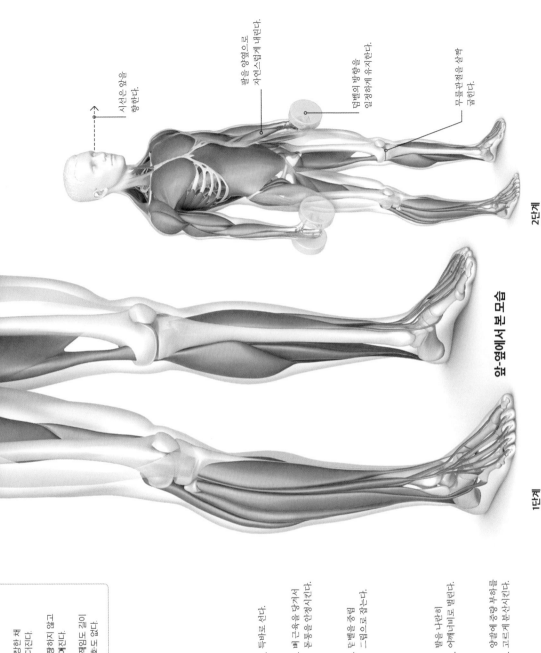

시선은 앞을 향한다.

팔을 양옆으로 자연스럽게 내린다.

넙다리의 방향을 일정하게 유지한다.

무릎관절을 살짝 굽힌다.

2단계

어깨 긴장을 유지한 채 숨한 채 숨을 들이쉬며 천천히 팔을 내린다. 중량 부하에 맞서며 속도를 제어한다. 동작 저점에서 1초 동안 멈춰이 운동에너지를 줄인 후 다음 렙을 시작한다. 호흡을 가다듬고, 2단계를 반복한다.

앞-옆에서 본 모습

1단계

숨을 들이쉬고 중심근육을 당긴다. 앞에서보므로 앞에세조고으로 어깨관절을 굽혀 덤벨을 몸 앞으로 똑바로 들어올리면서 숨을 내쉰다. 팔이 바닥과 수평을 이루거나 약간 더 높으면 멈춘다. 운동 강도를 높이려면 동작 정점에 1초 동안 멈춘다.

구분

- - - - 관절
- ⊸ 근육
- ● 긴장한 채 짧아진다.

- ● 긴장한 채 길어진다.
- ● 긴장하지 않고 길어진다.
- ● 움직임도 길이 변화도 없다.

준비 단계

발을 나란히 어깨너비로 벌리고 선다. 덤벨을 안전한 방식으로 잡고 팔을 양옆으로 자연스럽게 내린다. 머리가 중립인지 확인한다.

똑바로 선다.

배근육을 당겨서 몸통을 안정시킨다.

덤벨을 중립 그립으로 잡는다.

팔을 나란히 어깨너비로 벌린다.

양발에 중량 부하를 고르게 분산시킨다.

≫ 응용 동작

저항 밴드나 줄을 이용하는 프런트 레이즈 응용 동작은
132~133쪽의 덤벨 프런트 레이즈를 대신하기에
좋다. 앞어깨세모근(전삼각근)을 목표로 앉아서 하는
숄더 프레스는 프레스 동작을 연습하기에 효과적인
방법이다. 덤벨 프런트 레이즈와 마찬가지로, 팔의
움직임을 제어해서 부드럽게 천천히 올리고 내리면
된다. 줄을 이용하는 응용 동작은 좀 더 쉽게 할 수 있다.

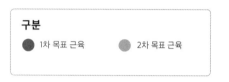

구분

● 1차 목표 근육   ● 2차 목표 근육

저항 부하의 차이

각각의 운동 기구는 근육을 단련하는 방식이 서로 다르다.
덤벨은 중력의 영향을 직접 받기 때문에 동작 저점에 있을
때 (들어올리는) 근육을 가장 많이 긴장시킨다. 저항 밴드는
늘어나면서 근육을 점점 많이 긴장시키다가 동작 정점에서
가장 많이 긴장시킨다. 줄은 저항 부하가 거의 일정하다.

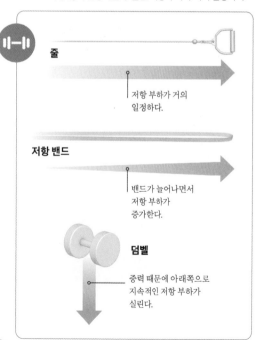

줄

저항 부하가 거의
일정하다.

저항 밴드

밴드가 늘어나면서
저항 부하가
증가한다.

덤벨

중력 때문에 아래쪽으로
지속적인 저항 부하가
실린다.

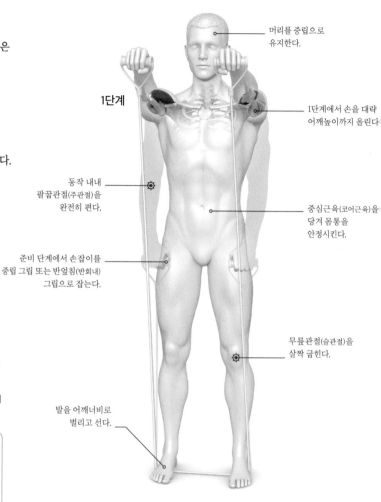

1단계

머리를 중립으로
유지한다.

1단계에서 손을 대략
어깨높이까지 올린다.

동작 내내
팔꿈치관절(주관절)을
완전히 편다.

중심근육(코어근육)을
당겨 몸통을
안정시킨다.

준비 단계에서 손잡이를
중립 그립 또는 반엎침(반회내)
그립으로 잡는다.

무릎관절(슬관절)을
살짝 굽힌다.

발을 어깨너비로
벌리고 선다.

밴드 프런트 레이즈 **BAND** FRONT RAISE

덤벨 프런트 레이즈를 하다가 어깨관절이 불편하면,
저항 밴드를 이용하는 이 응용 동작이 좋은 대안이 될 수 있다.
운동 강도를 높이려면 동작 정점에 1~2초 동안 멈추면 된다.

준비 단계
밴드를 발로 밟고 손잡이를 잡는다. 팔을 이완시켜 양옆으로
내리고 똑바로 선다.

1단계
숨을 들이쉬면서 배 근육을 당긴다. 어깨관절을 굽혀
팔을 몸 앞으로 똑바로 올리면서 숨을 내쉰다.

2단계
숨을 들이쉬면서 팔의 움직임을 제어해 시작 위치까지
천천히 내린다. 1단계와 2단계를 반복한다.

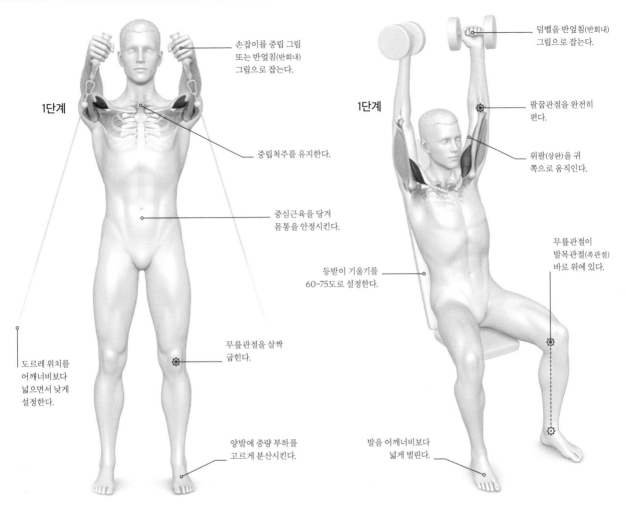

1단계

손잡이를 중립 그립 또는 반엎침(반회내) 그립으로 잡는다.

중립척주를 유지한다.

중심근육을 당겨 몸통을 안정시킨다.

무릎관절을 살짝 굽힌다.

도르레 위치를 어깨너비보다 넓으면서 낮게 설정한다.

양발에 중량 부하를 고르게 분산시킨다.

1단계

덤벨을 반엎침(반회내) 그립으로 잡는다.

팔꿈관절을 완전히 편다.

위팔(상완)을 귀 쪽으로 움직인다.

무릎관절이 발목관절(족관절) 바로 위에 있다.

등받이 기울기를 60~75도로 설정한다.

발을 어깨너비보다 넓게 벌린다.

케이블 프런트 레이즈 CABLE FRONT RAISE

도르레 덕분에 지속적이면서 균일한 저항을 이용할 수 있다. 도르레가 앞어깨세모근 근육섬유와 나란한 위치에 있어야 한다. 운동 강도를 높이려면 동작 정점에 1~2초 동안 멈추면 된다.

준비 단계
발을 어깨너비로 벌리고 선다. 빌을 힛킬리시 녀녀 사세를 너 안성시킬 수도 있다. 줄 손잡이를 잡고 어깨를 이완시켜 팔을 늘어뜨린다.

1단계
숨을 들이쉬면서 중심근육을 당긴다. 팔꿈관절을 편 채 손이 귀 높이에 이르도록 팔을 올리면서 숨을 내쉰다.

2단계
숨을 들이쉬며 손잡이를 시작 위치까지 천천히 내린다. 팔은 계속 펴고 있어야 한다. 1단계와 2단계를 반복한다.

프런트 델토이드 숄더 프레스 FRONT DELTOID SHOULDER PRESS

수직으로 밀어올리는 동작에 관여하는 근육인 앞어깨세모근, 위팔세갈래근, 팔꿈관절 굽힘근을 단련한다. 이 응용 동작은 앉아서 하는 기본 숄더 프레스(124~125쪽 참고)보다 앞어깨세모근과 정렬이 더 잘 맞는다.

준비 단계
자신에게 맞게 벤치를 설정한다. 덤벨을 반엎침 그립으로 잡고 팔꿈관절을 굽혀 어깨높이보다 살짝 높게 들어올린다.

1단계
숨을 들이쉬면서 중심근육을 당긴다. 팔을 펴 웨이트를 머리 위로 밀어올리면서 숨을 내쉰다. 손목관절(수관절)이 팔꿈관절 바로 위에 있어야 한다.

2단계
숨을 들이쉬면서 팔을 천천히 내려 덤벨을 시작 위치로 되돌린다. 1단계와 2단계를 반복한다.

덤벨
리어 델토이드 플라이
DUMBBELL **REAR DELTOID FLY**

> ### ❗ 흔한 실수
> 너무 무거운 웨이트를 들어올리면 동작 기술을
> 제대로 습득하기가 어렵다. 운동 강도를 높이려면
> 동작 세트를 늘린다. 뒤어깨세모근은 작은
> 근육이므로 근육의 움직임을 느끼려면 집중한다.

덤벨 리어 델토이드 플라이 동작은 뒤어깨세모근을 단련한다.
등 윗부분 근육을 단련하기도 한다. 132~133쪽의 프런트 레이즈처럼
줄이나 저항 밴드를 이용해 동작을 취할 수도 있다.

개요 보기

덤벨을 낮은 데서 높은 데로, 아울러 동시에 앞에서 양옆으로 올리고
내리는 (날갯짓) 동작은 어깨세모근 뒷부분을 목표로 한다. 웨이트(덤벨)의
움직임을 천천히 제어해야 한다. 덤벨을 확 들어올리거나 툭 떨어뜨리듯
내려서는 안 된다. 어깨관절이 불편하면 줄이나 저항 밴드를 이용하는
응용 동작으로 바꿀 수 있다(138~139쪽 참고). 초심자는 8~10렙 4세트로
시작할 수 있다. 138~139쪽에 다른 응용 동작도 있다. 201~214쪽의
운동 프로그램에서 다른 세트를 찾아 목표로 할 수도 있다.

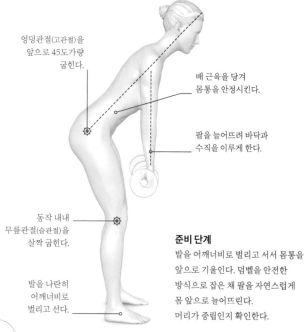

엉덩관절(고관절)을
앞으로 45도가량
굽힌다.

배 근육을 당겨
몸통을 안정시킨다.

팔을 늘어뜨려 바닥과
수직을 이루게 한다.

동작 내내
무릎관절(슬관절)을
살짝 굽힌다.

발을 나란히
어깨너비로
벌리고 선다.

준비 단계
발을 어깨너비로 벌리고 서서 몸통을
앞으로 기울인다. 덤벨을 안전한
방식으로 잡은 채 팔을 자연스럽게
몸 앞으로 늘어뜨린다.
머리가 중립인지 확인한다.

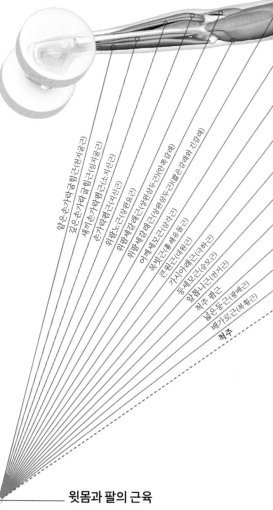

얕은손가락굽힘근(천지굴근)
깊은손가락굽힘근(심지굴근)
새끼손가락폄근(소지신근)
손가락폄근(지신근)
위팔노근(상완요근)
위팔세갈래근(상완삼두근)(안쪽갈래)
위팔세갈래근(상완삼두근)(짧은갈래와 긴갈래)
어깨세모근(삼각근)
목빗근(흉쇄유돌근)
큰원근(대원근)
가시아래근(극하근)
등세모근(승모근)
척추 폄근(천극근)
넓은등근(광배근)
배가로근(복횡근)
척추

윗몸과 팔의 근육

이 동작은 등세모근 같은 등 윗부분 근육과
더불어 뒤어깨세모근을 긴장시킨다. 척추 폄근과
중심근육(코어근육)은 몸통과 척추를 안정시키는
데 중요한 역할을 한다. 이 동작은 정점에 이르기가
무척이나 힘들다. 자신이 제어할 수 있고 운동 기술을
제대로 구현할 수 있는 웨이트를 사용하고 있는지
확인할 필요가 있다.

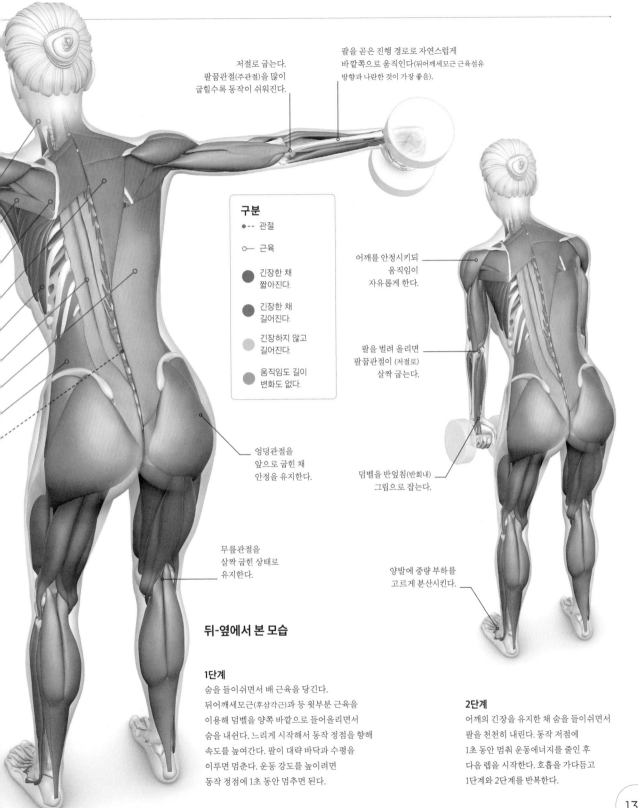

저절로 굽는다.
팔꿉관절(주관절)을 많이
굽힐수록 동작이 쉬워진다.

팔을 곧은 진행 경로로 자연스럽게
바깥쪽으로 움직인다(뒤어깨세모근 근육섬유
방향과 나란한 것이 가장 좋음).

구분
- ●-- 관절
- ○— 근육
- ● 긴장한 채
  짧아진다.
- ● 긴장한 채
  길어진다.
- ● 긴장하지 않고
  길어진다.
- ● 움직임도 길이
  변화도 없다.

어깨를 안정시키되
움직임이
자유롭게 한다.

엉덩관절을
앞으로 굽힌 채
안정을 유지한다.

팔을 벌려 올리면
팔꿉관절이 (저절로)
살짝 굽는다.

덤벨을 반엎침(반회내)
그립으로 잡는다.

무릎관절을
살짝 굽힌 상태로
유지한다.

양발에 중량 부하를
고르게 분산시킨다.

뒤-옆에서 본 모습

1단계
숨을 들이쉬면서 배 근육을 당긴다.
뒤어깨세모근(후삼각근)과 등 윗부분 근육을
이용해 덤벨을 양쪽 바깥으로 들어올리면서
숨을 내쉰다. 느리게 시작해서 동작 정점을 향해
속도를 높여간다. 팔이 대략 바닥과 수평을
이루면 멈춘다. 운동 강도를 높이려면
동작 정점에 1초 동안 멈추면 된다.

2단계
어깨의 긴장을 유지한 채 숨을 들이쉬면서
팔을 천천히 내린다. 동작 저점에
1초 동안 멈춰 운동에너지를 줄인 후
다음 렙을 시작한다. 호흡을 가다듬고
1단계와 2단계를 반복한다.

≫ 응용 동작

덤벨 리어 델토이드 플라이를 하다가 어깨관절이 불편하면
다음 응용 동작들이 훌륭한 대안이 될 수 있다. 프론 벤치 리어
델토이드 레이즈와 밴드 델토이드 로 동작도 저항 부하 작용선과
뒤어깨세모근(후삼각근) 근육섬유 방향이 거의 나란하다.
둘 다 팔 진행 경로가 약 45도이고 등세모근(승모근)의 지지를 받는다.

구분
● 1차 목표 근육　　● 2차 목표 근육

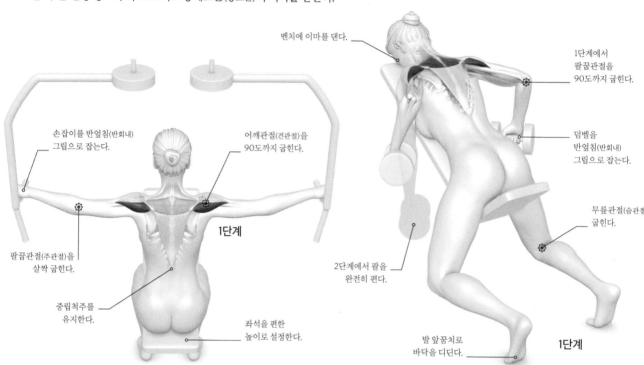

벤치에 이마를 댄다.

손잡이를 반엎침(반회내)
그립으로 잡는다.

어깨관절(견관절)을
90도까지 굽힌다.

1단계에서
팔꿈치관절을
90도까지 굽힌다.

덤벨을
반엎침(반회내)
그립으로 잡는다.

1단계

팔꿈치관절(주관절)을
살짝 굽힌다.

무릎관절(슬관절)
굽힌다.

중립척주를
유지한다.

2단계에서 팔을
완전히 편다.

좌석을 편한
높이로 설정한다.

발 앞꿈치로
바닥을 디딘다.

1단계

머신 리어 델토이드 플라이
MACHINE REAR DELTOID FLY

머신을 이용하는 효율적인 응용 동작이다. 웨이트를 너무 무겁게
설정하거나 어깨뼈를 뒤로 모으면 어깨세모근 대신 마름근과
등세모근만 단련된다. 강도를 높이려면 동작 정점에 1~2초 멈춘다.

준비 단계
가슴과 배를 지지대에 밀착시키며 앉는다. 머신의 손잡이를 잡고
팔이 어깨 바로 앞으로 오도록 움직인다.

1단계
숨을 들이쉬며 중심근육을 당긴다. 팔을 날갯짓하듯 양옆으로 벌리면서 숨을
내쉰다. 동작 내내 팔꿈치관절을 살짝 굽히고 팔이 바닥과 수평을 이루게 한다.

2단계
숨을 들이쉬며 팔을 부드럽게 천천히 시작 위치로 되돌린다.
1단계와 2단계를 반복한다.

프론 벤치 리어 델토이드 레이즈
PRONE BENCH REAR DELTOID **RAISE**

벤치에 엎드린 자세에서 로 동작을 하면 반발력이 작용해서
안정성이 높아져 무거운 중량 부하를 들어올릴 수 있다.
운동 강도를 높이려면 동작 정점에 1~2초 동안 멈추면 된다.

준비 단계
벤치에 엎드린 자세에서 발을 어깨너비보다 넓게 벌려 바닥을
디딘다. 손으로 웨이트를 잡은 채 팔을 어깨 아래로 늘어뜨린다.

1단계
숨을 들이쉬며 배 근육을 당긴다. 로(노젓기) 동작으로 팔꿈치관절을 굽히고
어깨뼈를 뒤로 모아 덤벨을 허리 높이까지 올리면서 숨을 내쉰다.

2단계
덤벨을 천천히 내려 시작 위치로 되돌리면서 숨을 들이쉰다.
팔꿈치관절이 다시 완전히 펴진다. 1단계와 2단계를 반복한다.

❝❞

델토이드 로와 리어 델토이드 레이즈는 리어 델토이드 플라이보다 더 큰 동작 범위로 뒤어깨세모근을 단련한다.

뒤어깨세모근 강화하기

등 윗부분 근육을 단련하기 위해 (케이블 또는) 밴드 델토이드 로를 이용하는 모습을 흔히 볼 수 있다. 그런데 밴드 델토이드 로는 뒤어깨세모근을 단련하는 데에도 월등한 효과가 있다. 리어 델토이드 레이즈는 리어 델토이드 플라이보다 팔 진행 경로가 뒤어깨세모근 근육섬유의 견인선과 훨씬 더 잘 맞는다.

밴드 델토이드 로 BANDED DELTOID ROW

저항 밴드를 이용하는 이 응용 동작은 프리웨이트(바벨이나 덤벨)를 사용하지 않으면서 뒤어깨세모근과 등 윗부분 근육을 단련한다. 운동 강도를 높이려면 동작 정점에 1~2초 동안 멈추면 된다.

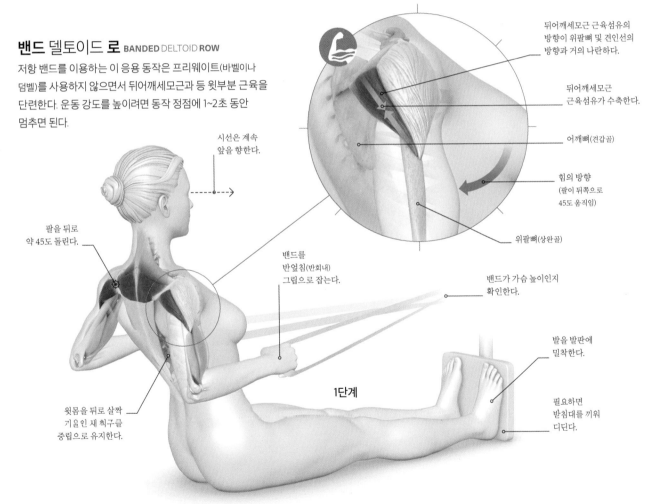

뒤어깨세모근 근육섬유의 방향이 위팔뼈 및 견인선의 방향과 거의 나란하다.

뒤어깨세모근 근육섬유가 수축한다.

어깨뼈(견갑골)

힘의 방향 (팔이 뒤쪽으로 45도 움직임)

위팔뼈(상완골)

시선은 계속 앞을 향한다.

팔을 뒤로 약 45도 돌린다.

밴드를 반엎침(반회내) 그립으로 잡는다.

밴드가 가슴 높이인지 확인한다.

발을 발판에 밀착한다.

윗몸을 뒤로 살짝 기울인 채 척추를 중립으로 유지한다.

필요하면 받침대를 끼워 디딘다.

1단계

준비 단계

다리를 바닥에 붙이고 앉는다. 발로 안정된 지지대나 바닥을 디디고 윗몸을 뒤로 살짝 기울인다. 밴드 양 끝을 잡고 몸 앞으로 당긴다.

1단계

숨을 들이쉬며 중심근육을 당긴다. 팔꿈치관절을 뒤쪽 바깥으로 굽혀 로 동작을 취하면서 숨을 내쉰다. 이때 척추는 움직이지 않는다.

2단계

팔의 움직임을 제어해 천천히 시작 위치로 되돌리면서 숨을 들이쉰다. 1단계와 2단계를 반복한다.

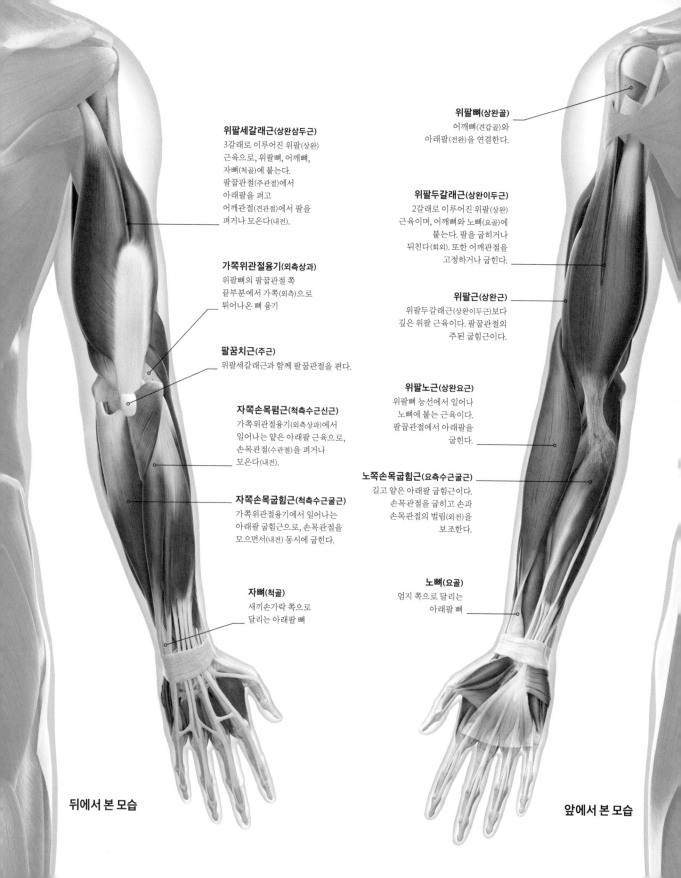

위팔세갈래근(상완삼두근)
3갈래로 이루어진 위팔(상완)
근육으로, 위팔뼈, 어깨뼈,
자뼈(척골)에 붙는다.
팔꿉관절(주관절)에서
아래팔을 펴고
어깨관절(견관절)에서 팔을
펴거나 모은다(내전).

가쪽위관절융기(외측상과)
위팔뼈의 팔꿉관절 쪽
끝부분에서 가쪽(외측)으로
튀어나온 뼈 융기

팔꿉치근(주근)
위팔세갈래근과 함께 팔꿉관절을 편다.

자쪽손목폄근(척측수근신근)
가쪽위관절융기(외측상과)에서
일어나는 얕은 아래팔 근육으로,
손목관절(수관절)을 펴거나
모은다(내전).

자쪽손목굽힘근(척측수근굴근)
가쪽위관절융기에서 일어나는
아래팔 굽힘근으로, 손목관절을
모으면서(내전) 동시에 굽힌다.

자뼈(척골)
새끼손가락 쪽으로
달리는 아래팔 뼈

뒤에서 본 모습

위팔뼈(상완골)
어깨뼈(견갑골)와
아래팔(전완)을 연결한다.

위팔두갈래근(상완이두근)
2갈래로 이루어진 위팔(상완)
근육이며, 어깨뼈와 노뼈(요골)에
붙는다. 팔을 굽히거나
뒤친다(회외). 또한 어깨관절을
고정하거나 굽힌다.

위팔근(상완근)
위팔두갈래근(상완이두근)보다
깊은 위팔 근육이다. 팔꿉관절의
주된 굽힘근이다.

위팔노근(상완요근)
위팔뼈 능선에서 일어나
노뼈에 붙는 근육이다.
팔꿉관절에서 아래팔을
굽힌다.

노쪽손목굽힘근(요측수근굴근)
길고 얕은 아래팔 굽힘근이다.
손목관절을 굽히고 손과
손목관절의 벌림(외전)을
보조한다.

노뼈(요골)
엄지 쪽으로 달리는
아래팔 뼈

앞에서 본 모습

팔
근력 운동

팔을 움직이는 주요 근육은 위팔 앞부분에 있는 위팔두갈래근, 위팔 뒷부분에 있는 위팔세갈래근, 웨이트를 잡는 동작이나 그립 자세를 조절하는 데 관여하는 여러 아래팔 근육이다.

위팔두갈래근과 위팔세갈래근은 둘 다 아래팔, 위팔뼈, 어깨뼈에 붙는다. 위팔두갈래근은 팔꿉관절에서 굽힘(굴곡)과 뒤침(회외)을 일으키고 어깨관절의 위치를 고정한다(자세 유지 보조). 운동 중에 팔꿉관절과 어깨관절을 안정시켜 움직이지 않게 한다. 위팔세갈래근은 팔꿉관절의 폄(신전) 동작을 돕고, 미는 동작에서는 가슴과 어깨를 지지하는 중요한 역할을 한다.

위팔근과 위팔노근을 비롯한 여타 팔꿉관절 굽힘근은 위팔두갈래근을 도와서 광범위한 팔꿉관절 굽힘 동작을 협응시킨다.

● **굽힘과 폄을 중심으로 하는 운동에서는**
  팔꿉관절과 어깨관절의 위치가 고정되어야 한다. 그래야 목표 근육에 실리는 부하의 양이 증가한다. 또한 팔꿉관절과 어깨관절에 무리가 가지 않게 할 수 있다.

> ❝❞
> 다리 근력 못지않게 똑같이 중요한 팔 근력을 강화해야
> 다른 여러 부위 근력 운동에서 부하를 늘릴 수 있다.

덤벨
바이셉스 컬 DUMBBELL **BICEPS CURL**

앉아서 하는 이 동작은 위팔두갈래근을 안전하게 단련한다.
다른 팔꿈관절 굽힘근도 단련한다. 바벨 대신 덤벨을 이용하면
각자의 신체 구조에 더 알맞게 할 수 있다. 줄이나 저항 밴드를
이용할 수도 있다(144~145쪽 참고).

개요 보기

전형적인 바이셉스 컬은 팔꿈관절을 굽히고 펴서 웨이트를 올리고 내린다.
서서 하지 않고 등받이가 있는 기울어진 벤치나 의자에 앉아서 하는
바이셉스 컬은 동작 범위를 더 확장할 수 있고 목표 근육만 단독으로
단련할 수도 있다. 손목관절이나 팔꿈관절 또는 어깨관절이 불편하면
줄이나 저항 밴드를 이용하는 응용 동작으로 바꿀 수도 있다(144~145쪽 참고).
초심자는 8~10렙 4세트로 시작할 수 있다. 144~145쪽에 다른
응용 동작도 있다. 201~214쪽의 운동 프로그램에서 다른 세트를
찾아 목표로 할 수도 있다.

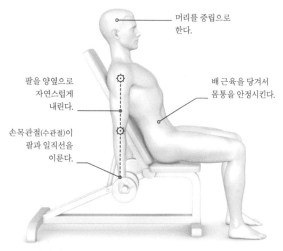

머리를 중립으로
한다.

팔을 양옆으로
자연스럽게
내린다.

배 근육을 당겨서
몸통을 안정시킨다.

손목관절(수관절)이
팔과 일직선을
이룬다.

준비 단계
등받이에 등을 대고 발은 어깨너비로 벌려 바닥에 밀착한 채
기울어진 벤치에 앉는다. 덤벨을 기본 오버핸드 그립으로 잡고 팔을
양옆으로 늘어뜨린다. 손목관절이 위팔의 연장선상에 있게 한다.

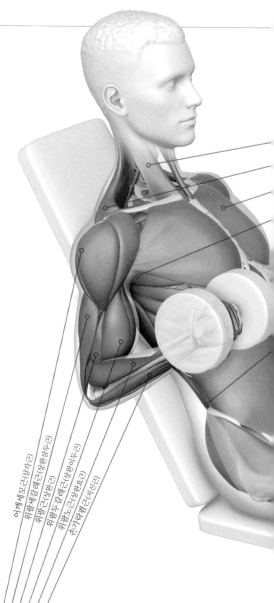

어깨세모근(삼각근)
위팔세갈래근(상완삼두근)
위팔근(상완근)
위팔두갈래근(상완이두근)
위팔노근(상완요근)
손가락폄근(지신근)

팔 근육
이 팔 근육 컬 동작은 팔꿈관절 굽힘을
이용해 위팔두갈래근을 단련한다.
어깨관절(견관절)의 위치를 고정한 상태에서
팔꿈관절(주관절)로만 굽히고 편다. 컬 동작을
진행하면서 아래팔(전완)을 위팔두갈래근
쪽으로 움직인다고 생각하면 된다.
이 동작은 위팔두갈래근을 키우고
근력을 강화하여 다른 근력 운동을
하는 데 도움이 된다.

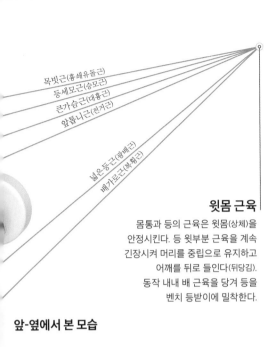

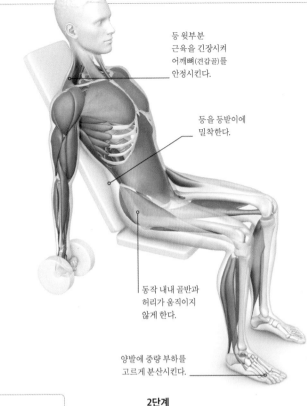

목빗근(흉쇄유돌근)
등세모근(승모근)
큰가슴근(대흉근)
앞톱니근(전거근)

넓은등근(광배근)
배가로근(복횡근)

윗몸 근육

몸통과 등의 근육은 윗몸(상체)을
안정시킨다. 등 윗부분 근육을 계속
긴장시켜 머리를 중립으로 유지하고
어깨를 뒤로 들인다(뒤당김).
동작 내내 배 근육을 당겨 등을
벤치 등받이에 밀착한다.

앞-옆에서 본 모습

등 윗부분
근육을 긴장시켜
어깨뼈(견갑골)를
안정시킨다.

등을 등받이에
밀착한다.

동작 내내 골반과
허리가 움직이지
않게 한다.

양발에 중량 부하를
고르게 분산시킨다.

구분

●-- 관절

○- 근육

● 긴장한 채
짧아진다.

● 긴장한 채
길어진다.

● 긴장하지 않고
길어진다.

● 움직임도 길이
변화도 없다.

2단계

중심근육(코어근육)과 팔꿉관절의 긴장을 유지한
채 숨을 들이쉬면서 덤벨을 시작 위치로 천천히
되돌린다. 이때 위팔두갈래근으로 중량 부하에
맞선다. 호흡을 가다듬고 1단계와 2단계를
반복한다.

! 흔한 실수

이깨나 글빈 또는 허리의 근륙이
불안정하면 순간적인 강한 힘을 내려고
앞어깨세모근 같은 다른 근육을
긴장시켜 덤벨을 함께 움직이게 된다.
따라서 근육을 안정시키는 것이
핵심이다. 무거운 웨이트로 시작하지
말고 가벼운 웨이트로 동작 원리를
숙련하고 나서 조금씩 중량을 늘려가야
한다.

1단계

숨을 들이쉬고 배 근육을 당겨 몸통을
안정시킨다. 팔꿉관절을 굽혀 덤벨을
어깨 쪽으로 들어올리면서 숨을 내쉰다.
이때 어깨는 움직이지 않는다. 발을 바닥에
밀착한 채 골반이나 몸통을 움직여서는
안 된다.

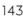

» 응용 동작

바이셉스 컬(biceps curl)은 다양한 운동 기구로 쉽게 응용할 수 있다.
동작 내내 등 윗부분 근육의 긴장을 계속 유지해서 어깨가 돌지 않게
해야 부상을 예방할 수 있고 위팔두갈래근과 팔꿈관절 굽힘근에
더 큰 부하를 실을 수 있다.

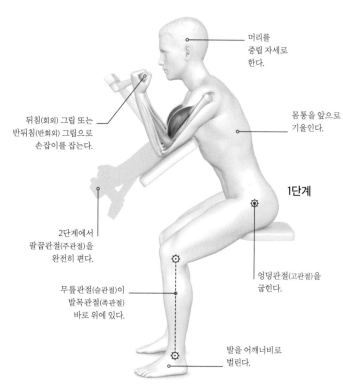

머리를
중립 자세로
한다.

뒤침(회외) 그립 또는
반뒤침(반회외) 그립으로
손잡이를 잡는다.

몸통을 앞으로
기울인다.

1단계

2단계에서
팔꿈관절(주관절)을
완전히 편다.

무릎관절(슬관절)이
발목관절(족관절)
바로 위에 있다.

엉덩관절(고관절)을
굽힌다.

발을 어깨너비로
벌린다.

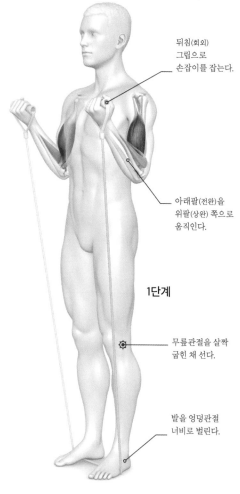

뒤침(회외)
그립으로
손잡이를 잡는다.

아래팔(전완)을
위팔(상완) 쪽으로
움직인다.

1단계

무릎관절을 살짝
굽힌 채 선다.

발을 엉덩관절
너비로 벌린다.

머신 바이셉스 컬 MACHINE BICEPS CURL

바이셉스 컬에 머신을 이용하면 팔 진행 경로를 고정함으로써
더 효과적인 방식으로 동작을 취할 수 있다. 단독으로 해도
충분하지만 다른 바이셉스 컬 동작과 함께 해도 된다.

준비 단계

앞으로 약간 기울여 앉아서 팔을 지지대에 올려놓은 채 (팔 지지대의
각도와 다리의 각도는 머신에 따라 다름) 손잡이를 잡는다.

1단계

숨을 들이쉬며 중심근육을 당긴다. 위팔(상완)을 지지대에 밀착한 채
손잡이를 들어올리면서 숨을 내쉰다. 어깨가 돌지 않게 해야 한다.

2단계

숨을 들이쉬면서 팔을 내려 팔꿈관절을 완전히 편다. 중심근육의
긴장과 중립척주를 계속 유지한다. 1단계와 2단계를 반복한다.

밴드 바이셉스 컬 BAND BICEPS CURL

저항 밴드를 이용하는 이 응용 동작은 웨이트를 사용해서
관절이 불편한 경우에 대안으로 좋다. 밴드 덕분에 운동 내내
부드럽고 고른 동작을 취할 수 있다.

준비 단계

밴드 중간부분을 발로 밟고 손잡이를 잡은 손을 엉덩관절 앞으로
내린 채 똑바로 선다.

1단계

숨을 들이쉬며 중심근육을 당긴다. 손잡이를 당겨 올리면서 숨을 내쉰다.
이때 등 윗부분 근육을 약간 긴장시켜서 어깨가 내밂(앞당김) 자세가 되지 않게 한다.

2단계

팔을 천천히 내려 손잡이를 엉덩관절 앞 시작 위치로 되돌리며
숨을 들이쉰다. 1단계와 2단계를 반복한다.

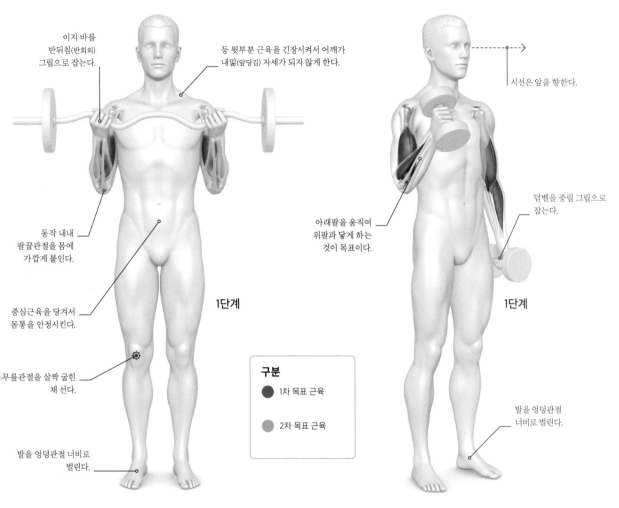

이지 바를
반뒤침(반회외)
그림으로 잡는다.

등 윗부분 근육을 긴장시켜서 어깨가
내밈(앞당김) 자세가 되지 않게 한다.

시선은 앞을 향한다.

동작 내내
팔꿈관절을 몸에
가깝게 붙인다.

아래팔을 움직여
위팔과 닿게 하는
것이 목표이다.

덤벨을 중립 그립으로
잡는다.

중심근육을 당겨서
몸통을 안정시킨다.

1단계

1단계

무릎관절을 살짝 굽힌
채 선다.

구분

● 1차 목표 근육

● 2차 목표 근육

발을 엉덩관절
너비로 벌린다.

발을 엉덩관절 너비로
벌린다.

이지 바 바이셉스 컬 **EZ BAR** BICEPS CURL

바벨 봉의 한 유형으로 손잡이 부분이 구불구불한 이지 바는
손목관절에 실리는 부하를 덜기 위해 설계되었으며, 곧은 봉을
사용할 수도 있다. 강도를 높이려면 동작 정점에 1~2초 멈춘다.

준비 단계
팔꿈관절을 완전히 펴서 앞에 놓인 바벨 봉을 잡는다. 이지 바는
반뒤침(반회외) 그립으로 잡고, 곧은 봉은 뒤침(회외) 그립으로 잡는다.

1단계
숨을 들이쉬고, 중심근육을 당긴다. 바벨을 들어올리면서 숨을 내쉰다.
팔꿈관절은 몸에 가깝게 붙인 채 움직이지 않아야 한다.

2단계
중심근육을 당긴 채 숨을 들이쉬며 바벨을 내린다. 팔을 시작 위치로
되돌린다. 1단계와 2단계를 반복한다.

해머 컬 **HAMMER** CURL

위팔노근과 위팔근을 포함하는 다른 팔꿈관절 굽힘근도 단련하는
효과가 있다. 한쪽씩(위의 그림 참고) 할 수도 있고 양쪽을 같이 할 수도
있다. 운동 강도를 높이려면 동작 정점에 1~2초 동안 멈추면 된다.

준비 단계
낭손에 각각 덤벨을 잡고 팔을 양옆에 늘어뜨린 채 똑바로 선다.
동작 내내 손목관절은 중립을 유지한다.

1단계
숨을 들이쉬고, 중심근육을 당긴다. 덤벨을 (한쪽 팔로 또는 양쪽 팔로) 들어올리면서
숨을 내쉰다. 동작 정점에 이를 때까지 팔꿈관절을 굽힌다.

2단계
숨을 들이쉬면서 팔을 천천히 내린다. 1단계와 2단계를 반복한다.
한쪽씩 한다면 양쪽 팔을 똑같이 했는지 확인해야 한다.

145

덤벨
트라이셉스 익스텐션
DUMBBELL **TRICEPS EXTENSION**

동작 내내 위팔(상완)의
위치를 고정해
움직이지 않는다.

스컬 크러셔(skull crusher)라고도 알려진 이 동작은
다른 근력 운동에도 도움이 되는 동작으로 위팔세갈래근의
근육을 키우고 근력을 강화한다. 벤치나 바닥에 누워서
할 수 있으며, 덤벨 한 쌍만 있으면 된다.

개요 보기

중심근육과 다리 근육을 강하게 긴장시켜 안정시킨 상태에서
팔꿉관절을 굽혀 머리 위로 웨이트를 올리고 내린다. 웨이트가
몸 위에 오므로 안전한 기본 오버핸드 그립이 가장 좋다. 동작
중에 관절이 불편하면 줄이나 저항 밴드를 이용하는 응용
동작으로 바꿀 수 있다(148~149쪽 참고). 초심자는 8~10렙
4세트로 시작할 수 있다. 148~149쪽에 다른 응용 동작도 있다.
201~214쪽의 운동 프로그램에서 다른 세트를 찾아 목표로 할 수도 있다.

웨이트를 귀 높이나
벤치까지 내린다.

손가락폄근(지신근)
위팔노근(상완요골근)
손목굽힘근(수근굴근)
위팔세갈래근(상완삼두근)
위팔두갈래근(상완이두근)
큰가슴근(대흉근)
척주
배가로근(복횡근)

덤벨을 기본 오버핸드
그립으로 잡는다.

팔을 펴면 바닥과
수직을 이루어야 한다.

배 근육을 당겨서 몸통을
안정시키고 중립척주를 유지한다.

시선은 천장을
향한다.

윗몸과 팔의 근육
이 동작은 위팔세갈래근을
긴장시킨다. 어깨와 몸통의 근육은
어깨관절(견관절)과 윗몸(상체) 전체를
안정시키고, 아래팔(전완) 근육은
손으로 웨이트 잡는 동작을 돕는다.
동작 내내 어깨관절은 전혀
움직이지 않고 팔꿉관절만 굽히고
편다고 생각하면 된다.

준비 단계
골반과 머리를 벤치에 붙이고 눕는다. 발은 엉덩관절보다 넓게
벌린 채 바닥에 밀착한다. 바닥에서 할 경우 무릎관절을 굽혀서
안정성을 높인다. 덤벨은 눕기 전에 무릎 위에 올려놓았다가
누우면서 바로 어깨 위로 오게 들어올린다.

양발에 중량
부하를 고르게
분산시킨다.

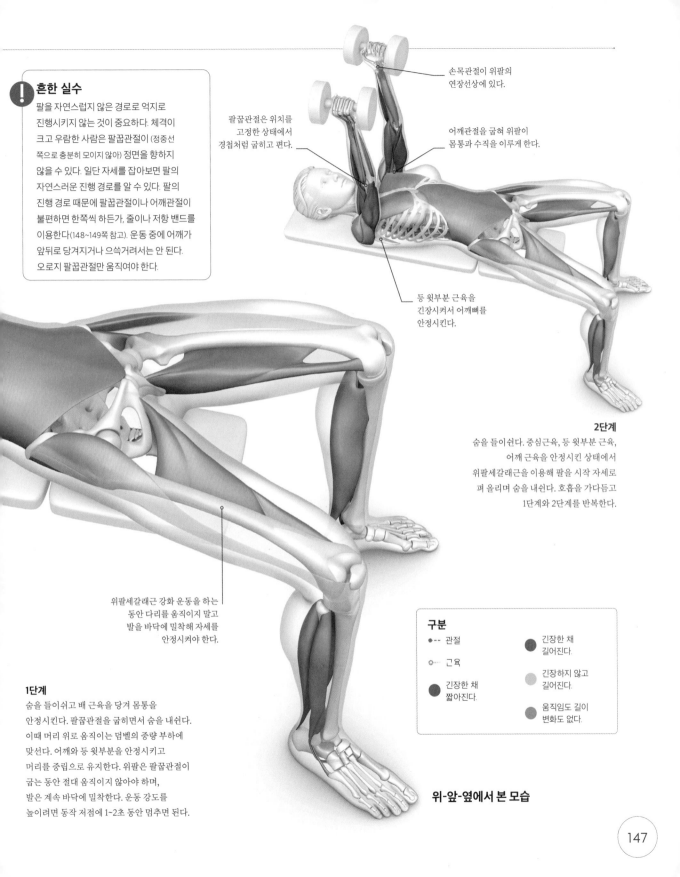

흔한 실수

팔을 자연스럽지 않은 경로로 억지로
진행시키지 않는 것이 중요하다. 체격이
크고 우람한 사람은 팔꿈치관절이 (정중선
쪽으로 충분히 모이지 않아) 정면을 향하지
않을 수 있다. 일단 자세를 잡아보면 팔의
자연스러운 진행 경로를 알 수 있다. 팔의
진행 경로 때문에 팔꿈치관절이나 어깨관절이
불편하면 한쪽씩 하든가, 줄이나 저항 밴드를
이용한다(148~149쪽 참고). 운동 중에 어깨가
앞뒤로 당겨지거나 으쓱거려서는 안 된다.
오로지 팔꿈치관절만 움직여야 한다.

손목관절이 위팔의
연장선상에 있다.

팔꿈치관절은 위치를
고정한 상태에서
경첩처럼 굽히고 편다.

어깨관절을 굽혀 위팔이
몸통과 수직을 이루게 한다.

등 윗부분 근육을
긴장시켜서 어깨뼈를
안정시킨다.

2단계

숨을 들이쉰다. 중심근육, 등 윗부분 근육,
어깨 근육을 안정시킨 상태에서
위팔세갈래근을 이용해 팔을 시작 자세로
펴 올리며 숨을 내쉰다. 호흡을 가다듬고
1단계와 2단계를 반복한다.

위팔세갈래근 강화 운동을 하는
동안 다리를 움직이지 말고
발을 바닥에 밀착해 자세를
안정시켜야 한다.

구분

- ●-- 관절
- ○-- 근육
- ● 긴장한 채
  짧아진다.
- ● 긴장한 채
  길어진다.
- ● 긴장하지 않고
  길어진다.
- ● 움직임도 길이
  변화도 없다.

1단계

숨을 들이쉬고 배 근육을 당겨 몸통을
안정시킨다. 팔꿈치관절을 굽히면서 숨을 내쉰다.
이때 머리 위로 움직이는 덤벨의 중량 부하에
맞선다. 어깨와 등 윗부분을 안정시키고
머리를 중립으로 유지한다. 위팔은 팔꿈치관절이
굽는 동안 절대 움직이지 않아야 하며,
발은 계속 바닥에 밀착한다. 운동 강도를
높이려면 동작 저점에 1~2초 동안 멈추면 된다.

위-앞-옆에서 본 모습

147

≫ 응용 동작

다음 응용 동작들은 트라이셉스 익스텐션을 처음 하는
사람에게 알맞을 수 있다. 겉보기에 상당히 다를 수 있지만
이 동작들은 모두 위팔세갈래근(상완삼두근)을 목표로 한다.
한쪽씩 한다면 양팔에 똑같은 렙을 실시해야 한다.

구분

- 1차 목표 근육
- 2차 목표 근육

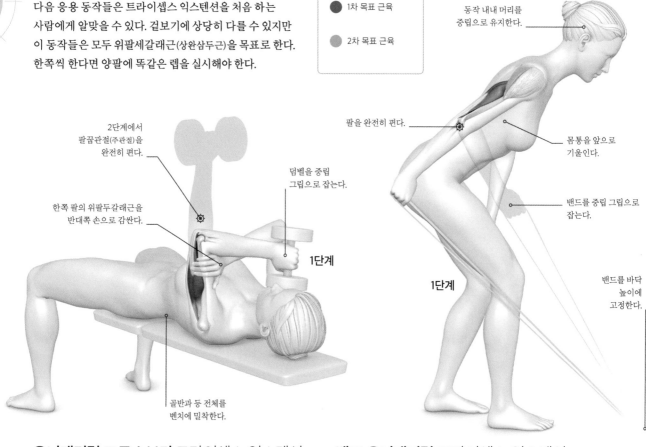

2단계에서
팔꿈치관절(주관절)을
완전히 편다.

한쪽 팔의 위팔두갈래근을
반대쪽 손으로 감싼다.

덤벨을 중립
그립으로 잡는다.

1단계

골반과 등 전체를
벤치에 밀착한다.

동작 내내 머리를
중립으로 유지한다.

팔을 완전히 편다.

몸통을 앞으로
기울인다.

밴드를 중립 그립으로
잡는다.

1단계

밴드를 바닥
높이에
고정한다.

유니래터럴 크로스보디 트라이셉스 익스텐션
UNILATERAL CROSS-BODY TRICEPS EXTENSION

양손으로 하다가 팔꿈치관절이 불편하면 누워서 한쪽씩 하는 것이
편하다. 체격이 크고 우람한 사람에게도 좋다.

준비 단계
다리를 벌리고(외전) 발을 바닥에 밀착한 채 벤치에 눕는다.
한쪽 손으로 덤벨을 잡고 팔꿈치관절을 편다. 이때 반대쪽 손으로 받친다.

1단계
숨을 들이쉬면서 중심근육을 긴장시킨다. 팔꿈치관절을 굽혀서
덤벨을 반대쪽 볼을 향해 움직이며 숨을 내쉰다.

2단계
팔을 시작 자세로 되돌리며 숨을 들이쉰다.
1단계와 2단계를 반복하고 나서 반대쪽 팔에도 실시한다.

밴드 유니래터럴 트라이셉스 익스텐션
BAND UNILATERAL TRICEPS EXTENSION

한 번에 한쪽씩 실시하는 이 동작은 흔히 트라이셉스 킥백(triceps
kickback)으로도 불린다. 우선 어깨관절이 움직이지 않게 고정시키고
나서 팔을 뒤로 펴는 데 집중한다.

준비 단계
발을 엉덩관절 너비로 엇갈리게 벌리고 선다. 무릎관절은 살짝 굽히고
엉덩관절은 앞으로 135도가량 굽힌다. 팔꿈치관절을 굽혀 밴드를 잡는다.

1단계
숨을 들이쉬고 중심근육을 당긴다. 팔을 완전히 펴면서 숨을 내쉰다.
동작 내내 등 윗부분 근육을 약간 긴장시켜 어깨가 돌지 않게 한다.

2단계
팔을 시작 자세로 천천히 되돌리며 숨을 들이쉰다. 1단계와 2단계를
반복하고 나서 (반드시 자세를 바꿔) 반대쪽에도 실시한다.

트라이셉스 **푸시업** TRICEPS **PUSH-UP**

손 위치와 팔 진행 경로를 바꿔 가슴 근육, 위팔세갈래근, 어깨
근육을 단련한다. 벤치나 바닥에 누워 비슷한 부위를 단련하는
트라이셉스 익스텐션을 대신하기에 좋은 몸무게 활용 운동이다.

준비 단계
팔을 몸 앞으로 내밀어 엎드린 자세를 취한다. 손은 어깨너비만큼 또는
어깨너비보다 약간 좁게 벌린다. 팔꿈치관절은 살짝 굽힌다.

1단계
중심근육(코어근육)을 당긴 상태에서, 팔꿈치관절을 굽혀
몸을 바닥을 향해 내리면서 숨을 들이쉰다. 이때 위팔을
가슴우리(흉곽)에 대고 강하게 수축시킨다.

2단계
팔꿈치관절을 거의 완전히 펴 몸을 시작 위치로
들어올리면서 숨을 내쉰다. 1단계와 2단계를 반복한다.

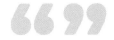

위팔세갈래근의 해부학적 구조를 잘 알수록, 어떤 운동을 하면 위팔세갈래근 중 어느 갈래가 단련될지 잘 이해할 수 있다.

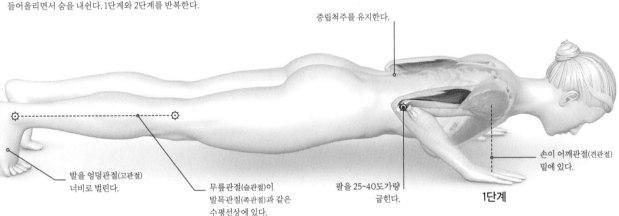

중립척주를 유지한다.

발을 엉덩관절(고관절)
너비로 벌린다.

무릎관절(슬관절)이
발목관절(족관절)과 같은
수평선상에 있다.

팔을 25~40도가량
굽힌다.

손이 어깨관절(견관절)
밑에 있다.

1단계

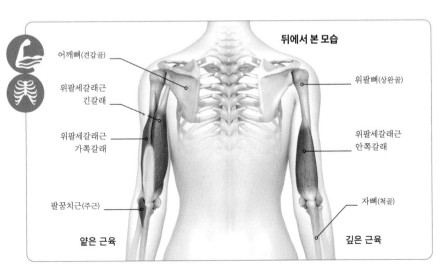

뒤에서 본 모습

어깨뼈(견갑골)

위팔세갈래근
긴갈래

위팔세갈래근
가쪽갈래

팔꿈치근(주근)

위팔뼈(상완골)

위팔세갈래근
안쪽갈래

자뼈(척골)

얕은 근육

깊은 근육

위팔세갈래근의 구조

위팔세갈래근은 독특하게 3갈래로 이루어져
있다. 가쪽갈래와 안쪽갈래는 팔꿈치관절에서
위팔뼈에 붙어 있고 긴갈래는 어깨뼈에 붙어
있다. 어떤 동작은 동시에 3갈래를 모두
단련할 수 있지만 다른 동작들은 1갈래 또는
2갈래만 단련할 수 있다. 어깨 자세를 바꾸면
다른 갈래에 영향을 미치지 않으면서 긴갈래에만
더 많은 부하를 실을 수도 있다. 각 갈래가 어디에
붙고 저항 부하 작용선과 어떤 정렬을 이루는지에
대해, 그리고 각각의 해부학적 구조에 대해
더 많이 알수록 어떤 운동이 다른 운동보다 왜
더 나은지 이해할 수 있다. 3갈래 모두를 단련하는
운동의 예로 크로스케이블 프레스다운(153쪽
참고)이 있다.

로프 트라이셉스 푸시다운 ROPE TRICEPS PUSH-DOWN

이 동작은 위팔 뒷부분의 커다란 근육인 위팔세갈래근을 목표로 한다. 바벨이나 고정된 기구 대신 로프가 달린 케이블 머신을 이용한다. 따라서 각자의 신체 구조와 가동성 한계에 맞춰 동작을 조절하기가 수월하다.

개요 보기

이 푸시다운 동작의 두 가지 핵심은 바른 자세를 취하는 것과 팔꿉관절로만 팔을 움직이는 것이다. 케이블을 설정하고 부착용 로프를 케이블 머신에 고정한 뒤, 도르래를 가장 높은 위치로 조정한다. 이 동작을 하다가 관절에 불편하면 줄이나 저항 밴드를 이용하는 다른 응용 동작으로 바꿀 수 있다(152~153쪽 참고). 초심자는 8~10렙 4세트로 시작할 수 있다. 152~153쪽에 다른 응용 동작도 있다. 201~214쪽의 운동 프로그램에서 다른 세트를 찾아 목표로 할 수도 있다.

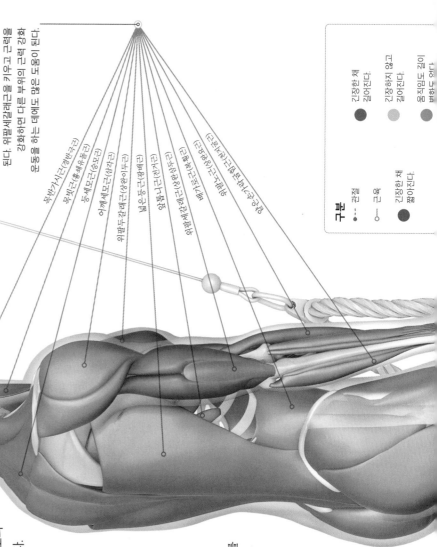

윗몸과 팔의 근육

이 동작의 목표는 위팔세갈래근이고 어깨, 등 윗부분, 배의 근육은 윗몸 전체와 어깨관절(견관절)을 안정시키는 역할을 한다. 케이블 머신에 장착된 로프를 이용하면 원하는 팔 진행 경로를 취할 수 있다. 아래에 위치는 고정한 상태에서 팔꿉관절만 굽히고 펴다고 생각하면 된다. 위팔세갈래근을 키우고 근력을 강화하면 다른 부위의 근력 강화 운동을 하는 데에도 많은 도움이 된다.

목반가시근(경반극근)
목빗근(흉쇄유돌근)
등세모근(승모근)
어깨세모근(삼각근)
위팔두갈래근(상완이두근)
넓은등근(광배근)
앞톱니근(전거근)
위팔세갈래근(복장근)
배곧은근(복직근)
몸통 안정근(척주세움근 등)

구분

--- 관절
ㅇ 근육

긴장한 채 짧아진다.

긴장한 채 길어진다.

긴장하지 않고 길어진다.

움직임도 길이도 변하지 않는다.

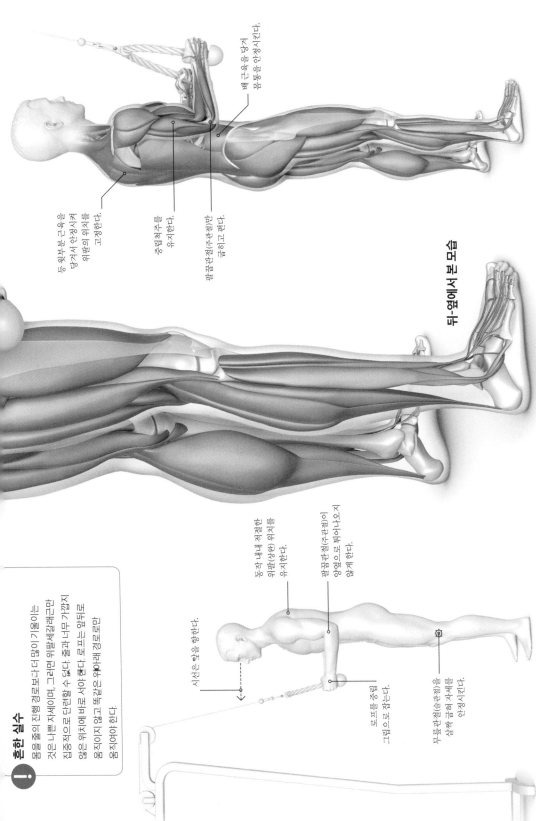

흔한 실수

몸을 앞으로 진행 경로보다 더 많이 기울이는 것은 나쁜 자세이며, 그러면 위팔세갈래근만 집중적으로 단련할 수 없다. 로프는 너무 가깝지 않은 위치에 바로 서야 한다. 로프는 앞뒤로 움직이지 않고 똑고 독립은 위아래 경로로만 움직여야 한다.

시선은 앞을 향한다.

동작 내내 적절한 위팔(상완) 위치를 유지한다.

팔꿉관절(주관절)이 양옆으로 튀어나오지 않게 한다.

로프를 중립으로 잡는다.

무릎관절(슬관절)을 살짝 굽혀 자세를 안정시킨다.

준비 단계

머신을 설정하고 로프 양끝을 잡는다. 1~2걸음 뒤로 물러나 똑바로 서서 발을 어깨너비로 벌린다. 등 앞부분 근육을 긴장시켜 어깨를 안정시킨다. 팔꿉관절을 65~75도 정도로 굽힌다.

뒤-옆에서 본 모습

1단계

숨을 들이쉬고 배 근육을 당긴다. 팔꿉관절을 펴 위팔세갈래근으로 로프를 아래로 당기면서 숨을 내쉰다. 동작 정점에서 어깨가 돌아가서는 안 된다. 운동 강도를 높이려면 동작 정점에 1~2초 동안 멈춘다.

배 근육을 당겨 몸통을 안정시킨다.

등 앞부분 근육을 당겨서 안정시켜 위팔의 위치를 고정한다.

중립척주를 유지한다.

팔꿉관절(주관절)만 굽히고 편다.

2단계

중심근육(코어근육), 등 앞부분과 어깨의 근육을 계속 긴장시킨 상태에서 숨을 들이쉬며 로프를 시작 위치로 천천히 되돌린다. 호흡을 가다듬고 1단계와 2단계를 반복한다.

» 응용 동작

어깨 자세를 바르게 취해서, 다음 동작 각각을 실시하는 동안 어깨가 돌지 않게
하는 것이 중요하다. 다음 동작들은 위팔세갈래근(상완삼두근)을 목표로 하지만,
앞의 로프 트라이셉스 푸시다운을 하다가 관절이 불편한 경우의 대안으로도 좋다.

밴드 트라이셉스 익스텐션 BAND TRICEPS EXTENSION

저항 밴드를 이용하는 이 응용 동작은 머신을 이용할 수 없는 경우에
유용하다. 밴드를 어깨 위로 걸치면 저항 부하 작용선이 팔 진행 경로와
같은 선상에 있게 된다.

> 줄이나 밴드의 저항
> 부하 작용선과 팔 진행
> 경로를 나란히 하면
> 관절 부상 위험을
> 줄일 수 있다.

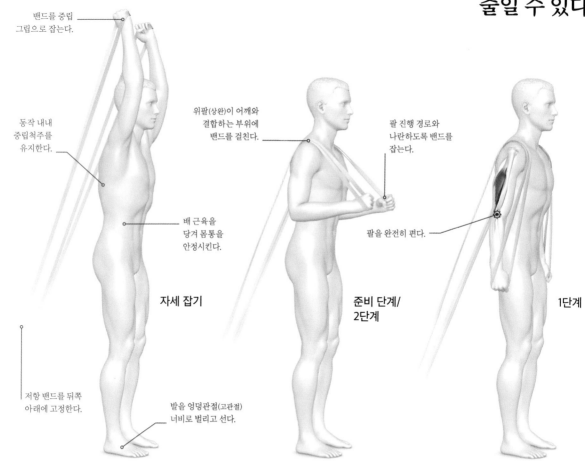

밴드를 중립
그립으로 잡는다.

동작 내내
중립척주를
유지한다.

위팔(상완)이 어깨와
결합하는 부위에
밴드를 걸친다.

팔 진행 경로와
나란하도록 밴드를
잡는다.

배 근육을
당겨 몸통을
안정시킨다.

팔을 완전히 편다.

자세 잡기

준비 단계/
2단계

1단계

저항 밴드를 뒤쪽
아래에 고정한다.

발을 엉덩관절(고관절)
너비로 벌리고 선다.

자세 잡기
저항 밴드를 낮은 위치에 고정한 후
등지고 서서 무릎관절을 살짝 굽힌다.
양손 각각에 밴드를 잡고 팔을 높이
들어올린다.

준비 단계
양팔을 편 채 내리며 저항 밴드를
어깨 위에 걸친다. 팔꿈관절을 굽혀서
밴드 양끝이 몸 앞에 오게 당긴다.

1단계
숨을 들이쉬며 배 근육을 당긴다.
어깨를 뒤로 들인(뒤당김) 상태에서
팔꿈관절을 완전히 펴며 숨을 내쉰다.
위팔은 계속 몸통과 나란해야 한다.

2단계
숨을 들이쉬며 팔꿈관절만 굽혀서
팔을 시작 자세로 천천히 되돌린다.
1단계와 2단계를 반복한다.

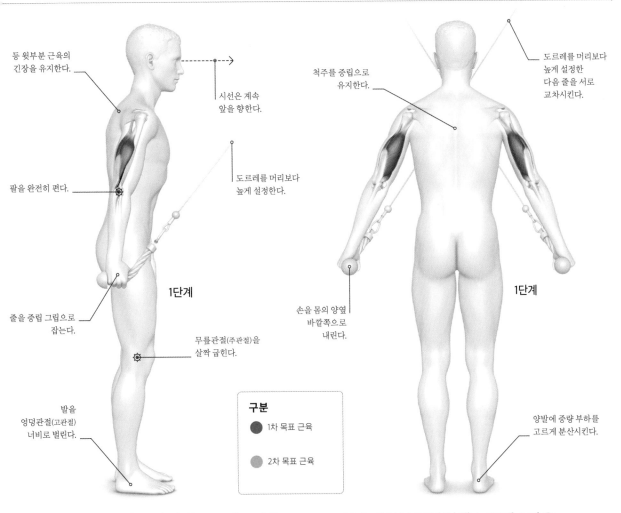

등 윗부분 근육의
긴장을 유지한다.

시선은 계속
앞을 향한다.

팔을 완전히 편다.

도르레를 머리보다
높게 설정한다.

줄을 중립 그립으로
잡는다.

무릎관절(주관절)을
살짝 굽힌다.

발을
엉덩관절(고관절)
너비로 벌린다.

1단계

척추를 중립으로
유지한다.

도르레를 머리보다
높게 설정한
다음 줄을 서로
교차시킨다.

손을 몸의 양옆
바깥쪽으로
내린다.

양발에 중량 부하를
고르게 분산시킨다.

1단계

구분

● 1차 목표 근육

● 2차 목표 근육

케이블 유니래터럴 트라이셉스 **프레스다운**
CABLE UNILATERAL TRICEPS **PRESS-DOWN**

줄을 하나만 사용해서 한 번에 한쪽씩 단련한다. 팔을 뒤로
펴기 전에 어깨 자세를 바르게 취하는 데 주의를 기울여야 한다.

준비 단계
엉덩관절을 살짝 굽혀 윗몸을 저항 부하 작용선에 가깝게 한 채
바로 선다. 줄을 중립 그립으로 잡고 팔을 굽힌다.

1단계
숨을 들이쉬면서 중심근육을 당긴다. 팔을 완전히 펴면서 숨을 내쉰다.
손의 진행 경로가 줄의 저항 부하 작용선을 따라야 한다.

2단계
숨을 들이쉬며 손을 시작 위치로 천천히 되돌린다.
1단계와 2단계를 반복하고 나서 반대쪽 팔로 실시한다.

크로스케이블 트라이셉스 **프레스다운**
CROSS-CABLE TRICEPS **PRESS-DOWN**

줄 2개를 이용해 양쪽 위팔세갈래근을 동시에 단련하는
응용 동작이다. 등 윗부분을 긴장시켜 어깨가 돌지 않게 한다.

준비 단계
빌을 엉녕관셜 너비로 벌리고 엉덩관절을 살짝 굽힌 채 바로 선다.
줄을 교차시켜 양손에 중립 그립으로 잡고 팔꿉관절을 굽힌다.

1단계
숨을 들이쉬며 중심근육을 당긴다. 팔을 펴서 줄의 저항 부하
작용선을 따라 손을 내리며 숨을 내쉰다.

2단계
팔꿉관절을 굽혀 손을 시작 위치로 천천히 되돌리며 숨을 들이쉰다.
1단계와 2단계를 반복한다.

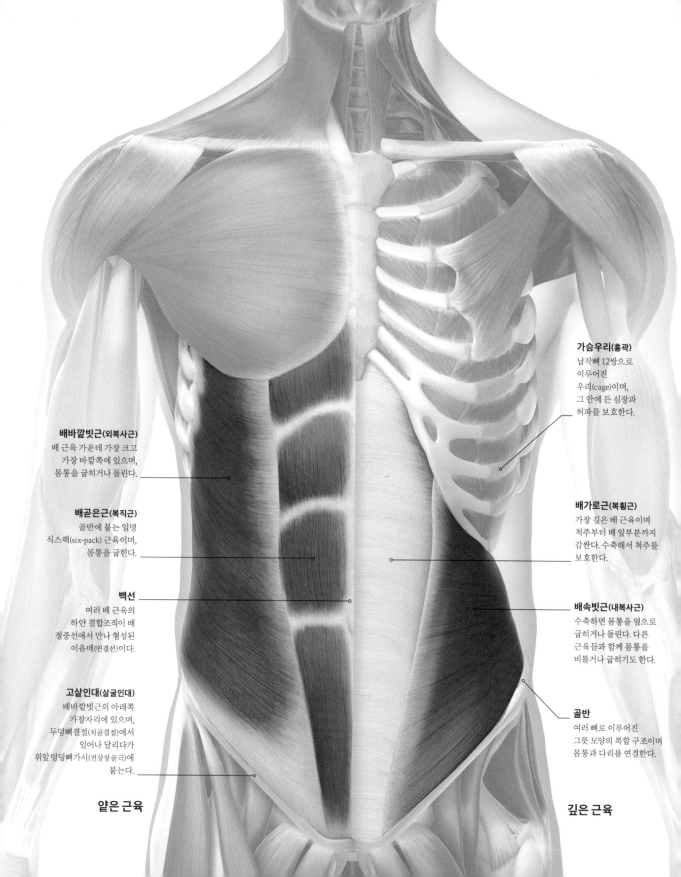

가슴우리(흉곽)
납작뼈 12쌍으로
이루어진
우리(cage)이며,
그 안에 든 심장과
허파를 보호한다.

배바깥빗근(외복사근)
배 근육 가운데 가장 크고
가장 바깥쪽에 있으며,
몸통을 굽히거나 돌린다.

배곧은근(복직근)
골반에 붙는 일명
식스팩(six-pack) 근육이며,
몸통을 굽힌다.

백선
여러 배 근육의
하얀 결합조직이 배
정중선에서 만나 형성된
이음매(연결선)이다.

고샅인대(샅굴인대)
배바깥빗근의 아래쪽
가장자리에 있으며,
두덩뼈결절(치골결절)에서
일어나 달리다가
위앞엉덩뼈가시(전상장골극)에
붙는다.

배가로근(복횡근)
가장 깊은 배 근육이며
척주부터 배 앞부분까지
감싼다. 수축해서 척주를
보호한다.

배속빗근(내복사근)
수축하면 몸통을 옆으로
굽히거나 돌린다. 다른
근육들과 함께 몸통을
비틀거나 굽히기도 한다.

골반
여러 뼈로 이루어진
그릇 모양의 복합 구조이며
몸통과 다리를 연결한다.

얕은 근육

깊은 근육

배

근력 운동

배에서 운동을 담당하는 주요 근육은 식스팩(six-pack)에 해당하는 배곧은근, 몸통 양옆에 있는
배바깥빗과 배속빗근, 가장 깊은 배 근육인 배가로근이다.

배곧은근은 복장뼈(흉골), 갈비뼈(늑골) 결합조직, 골반에 붙는다. 배바깥빗근과 배속빗근은 둘 다 갈비뼈, 골반, 백선(배벽 정중선의 결합조직 부위)에 붙는다. 배가로근은 골반, 갈비뼈, 백선, 등 아랫부분 결합조직에 붙는다.

● **몸통을 앞으로 굽힐 때** 배곧은근은 이 동작을 주도하면서 다른 배 근육을 구조적으로 지지하기도 한다. 그런치(crunch)나 행잉 니 레이즈(hanging knee raise) 같은 동작을 취하면 몸무게나 중량 부하를 이용해 단련할 수 있다.

● **몸통을 옆으로 굽힐 때(가쪽굽힘)** 이용되는 배빗근(복사근)은 몸통을 앞으로 굽히거나 돌리는 동작을 보조하기도 한다. 또한 몸통이 돌거나 펴지는 것에 맞서기도 해서 척주를 안전하게 지키고 안정성을 높여 보호하기도 한다.

배가로근은 내부 리프팅 벨트(lifting belt) 역할을 해서, 누르고 조이는 힘으로 몸통을 안정시키고 척주를 보호한다. 위의 모든 배 근육은 호흡을 보조하고 몸통의 전반적인 근력과 구조 유지에 관여한다.

❝❞

배 근력을 강화하면 중심근육이 튼튼해지고, 척주가 보호되고, 허리 부상 위험이 줄어든다.

프런트 플랭크
로테이션 FRONT PLANK WITH ROTATION

마운틴 클라이머(mountain climber)로도 널리 알려진 이 동작은
다리 근육, 중심근육, 팔 근육을 포함하는 여러 근육을 동시에
단련한다. 동작 템포(tempo)를 높이면 심장 운동도 촉진한다.
비틀기 동작을 하면 중심근육, 특히 배빗근의 근력을 강화한다.

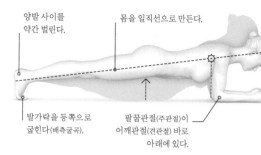

양발 사이를 약간 벌린다.

몸을 일직선으로 만든다.

발가락을 등쪽으로 굽힌다(배측굴곡).

팔꿉관절(주관절)이 어깨관절(견관절) 바로 아래에 있다.

준비 단계
아래팔(전완)로 윗몸(상체)을 받친 채 바닥에 엎드린다.
시작 자세를 취하기 위해 골반을 플랭크 자세로 올려
머리부터 발목관절(족관절)까지 일직선이 되게 한다.

개요 보기

프런트 플랭크 로테이션을 하려면 골반을
플랭크 자세로 올리고, 양쪽으로 비트는
동작 내내 몸을 직선으로 유지해야 한다.
팔, 등 윗부분, 배, 아랫몸의 근육을 계속
긴장시켜야 허리를 안정시켜 부상을 예방할
수 있다. 초심자는 8~10렙 4세트로 시작하면
된다. 운동 프로그램(201~214쪽 참고)을 보고
세트 목표치를 바꿀 수도 있다. 이 동작이
너무 힘들면 몸을 돌려 비틀지 않고 플랭크
기본 자세를 취할 수도 있다.

구분

- ●-- 관절
- ○— 근육
- ● 긴장한 채 짧아진다.
- ● 긴장한 채 길어진다.
- ● 긴장하지 않고 길어진다 (스트레칭).
- ● 움직임도 길이 변화도 없다.

다리 근육
다리를 지탱하는
넙다리네갈래근(대퇴사두근)을
당겨 자세를 안정시킴으로써
엉덩관절(고관절)로
무릎관절(슬관절)을 이동시킬
수 있다. 엉덩관절 굽힘근이
무릎관절을 몸 아래
반대쪽으로 견인한다.

손가락굽힘근(지굴근)
긴종아리근(장비골근)
가자미근
장딴지근(비복근)
안쪽넓은근(내측광근)
넙다리곧은근(대퇴직근)
가쪽넓은근(외측광근)

! 흔한 실수
목을 앞으로 내밀어서는 안 된다. 시선은 바닥을 향하고,
머리는 중립을 유지한다. 동작 내내 어깨관절이 팔꿉관절
바로 위에 있어야 한다.

앞-옆에서 본 모습

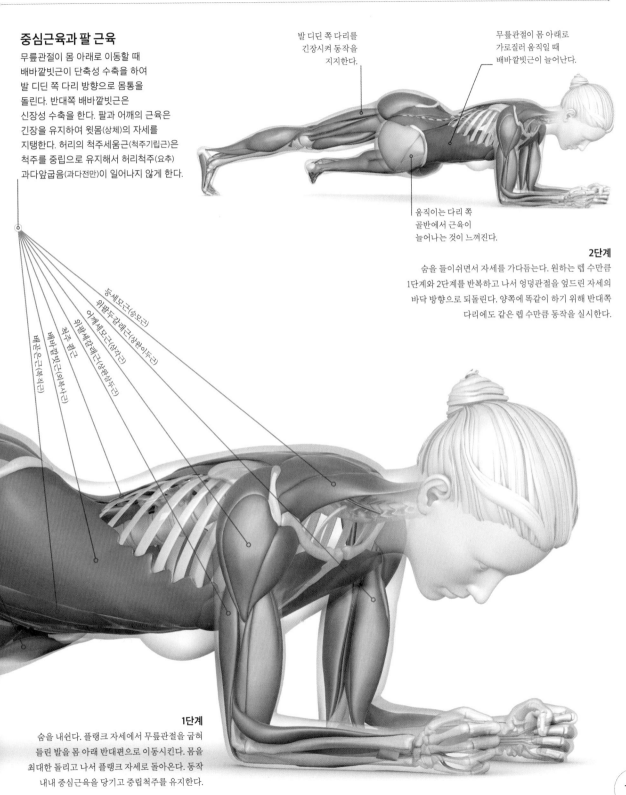

중심근육과 팔 근육

무릎관절이 몸 아래로 이동할 때
배바깥빗근이 단축성 수축을 하여
발 디딘 쪽 다리 방향으로 몸통을
돌린다. 반대쪽 배바깥빗근은
신장성 수축을 한다. 팔과 어깨의 근육은
긴장을 유지하여 윗몸(상체)의 자세를
지탱한다. 허리의 척주세움근(척주기립근)은
척주를 중립으로 유지해서 허리척주(요추)
과다앞굽음(과다전만)이 일어나지 않게 한다.

발 디딘 쪽 다리를
긴장시켜 동작을
지지한다.

무릎관절이 몸 아래로
가로질러 움직일 때
배바깥빗근이 늘어난다.

움직이는 다리 쪽
골반에서 근육이
늘어나는 것이 느껴진다.

2단계

숨을 들이쉬면서 자세를 가다듬는다. 원하는 렙 수만큼
1단계와 2단계를 반복하고 나서 엉덩관절을 엎드린 자세의
바닥 방향으로 되돌린다. 양쪽에 똑같이 하기 위해 반대쪽
다리에도 같은 렙 수만큼 동작을 실시한다.

등세모근(승모근)
위팔두갈래근(상완이두근)
어깨세모근(삼각근)
척주 폄근
배바깥빗근(외복사근)
배곧은근(복직근)

1단계

숨을 내쉰다. 플랭크 자세에서 무릎관절을 굽혀
들린 발을 몸 아래 반대편으로 이동시킨다. 몸을
최대한 돌리고 나서 플랭크 자세로 돌아온다. 동작
내내 중심근육을 당기고 중립척주를 유지한다.

사이드 플랭크
로테이션 SIDE PLANK WITH ROTATION

집에서 하기 쉬운 이 동작은 중심근육(코어근육)을 강화하고 몸통
양옆의 근육, 즉 배빗근을 단련해 허리선을 잡아준다. 동작 내내 숨을
느리게 쉬면서 양쪽을 교대로 해야 한다.

개요 보기

프런트 플랭크(156~157쪽 참고)와 마찬가지로 동작 내내 배 근육을 당겨서 몸을
일직선으로 유지해야 한다. 그런데 이번 동작에서는 몸을 한쪽씩 번갈아 자세를
잡는다. 무릎관절과 가슴은 계속 몸 앞을 향하고 골반만 돌아야 한다. 초심자는
8~10렙 4세트로 시작하면 된다. 운동 프로그램(201~214쪽 참고)을 보고 세트
목표치를 바꿀 수도 있다.

혼한 실수

준비 자세가 바르지 않거나(신체 정렬 매우 중요)
골반이 아래로 처지면 머리부터 발가락까지
근육 긴장이 제대로 되지 않을 수 있다. 동작
내내 골반이 바닥과 닿지 않아야 한다.

엉덩관절 근육

엉덩관절 굽힘근, 엉덩관절
모음근(내전근), 엉덩관절
벌림근(외전근)이 당겨져
아랫몸(하체)의 자세를 지지하고
동작 내내 중립척주를 유지한다.

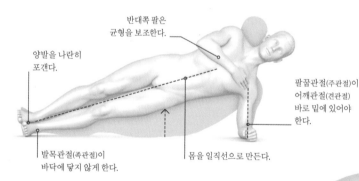

반대쪽 팔은
균형을 보조한다.

양발을 나란히
포갠다.

팔꿈치관절(주관절)이
어깨관절(견관절)
바로 밑에 있어야
한다.

발목관절(족관절)이
바닥에 닿지 않게 한다.

몸을 일직선으로 만든다.

넙다리근막긴장근(대퇴근막장근)

엉덩관절(고관절)

큰볼기근(대둔근)

중간볼기근(중둔근)

엉덩허리근(장요근)

큰모음근(대내전근)

준비 단계

윗몸(상체)을 한쪽 팔로 받치고 양발을 나란히 포갠 채
몸을 모로 세운다. 반대쪽 팔은 굽혀서 가슴에 걸친다.
골반이 바닥에 닿지 않게 하고 머리부터 발목관절까지
일직선이 되게 한다.

앞에서 본 모습

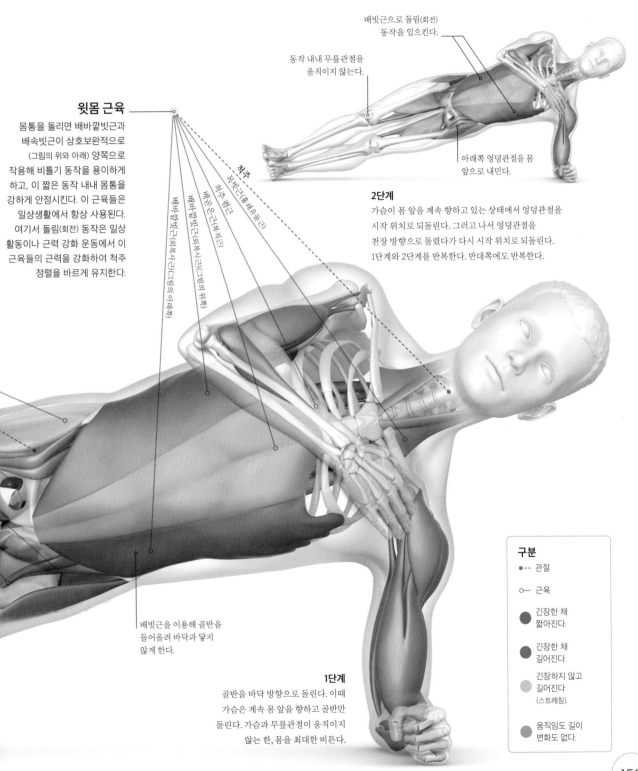

배빗근으로 돌림(회전)
동작을 일으킨다.

동작 내내 무릎관절을
움직이지 않는다.

아래쪽 엉덩관절을 몸
앞으로 내민다.

2단계
가슴이 몸 앞을 계속 향하고 있는 상태에서 엉덩관절을
시작 위치로 되돌린다. 그러고 나서 엉덩관절을
천장 방향으로 돌렸다가 다시 시작 위치로 되돌린다.
1단계와 2단계를 반복한다. 반대쪽에도 반복한다.

윗몸 근육

몸통을 돌리면 배바깥빗근과
배속빗근이 상호보완적으로
(그림의 위와 아래) 양쪽으로
작용해 비틀기 동작을 용이하게
하고, 이 짧은 동작 내내 몸통을
강하게 안정시킨다. 이 근육들은
일상생활에서 항상 사용된다.
여기서 돌림(회전) 동작은 일상
활동이나 근력 강화 운동에서 이
근육들의 근력을 강화하여 척주
정렬을 바르게 유지한다.

척주

배바깥빗근(왼쪽 배곧은근널힘줄 아래)

배속빗근(왼쪽)

배곧은근(오른쪽)

척주세움근(부분)

척주세움근(왼쪽 배바깥빗근 아래)

배빗근을 이용해 골반을
들어올려 바닥과 닿지
않게 한다.

1단계
골반을 바닥 방향으로 돌린다. 이때
가슴은 계속 몸 앞을 향하고 골반만
돌린다. 가슴과 무릎관절이 움직이지
않는 한, 몸을 최대한 비튼다.

구분

- ●-- 관절
- ○-- 근육
- ● 긴장한 채
  짧아진다.
- ● 긴장한 채
  길어진다.
- ● 긴장하지 않고
  길어진다
  (스트레칭).
- ● 움직임도 길이
  변화도 없다.

트랜스버스 애브도미널 볼 크런치

TRANSVERSE ABDOMINAL BALL CRUNCH

안전하게 중심근육을 단련하며 목표는 배가로근과 배곧은근이다.
배가로근은 식스팩 근육으로 불리는 얕은 근육인 배곧은근
아래에 있는 깊은 근육이다.

개요 보기

중심근육을 이용해 윗몸을 올리고 내리는 이 배 근육 크런치를
하려면 지름이 적어도 55~65센티미터인 짐볼(운동용 공)이
필요하다. 동작을 취하면서 손으로 배를 만져보면 배 근육이 수축하거나
움직이는 것이 느껴진다. 초심자는 8~10렙 4세트로 시작할 수 있다.
162~163쪽에 다른 응용 동작도 있다. 201~214쪽의 운동 프로그램에서
다른 세트를 찾아 목표로 할 수도 있다.

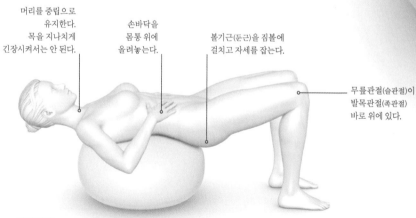

머리를 중립으로
유지한다.
목을 지나치게
긴장시켜서는 안 된다.

손바닥을
몸통 위에
올려놓는다.

볼기근(둔근)을 짐볼에
걸치고 자세를 잡는다.

무릎관절(슬관절)이
발목관절(족관절)
바로 위에 있다.

준비 단계
발을 어깨너비로 벌리고 발을 바닥에 밀착한 채 짐볼 위에
앉는다. 발을 멀리 내딛어서 등의 아랫부분만 짐볼에 닿게 한 후
윗몸(상체)을 뒤로 기울여 반듯이 누운 듯한 자세를 취한다.

1단계
숨을 들이쉬고 배 근육을 당겨 몸통을
안정시킨다. 배 근육을 이용해 척주를
굽혀서 크런치(crunch, 최기) 동작을
취하며 숨을 내쉰다. 크런치 동작을
취하면서 허리를 '안쪽으로 죈다고'
생각하면 된다. 배 근육이 완전히
수축하면 숨을 내쉰다. 이것이 동작의
정점이다. 엉덩관절을 굽혀 몸통을
들어올려서는 안 된다. 운동 강도를
높이려면 동작 정점에 1초 동안 멈춘다.

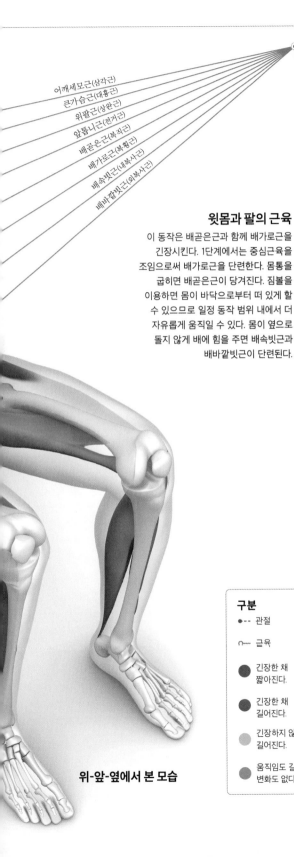

어깨세모근(삼각근)
큰가슴근(대흉근)
위팔근(상완근)
앞톱니근(전거근)
배곧은근(복직근)
배가로근(복횡근)
배속빗근(내복사근)
배바깥빗근(외복사근)

윗몸과 팔의 근육

이 동작은 배곧은근과 함께 배가로근을
긴장시킨다. 1단계에서는 중심근육을
조임으로써 배가로근을 단련한다. 몸통을
굽히면 배곧은근이 당겨진다. 짐볼을
이용하면 몸이 바닥으로부터 떠 있게 할
수 있으므로 일정 동작 범위 내에서 더
자유롭게 움직일 수 있다. 몸이 옆으로
돌지 않게 배에 힘을 주면 배속빗근과
배바깥빗근이 단련된다.

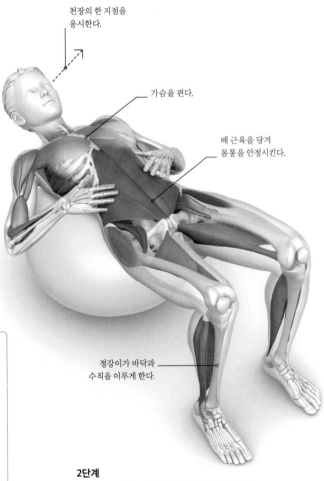

천장의 한 지점을
응시한다.

가슴을 편다.

배 근육을 당겨
몸통을 안정시킨다.

정강이가 바닥과
수직을 이루게 한다.

구분

●--   관절

○—   근육

● 긴장한 채
  짧아진다.

● 긴장한 채
  길어진다.

● 긴장하지 않고
  길어진다.

● 움직임도 길이
  변화도 없다.

위-앞-옆에서 본 모습

2단계

중심근육을 당겨 안정시킨 상태에서 숨을 들이쉬며
척주를 천천히 펴 윗몸을 시작 자세로 되돌린다.
호흡을 가다듬고 1단계와 2단계를 반복한다.

≫ 응용 동작

다음 동작들은 모두 배가로근(복횡근)과
배곧은근(복직근)을 비롯한 배 근육을
목표로 한다. 속도보다는 중심근육 당김과
호흡 조절에 집중해야 한다.

준비 단계/2단계

2단계(소 자세)에서
목을 펴고 시선은
앞을 향한다.

등이 위아래로
굽는다.

1단계

캣-카우 닐링 크런치
CAT-COW KNEELING CRUNCH

흔히 '캣-카우(cat-cow)'로 불리고 요가
동작에서 유래한 이 동작은 팔, 어깨, 등을
포함하는 윗몸의 근육을 목표로 하는데,
특히 배 근육을 단련한다.

볼기근(둔근)을 당겨
자세를 안정시킨다.

엉덩관절(고관절)이
무릎관절(슬관절) 바로 위에
있다. 넓적다리(대퇴)가
바닥과 수직을 이룬다.

발등을 바닥에 댄다.

손은 바닥에
밀착한다.

1단계(고양이
자세)에서 목을
아래로 굽힌다.

준비 단계(소 자세)
무릎과 발을 엉덩관절 너비로 나란하게 벌린 채
무릎을 꿇는다. 정강이는 바닥과 닿아야 한다.
손은 어깨관절 바로 아래 바닥을 짚는다.

1단계(고양이 자세)
숨을 들이쉬며 중심근육을 당긴다. 배가로근을
당겨서 허리를 들어올리고 배곧은근을 당겨 척주를
굽히며 숨을 내쉰다. 등이 위로 굽는다

2단계(소 자세)
등을 내리며 숨을 들이쉰다. 척주 폄근과 등 윗부분
근육을 수축시켜 가슴을 펴고 배 근육을 늘린다.
1단계와 2단계를 반복한다.

스터더폿 스위스 볼 STIR-THE-POT SWISS BALL

요리 냄비를 국자로 젓는 것과 비슷해 보이는 이 동작은
중심근육과 등 아랫부분 근육의 근력을 강화하고 지구력을
높여서 중심근육, 엉덩관절, 등 아랫부분의 상호 협응을
향상한다.

척주를 중립으로
유지하고, 등
윗부분이 몸 앞뒤로
굽지 않게 한다.

머리를 중립으로
유지한다.

양발에 중력 부하를
고르게 분산시킨다.

동작 내내 볼기근(둔근)을
당긴다.

1단계

작은 원
그리기로
시작한다.

짐볼의
팔꿈치 위치

큰 원으로 운동
강도를 높인다.

위에서 본 모습

동작을 천천히!

쉽지 않은 이 동작은 작은 원 그리기로
시작해야 한다. 팔꿈치로 천천히 작은 원을
그리듯 한다. 근력이 강해지면 더 큰 원을
그릴 수 있다. 플랭크 자세는 그대로 유지한다.

준비 단계
발을 엉덩관절 너비로 벌리고 짐볼로 아래팔(전완)을 안전하게 받친 채
플랭크 자세를 취한다고 생각한다. 어깨관절 바로 밑에 수직으로 위치한
팔꿈관절(주관절)을 짐볼에 밀착한다. 동작 내내 배 근육과 볼기근(둔근)을
당기고 무릎관절을 편다.

1단계
호흡을 의식적으로 조절해 숨을 들이쉬고 내쉬면서 팔꿈치를 작은 원을
그리며 움직인다. 팔꿈치로 짐볼을 내리누르면서 동작에 따라 움직인다.
엉덩관절은 움직이지 않는다. 이 동작을 숙련하고 난 후에는 동작의 범위를
키워서 운동 강도를 높일 수 있다.

데드버그 DEADBUG

이름이 독특한 이 배 근육 동작은 배가로근과 배곧은근을 단련한다.
또한 중심근육을 당기고 척주와 골반을 중립으로 유지함으로써
몸 양옆의 근육 움직임을 조율하는 능력도 향상한다. 그 능력에 따라
팔과 다리가 움직이는 총 거리가 달라진다.

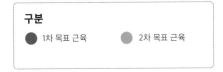

구분
- 1차 목표 근육
- 2차 목표 근육

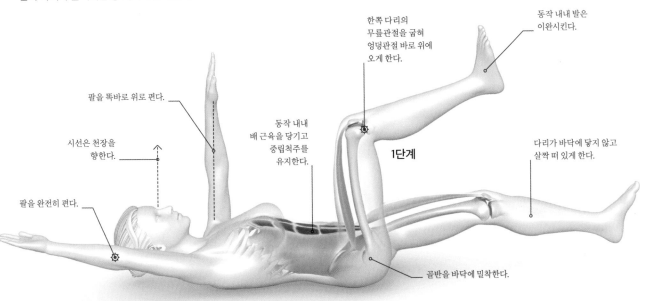

한쪽 다리의
무릎관절을 굽혀
엉덩관절 바로 위에
오게 한다.

동작 내내 발은
이완시킨다.

팔을 똑바로 위로 편다.

동작 내내
배 근육을 당기고
중립척주를
유지한다.

1단계

시선은 천장을
향한다.

다리가 바닥에 닿지 않고
살짝 떠 있게 한다.

팔을 완전히 편다.

골반을 바닥에 밀착한다.

준비 단계
어깨관절을 굽혀 팔을 올리고, 엉덩관절과
무릎관절을 굽혀 다리를 접어 올린 상태에서 등을
바닥에 대고 눕는다. 머리는 바닥에 닿지 않은 채
중립을 유지한다.

1단계
숨을 들이쉬며 배 근육을 당긴다. 한쪽 팔을 바닥
쪽으로 내리는 동시에 반대쪽 다리를 펴면서 숨을
내쉰다. 골반은 계속 바닥에 밀착한다.

2단계
시작 자세로 되돌리며 숨을 들이쉰다.
배곧은근을 당겨 몸통을 굽힌다. 반대쪽
다리와 팔로 동작을 반복한다.

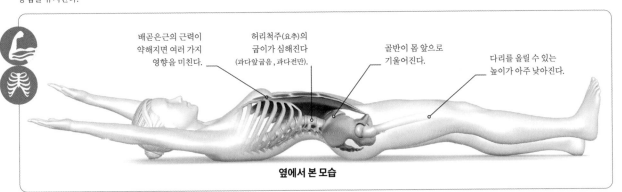

배곧은근의 근력이
약해지면 여러 가지
영향을 미친다.

허리척주(요추)의
굽이가 심해진다
(과다앞굽음, 과다전만).

골반이 몸 앞으로
기울어진다.

다리를 올릴 수 있는
높이가 아주 낮아진다.

옆에서 본 모습

배 근력이 약할 경우의 영향

배 근력은 골반의 안정성과 다른 많은 운동에서의 척주 보호에 매우 중요하다.
위의 그림을 보면 배 근력이 약해서 다리를 들기가 너무 힘들다. 그래서
데드버그 동작 1단계로 넘어갈 수가 없다. 골반이 앞으로 기울어 불안정해지고
허리 부상을 입을 위험도 커진다.

행잉
니 레이즈 HANGING **KNEE RAISE**

골반 근육과 배 근육을 단련해 조절 능력과 협응성을 향상하면 자신의 몸과 더 잘 통할 수 있다. 다음 동작의 목표는 배곧은근과 엉덩관절 굽힘근이다. 자신의 몸무게를 들어올리는 것만으로도 충분한 운동이 된다.

개요 보기

얼핏 단순해 보일 수 있지만 행잉 니 레이즈를 하려면 연습이 필요하다. 철봉에 매달려서 골반과 배의 근육만 긴장시켜도 무릎관절을 최대한 들어올리며 엉덩관절과 척주를 굽힐 수 있다. 시작하기 전에 배 근육을 긴장시켜서 척주를 중립으로 안정시켜야 한다. 필요에 따라 팔걸이띠(arm strap)를 지지대로 활용하면 배 근육 단련에 집중할 수 있다. 초심자는 8~10렙 4세트로 시작할 수 있다. 166~167쪽에 다른 응용 동작도 있다. 201~214쪽의 운동 프로그램에서 다른 세트를 찾아 목표로 할 수도 있다.

손목관절(수관절)
깊은손가락굽힘근(심지굴근)
얕은손가락굽힘근(천지굴근)
위팔노근(상완요근)
원엎침근(원형회내근)
팔꿉관절(주관절)

위팔두갈래근(상완이두근)
위팔세갈래근(상완삼두근)
어깨세모근(삼각근)
목빗근(흉쇄유돌근)
넓은등근(광배근)
큰가슴근(대흉근)
배바깥빗근(외복사근)
배곧은근(복직근)

윗몸과 팔의 근육

이 동작을 하는 동안 윗몸(상체)의 자세를 유지하려면 등, 팔, 어깨의 근육을 강하게 긴장시켜야 한다. 중심근육을 계속 당긴 채 배곧은근과 배가로근을 긴장시켜 다리를 들어올리면서 배 근육 수축에 집중해야 한다.

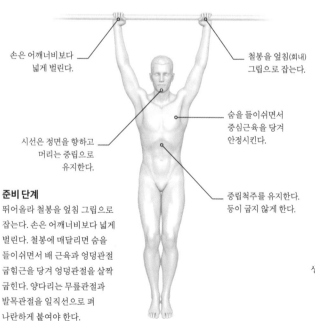

손은 어깨너비보다 넓게 벌린다.

철봉을 엎침(회내) 그립으로 잡는다.

숨을 들이쉬면서 중심근육을 당겨 안정시킨다.

시선은 정면을 향하고 머리는 중립으로 유지한다.

중립척주를 유지한다. 등이 굽지 않게 한다.

준비 단계

뛰어올라 철봉을 엎침 그립으로 잡는다. 손은 어깨너비보다 넓게 벌린다. 철봉에 매달리면 숨을 들이쉬면서 배 근육과 엉덩관절 굽힘근을 당겨 엉덩관절을 살짝 굽힌다. 양다리는 무릎관절과 발목관절을 일직선으로 펴 나란하게 붙여야 한다.

무릎관절이 가슴에 닿을 필요는 없다. 그것은 이 운동의 목표가 아니다.

위-앞-옆에서 본 모습

1단계

무릎관절을 들어올리며 숨을 천천히 내쉰다. 엉덩관절을 굽히면 배 근육에 단축성 수축이 일어난다. 무릎관절이 최대한 당겨졌을 때 골반을 그 밑으로 넣으면서 배 근육을 강하게 당긴다고 생각하면 된다. 움직임을 천천히 제어해야 하며, 몸을 흔들어서도 안 된다. 운동 강도를 높이려면 동작 정점에 1~2초 동안 멈춘다.

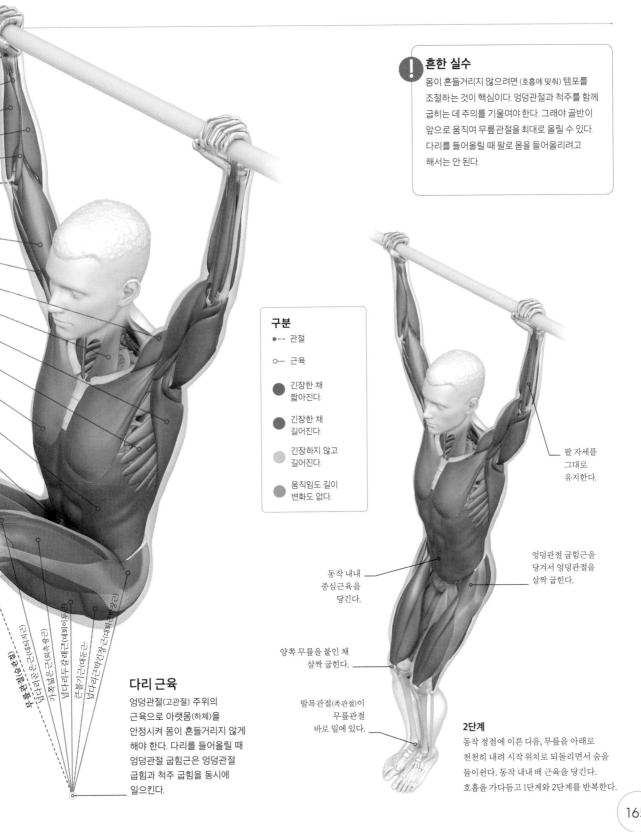

![!] **흔한 실수**

흔한 실수

몸이 흔들거리지 않으려면 (호흡에 맞춰) 템포를 조절하는 것이 핵심이다. 엉덩관절과 척주를 함께 굽히는 데 주의를 기울여야 한다. 그래야 골반이 앞으로 움직여 무릎관절을 최대로 올릴 수 있다. 다리를 들어올릴 때 팔로 몸을 들어올리려고 해서는 안 된다.

구분

- ●-- 관절
- ○- 근육
- ● 긴장한 채 짧아진다.
- ● 긴장한 채 길어진다.
- ● 긴장하지 않고 길어진다.
- ● 움직임도 길이 변화도 없다.

팔 자세를 그대로 유지한다.

엉덩관절 굽힘근을 당겨서 엉덩관절을 살짝 굽힌다.

동작 내내 중심근육을 당긴다.

양쪽 무릎을 붙인 채 살짝 굽힌다.

발목관절(족관절)이 무릎관절 바로 밑에 있다.

무릎관절(슬관절)
넙다리곧은근(대퇴직근)
가쪽넓은근(외측광근)
넙다리두갈래근(대퇴이두근)
큰볼기근(대둔근)
넙다리근막긴장근(대퇴근막장근)

다리 근육

엉덩관절(고관절) 주위의 근육으로 아랫몸(하체)을 안정시켜 몸이 흔들거리지 않게 해야 한다. 다리를 들어올릴 때 엉덩관절 굽힘근은 엉덩관절 굽힘과 척주 굽힘을 동시에 일으킨다.

2단계

동작 정점에 이른 다음, 무릎을 아래로 천천히 내려 시작 위치로 되돌리면서 숨을 들이쉰다. 동작 내내 배 근육을 당긴다. 호흡을 가다듬고 1단계와 2단계를 반복한다.

» 응용 동작

다음 동작들은 겉으로 드러나 보이는 배 근육을 단련하는 데
효과적이다. 흔한 실수는 준비 단계에서 1단계로 넘어가는
동작에 너무 치중하는 것이다. 숨을 내쉬면서 몸통을 굽힌다.
일단 이 자세를 취하면 이것이 동작의 정점이다.

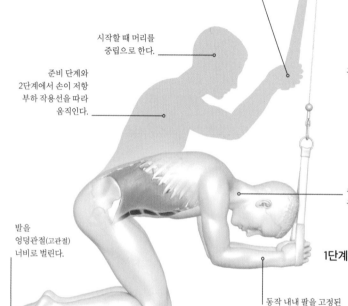

로프를 중립 그립으로
잡는다.

시작할 때 머리를
중립으로 한다.

준비 단계와
2단계에서 손이 저항
부하 작용선을 따라
움직인다.

발을
엉덩관절(고관절)
너비로 벌린다.

윗몸(상체)을 앞으로
굽히면서 목을 굽힌다.

동작 내내 팔을 고정된
자세로 유지한다.

1단계

준비 단계/2단계에서
몸통을 세운다.

부착물을 목 양옆에
오도록 잡는다.

동작 내내 팔을 고정된
자세로 유지한다.

팔꿈치가 바깥쪽을
향하게 해서 안정된
자세를 취한다.

무릎관절(슬관절)을
살짝 굽힌 채 선다.

1단계

발과 무릎관절을
엉덩관절
너비로 벌린다.

케이블 로프 크런치 CABLE ROPE CRUNCH

배 근육을 최대한 수축시켜 단련한다. 복장뼈와 골반이 가까워지게
하는 데 초점을 맞춘다. 동작 내내 엉덩관절의 위치가 변하면 안 된다.
강도를 높이려면 1단계 마지막 동작 정점에 1~2초 멈춘다.

준비 단계
부착용 로프나 브이바(V-bar) 또는 손잡이 끈이 장착되어 있는 케이블 머신
앞에 서서 양손에 각각 부착물을 잡는다. 몸통을 앞으로 숙이며 무릎을 꿇는다.

1단계
숨을 들이쉬며 중심근육을 당긴다. 배곧은근을 당겨 몸통을
굽히면서 숨을 내쉰다. 팔은 고정된 자세를 유지한다.

2단계
숨을 들이쉬며 등을 일으켜세운다. 척주세움근(척주기립근)을 강하게
수축시켜 몸을 끌어올리면 배 근육이 늘어난다. 1단계와 2단계를 반복한다.

페이싱어웨이 스탠딩 크런치
FACING-AWAY STANDING CRUNCH

배 근육을 중간 정도로 늘여 단련한다. 복장뼈와 골반이 서로 가까워지게
한다고 생각하고, 강도를 높이려면 1단계 마지막 1~2초간 멈춘다.

준비 단계
부착용 로프나 브이바(V-bar) 또는 손잡이 끈이 장착되어 있는 케이블
머신을 등지고 선다. 부착물을 양손으로 목 양옆에 오도록 잡는다.

1단계
숨을 들이쉬며 중심근육을 당긴다. 배곧은근과 배가로근을 당겨
몸통을 굽히면서 숨을 내쉰다.

2단계
시작 자세로 돌아오면서 숨을 들이쉰다. 이때 척주세움근을 수축시켜
몸을 끌어올리면 배 근육이 늘어난다. 1단계와 2단계를 반복한다.

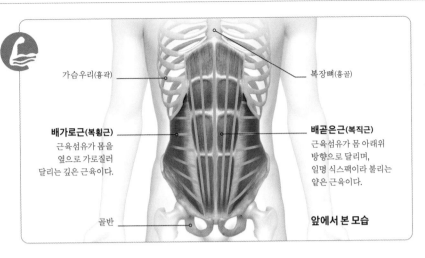

가슴우리(흉곽)

복장뼈(흉골)

배가로근(복횡근)
근육섬유가 몸을
옆으로 가로질러
달리는 깊은 근육이다.

배곧은근(복직근)
근육섬유가 몸 아래위
방향으로 달리며,
일명 식스팩이라 불리는
얕은 근육이다.

골반

앞에서 본 모습

중심근육(코어근육)

배 근육은 척주와 골반을 움직이고, 통제하고, 지지한다. 얕거나 깊은 각 층 배 근육(170쪽 참고)의 근육섬유는 다양한 방향으로 달린다. 그래서 중심근육은 어느 운동면(plane of motion)에서든 움직임을 일으키는 힘에 맞서 균형을 이루는 근력을 발휘할 수 있다. 중심근육은 여러 근육이 함께 작동함으로써 근력 운동이나 스포츠, 일상생활에서 고도로 조화로운 움직임을 만들어 내는 안정성과 가동성을 제공한다.

디클라인 애브도미널 크런치 | DECLINE ABDOMINAL CRUNCH

몸무게를 이용하는 이 응용 동작은 디클라인 벤치 위에서 중심근육을 단련한다. 렙을 시작할 때 순간적인 강한 힘을 내서 동작 정점까지 몸을 움직일 생각은 하지 말아야 한다. 그러면 배 근육을 제대로 긴장시킬 수 없다.

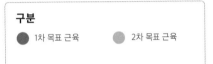

구분

● 1차 목표 근육   ● 2차 목표 근육

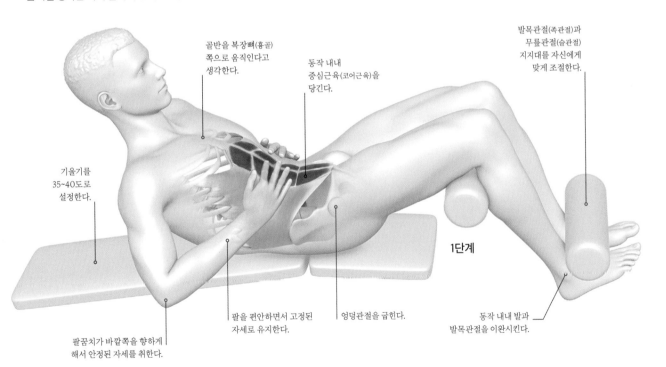

골반을 복장뼈(흉골) 쪽으로 움직인다고 생각한다.

동작 내내 중심근육(코어근육)을 당긴다.

발목관절(족관절)과 무릎관절(슬관절) 지지대를 자신에게 맞게 조절한다.

기울기를 35~40도로 설정한다.

1단계

팔꿈치가 바깥쪽을 향하게 해서 안정된 자세를 취한다.

팔을 편안하면서 고정된 자세로 유지한다.

엉덩관절을 굽힌다.

동작 내내 발과 발목관절을 이완시킨다.

준비 단계
발과 발목관절을 발 지지대에 안정되게 걸고 양손을 배 위나 머리 양옆에 얹은 채 디클라인 벤치에 앉아 준비 자세를 취한다.

1단계
숨을 들이쉬며 중심근육을 당긴다.
몸통을 위로 굽혀 올리면서 숨을 내쉰다.
손으로 머리를 끌어올려서는 안 된다.

2단계
숨을 들이쉬며 시작 자세로 돌아간다.
배 근육이 신장성 수축을 하면서 계속 당겨진다.
1단계와 2단계를 반복한다.

케이블 로테이셔널
오블리크 트위스트
CABLE ROTATIONAL OBLIQUE TWIST

다음 비틀기 동작은 몸통 양옆의 배속빗근과 배바깥빗근을 단련한다. 이 근육들의 근력을 강화하고 지구력을 키우면 척추가 보호되고 몸통 굽힘과 돌림 동작이 원활해진다. 이 동작은 낮은 데서 높은 데로 진행되지만, 중간 수준에서 또는 높은 데서 낮은 데로 진행할 수도 있다.

개요 보기

낮은 데서 높은 데로 몸통을 돌리는 동작은 중심근육(코어근육)의 근력을 강화해서 일상 활동이 더 수월해진다. 다음 동작은 다른 동작에 비해 동작 범위가 작아서 부상 위험도 낮다. 웨이트를 설정하고 줄을 잡는 높이를 조절한 후 손잡이를 하나만 줄에 장착한다. 이 동작을 처음 한다면 가벼운 중량으로 설정해서 우선 몸이 동작에 익숙해지게 한다. 초심자는 8~10렙 4세트로 시작할 수 있다. 170~171쪽에 다른 응용 동작도 있다. 201~214쪽의 운동 프로그램에서 다른 세트를 찾아 목표로 할 수도 있다.

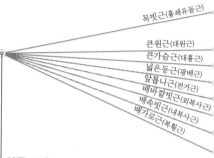

윗몸 근육

목빗근(흉쇄유돌근)
큰원근(대원근)
큰가슴근(대흉근)
넓은등근(광배근)
앞톱니근(전거근)
배바깥빗근(외복사근)
배속빗근(내복사근)
배가로근(복횡근)

등을 비롯한 몸통의 근육은 낮은 데서 높은 데로 줄을 당길 때 유연하고 통제된 움직임이 가능하도록 돕는다. 배속빗근과 배바깥빗근은 협응하며 함께 작동하여 중량 부하가 몸통의 한쪽에서 다른 쪽으로 진행하는 것을 조율한다. 배곧은근은 중량 부하를 몸 앞으로 비스듬히 움직이는 배빗근의 역할을 돕는다.

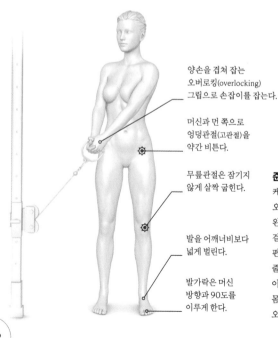

양손을 겹쳐 잡는 오버로킹(overlocking) 그립으로 손잡이를 잡는다.

머신과 먼 쪽으로 엉덩관절(고관절)을 약간 비튼다.

무릎관절은 잠기지 않게 살짝 굽힌다.

발을 어깨너비보다 넓게 벌린다.

발가락은 머신 방향과 90도를 이루게 한다.

준비 단계

케이블 머신을 설정하고 몸 오른쪽이 도르래를 향하게 선다. 왼쪽으로 넓게 한 걸음, 뒤로 한 걸음 이동해서 줄을 몸 앞에서 편하게 움직일 공간을 확보한다. 줄 손잡이를 양손으로 잡는다. 이때 왼팔을 몸 앞으로 움직이면 몸이 살짝 비틀리고 도르래 쪽 오른팔이 굽는다.

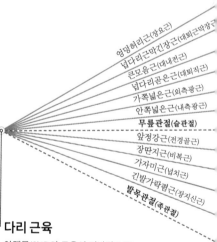

다리 근육

엉덩허리근(장요근)
넙다리근막긴장근(대퇴근막장근)
큰모음근(대내전근)
넙다리곧은근(대퇴직근)
가쪽넓은근(외측광근)
안쪽넓은근(내측광근)
무릎관절(슬관절)
앞정강근(전경골근)
장딴지근(비복근)
가자미근(넙치근)
긴발가락폄근(장지신근)
발목 관절(족관절)

아랫몸(하체)의 근육이 전반적으로 긴장되어 넙다리네갈래근(대퇴사두근), 볼기근(둔근), 넙다리뒤근육, 장딴지 근육이 아랫몸을 안정시킨다. 바닥을 디딘 양발이 선 자세를 안정시켜서 목표 근육이 더 많이 수축할 수 있다.

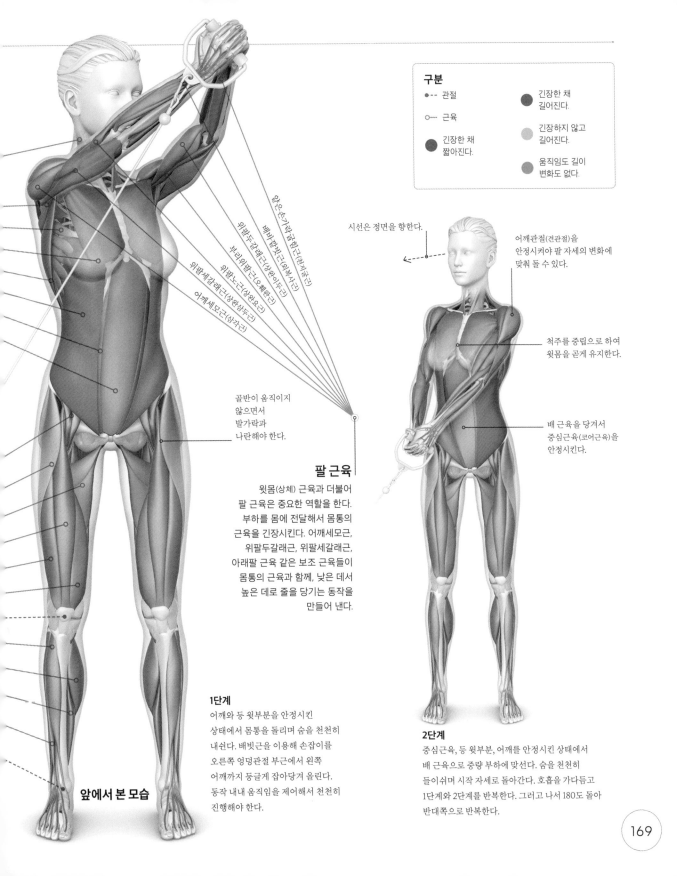

구분

- ●--- 관절
- ○— 근육
- ● 긴장한 채 짧아진다.
- ● 긴장한 채 길어진다.
- ● 긴장하지 않고 길어진다.
- ● 움직임도 길이 변화도 없다.

얕은손가락굽힘근(천지굴근)
배바깥빗근(외복사근)
위팔두갈래근(상완이두근)
부리위팔근(오훼완근)
위팔노근(상완요근)
위팔세갈래근(상완삼두근)
어깨세모근(삼각근)

골반이 움직이지
않으면서
발가락과
나란해야 한다.

팔 근육

윗몸(상체) 근육과 더불어
팔 근육은 중요한 역할을 한다.
부하를 몸에 전달해서 몸통의
근육을 긴장시킨다. 어깨세모근,
위팔두갈래근, 위팔세갈래근,
아래팔 근육 같은 보조 근육들이
몸통의 근육과 함께, 낮은 데서
높은 데로 줄을 당기는 동작을
만들어 낸다.

시선은 정면을 향한다.

어깨관절(견관절)을
안정시켜야 팔 자세의 변화에
맞춰 돌 수 있다.

척주를 중립으로 하여
윗몸을 곧게 유지한다.

배 근육을 당겨서
중심근육 (코어근육)을
안정시킨다.

앞에서 본 모습

1단계

어깨와 등 윗부분을 안정시킨
상태에서 몸통을 돌리며 숨을 천천히
내쉰다. 배빗근을 이용해 손잡이를
오른쪽 엉덩관절 부근에서 왼쪽
어깨까지 둥글게 잡아당겨 올린다.
동작 내내 움직임을 제어해서 천천히
진행해야 한다.

2단계

중심근육, 등 윗부분, 어깨를 안정시킨 상태에서
배 근육으로 중량 부하에 맞선다. 숨을 천천히
들이쉬며 시작 자세로 돌아간다. 호흡을 가다듬고
1단계와 2단계를 반복한다. 그러고 나서 180도 돌아
반대쪽으로 반복한다.

≫ 응용 동작

몸통을 돌리면서 배 근육을 강하게 긴장시키는 다음 응용 동작들은 모두 배가로근, 배곧은근, 배속빗근과 배바깥빗근을 동원한다. 다음 응용 동작들을 실시하면 배 양옆의 근육을 고르게 단련할 수 있다. 호흡에 주의를 기울여야 하며, 각 동작에서 중량 부하를 하강시키거나 몸통을 돌리는 움직임이 절제되고 유연해야 한다.

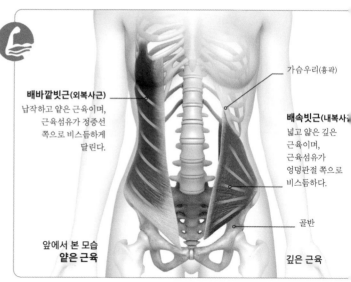

배바깥빗근 (외복사근)
납작하고 얇은 근육이며, 근육섬유가 정중선 쪽으로 비스듬하게 달린다.

가슴우리(흉곽)

배속빗근(내복사
넓고 얇은 깊은 근육이며, 근육섬유가 엉덩관절 쪽으로 비스듬하다.

골반

앞에서 본 모습
얕은 근육

깊은 근육

배속빗근과 배바깥빗근

근육섬유가 달리는 방향이 서로 수직을 이루는 두 근육인 배속빗근과 배바깥빗근은 몸통 둘레에서 상보적으로 작동하여 몸통을 돌리는 움직임을 일으킨다.

플레이트 웨이트 오블리크 트위스트
OBLIQUE TWIST **WITH PLATE WEIGHT**

배 근육을 당겨 몸통을 안정시킨 상태에서 주로 배속빗근과 배바깥빗근을 단련한다. 이 응용 동작 세트 내내 다리를 바닥에 닿지 않게 하면 운동 강도를 높일 수 있다.

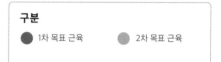

구분
● 1차 목표 근육 ● 2차 목표 근육

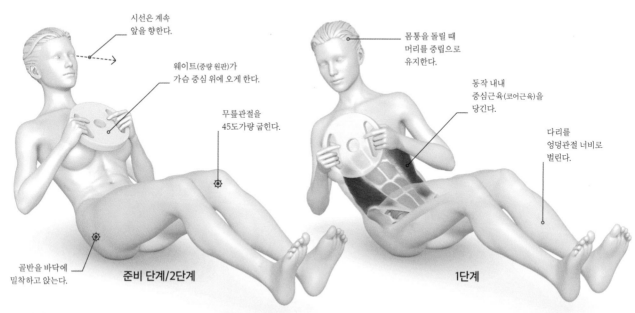

시선은 계속 앞을 향한다.

웨이트(중량 원판)가 가슴 중심 위에 오게 한다.

무릎관절을 45도가량 굽힌다.

골반을 바닥에 밀착하고 앉는다.

준비 단계/2단계

몸통을 돌릴 때 머리를 중립으로 유지한다.

동작 내내 중심근육(코어근육)을 당긴다.

다리를 엉덩관절 너비로 벌린다.

1단계

준비 단계
앉은 자세에서 몸통을 뒤로 기울이고 엉덩관절과 무릎관절로 다리를 굽혀 몸통과 넓적다리가 V 자 모양을 이루게 한다. 웨이트가 가슴 위에 오게 한다.

1단계
숨을 들이쉬며 중심근육을 당긴다. 윗몸을 한쪽으로 돌리면서 숨을 내쉰다. 이때 다리는 움직이지 않아야 하고 중심근육의 긴장은 계속 유지되어야 한다.

2단계
천천히 시작 자세로 되돌리며 숨을 들이쉰다. 윗몸을 반대쪽으로 돌리며 1단계와 2단계를 반복한다. 그러고 나서 돌리는 방향을 바꿔가며 원하는 렙 수만큼 실시한다.

바이시클 크런치| BICYCLE CRUNCH

사이클 선수의 동작을 모방한 이 응용 동작은 아래 올터네이팅
브이업 크런치의 운동 강도를 높인 대안 가운데 쉬운 편이다.
여기서 난이도를 높이려면, 동작 정점에 1초 동안 멈추고 세트
내내 양다리를 들고 있으면 된다.

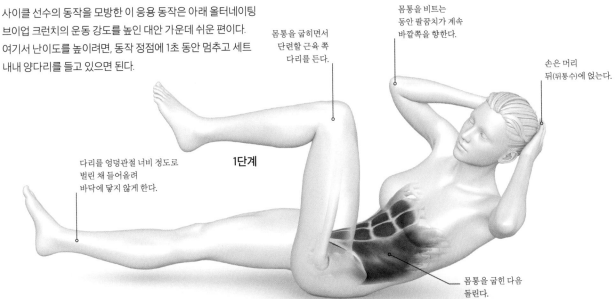

몸통을 비트는
동안 팔꿈치가 계속
바깥쪽을 향한다.

몸통을 굽히면서
단련할 근육 쪽
다리를 든다.

손은 머리
뒤(뒤통수)에 얹는다.

다리를 엉덩관절 너비 정도로
벌린 채 들어올려
바닥에 닿지 않게 한다.

1단계

몸통을 굽힌 다음
돌린다.

준비 단계
등을 대고 바닥에 누워 손을 머리 뒤에 얹는다.
엉덩관절과 발목관절로 다리를 살짝 굽힌다.
머리도 살짝 들어 바닥에 닿지 않게 한다.

1단계
숨을 들이쉬며 중심근육을 당긴다. 왼쪽 무릎을 들어올리고
오른쪽 팔꿈치를 왼쪽 무릎 방향으로 움직이며 숨을 내쉰다.
이때 몸통을 굽혀 왼쪽 다리 방향으로 돌린다.

2단계
숨을 들이쉬며 시작 자세로 천천히 돌아간다.
반대쪽 무릎과 팔꿈치를 들어올리며 반복한다.
양쪽을 똑같은 렙 수로 반복한다.

올터네이팅 브이업 크런치| ALTERNATING V-UP CRUNCH

이 동작은 척주와 골반을 중립으로 유지하면서 몸의 반대쪽끼리
움직임을 조화시킨다. 운동 강도를 높이려면 동작 내내 다리를
바닥에 닿지 않게 하고 동작 정점에 1초 동안 멈추면 된다.

준비 단계
어깨관절을 완전히 굽혀 팔을 머리 위로
뻗은 채 등을 대고 바닥에 눕는다. 다리는
곧게 편다. 머리는 살짝 들어 바닥에 닿지
않게 한다.

1단계
숨을 들이쉬며 중심근육을 당긴다. 왼쪽 다리를
들어올리고 오른팔을 왼쪽 다리 방향으로
움직이면서 숨을 내쉰다. 이때 몸통을
굽혀 왼쪽 다리 방향으로 돌린다.

2단계
숨을 들이쉬며 시작 자세로 천천히 돌아간다.
반대쪽 다리와 팔을 들어올리며 반복한다.
양쪽을 똑같은 렙 수로 반복한다.

움직이지 않는 팔의
어깨관절(견관절)은
굽힌 상태를 유지한다.

움직이는 팔을
반대쪽 다리를
향해 뻗는다.

머리를 중립으로
유지한다.

발목관절(족관절)을
중립으로 유지한다.

무릎관절(슬관절)을
살짝 굽힌다.

발을 엉덩관절(고관절)
너비로 벌린다.

골반을 바닥에
밀착한다.

1단계

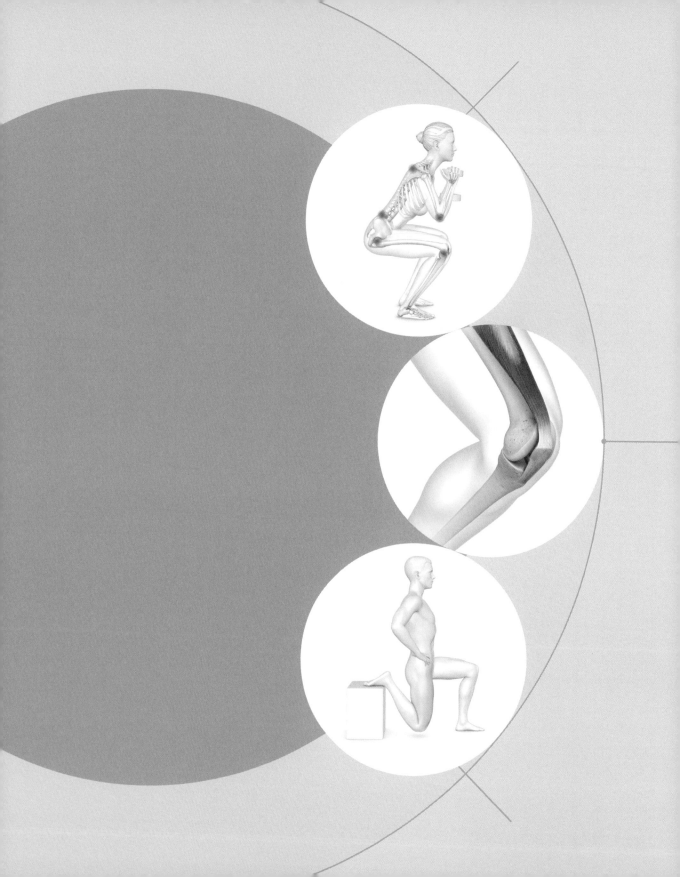

부상
예방

근력 운동은 운동 양식 가운데 가장 안전한 축에 들지만 부상 위험이
없는 것은 아니다. 흔한 부상을 알고 있으면 부상을 예방할 수 있다.
어떤 운동이든 올바른 실행 방법을 따르는 것이 부상을 피하는
가장 좋은 방법이다. 운동하기 전에 몸을 준비시키고 운동하고 나서
몸을 회복시키는 것 또한 매우 중요하다.

부상 **위험**

근력 운동은 건강을 증진하고 근육 발달을 자극하고 몸조성(신체조성)을 개선하는 안전하고
효과적인 방법이다. 다만 운동에는 부상 위험이 따른다. 그래도 운동을 규칙적으로 하고, 자신의
운동 구성과 실행 방법에 주의를 기울이면 그러한 위험을 줄일 수 있다.

부상의 46퍼센트는
염좌(삠, 인대 손상)와
좌상(힘줄이나 근육의
과다펌 또는 파열)이다.

일관성 있는 운동

순차적인 운동 프로그램을 따르면 몸이
적응하고, 근력이 강해지고, 근육량이
늘어날 시간을 확보할 수 있다. 그러려면
일관성(consistency)이 핵심이다. 근력
운동의 이점은 일관성 있게 운동해야
얻을 수 있다. 자신의 운동 프로그램에
분배된 대로 주중 특정 일자를 배정해야
한다(자신이 원하는 주중 운동 빈도, 201쪽

참고). 근력 운동을 멀리한 시간만큼
기존에 이룬 운동 효과가 감퇴한다.
따라서 운동 프로그램을 잘 지키는
것이 성공의 지름길이고 부상 위험을
줄이는 비결이다. 프로그램 진척 과정을
추적해서 점진적으로 향상되는 점들을
확인해야 한다.

몸 준비시키기

많은 부상은 적절한 준비 없이 또는
운동 전에 관절을 풀어 주지 않고
곧바로 근력 운동에 돌입해서 생긴다.
몸을 준비시키는 것은 부상 예방의
핵심이다. 어떤 운동 프로그램이든
거기에는 렙(rep)과 세트(set)를 따르거나
중요한 운동 실행 방법을 숙련하는 것

이상의 것이 담겨 있다. 각각의 모든
운동을 (아래와 같이) 동일한 방식으로
구조화하여 (더 잘할 수 있더라도)
루틴(186쪽 참고)을 지켜나감으로써,
규칙적으로 운동하면서 부상 위험을
최소화하는 것이 중요하다.

 안전한 운동 루틴
운동 세션(186쪽 참고)마다 안전을 극대화하고
부상 위험을 최소화하려면 운동 루틴이
언제나 다음 구조를 따라야 한다.

준비 운동
모든 운동 세션을 (에어로빅 동작이나
동적 스트레칭으로 구성된) 준비 운동으로
시작해야, 이어지는 운동에 맞는 몸을
준비할 수 있다(186쪽 참고).

실천의 중요성

근력 운동의 위험은 부하가 실리는 운동을 불안정한 자세로 하는 데서 온다. 이러한 자세는 오랜 시간에 걸쳐 유연성과 전신 근력을 기르면 점점 안정된다. 올바른 운동 요령에는 적절한 운동 준비에 대한 관심, 운동의 필수 요소에 대한 이해, 집중, 호흡과 몸통 안정, 렙 템포 조절 등이 포함된다. 그다음에 남는 것은 각자의 운동 기술 향상을 위한 반복의 문제이다.

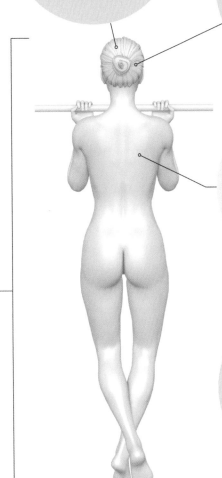

지식

어느 근육이 어떤 동작에 관여하는지 미리 정확하게 파악해야 한다. 운동 그림(54~171쪽 참고)을 보면 동작의 두 단계와 더불어 근육의 긴장 부위가 시각화되어 있다.

집중

운동을 올바르고 안전하게 실행하는 방법에 집중하지 않으면 언제나 부상 위험이 있다. 즉 마음-근육 연결(mind-muscle connection)이 이루어져야 한다.

호흡과 몸통 안정

호흡은 특정 동작에 맞춰 들숨(흡기)과 날숨(호기)이 이루어지면서 렙의 리듬을 만든다. 중심근육(코어근육)을 당겨서 몸통을 안정시키면 목표 근육에 집중할 수 있다.

훈련이 발전을 이끈다

근력 운동은 전반적인 운동 효과를 높이고 부상 위험을 줄이려면 훈련이 필요하다. 운동 실행 방법이 올바르면 목표 근육의 물리적 긴장 수준을 더 높일 수 있고, 몸의 움직임을 안전하고 절제된 수준으로 유지할 수 있다.

렙 템포 조절

각 렙의 목적은 부하를 목표 근육에 실어 긴장시키는 것이다. 그러려면 집중해야 하고, 그래야 부상도 예방할 수 있다. 동작의 마지막 렙까지 첫 번째 렙과 마찬가지로 템포를 조절해야 한다.

가동성 운동

일단 준비 운동을 했으면 몸이 가동성 운동에 어떻게 반응하는지 알아봐야 한다. 모든 굳은(강직) 부위를 확인해야 한다. 운동 세션(186쪽 참고)에 앞서 움직일 부분을 미리 가동해 봐야 한다.

근력 운동

올바른 운동 실행 방법(위 그림 참고)에 주의를 기울이면서 운동 프로그램을 잘 따라야 한다. 그리고 진척 과정을 계속 기록해야 한다(49쪽 참고).

정리 운동

적어도 5~10분 동안 스트레칭을 해야 한다(187쪽 참고). 단기(5~30초) 정적 스트레칭은 유연성을 향상하고 목표 근육의 긴장을 이완한다(186쪽 참고). 아울러 운동 후의 휴식 시간이 된다.

지연 발병 근육통

지연 발병 근육통(delayed-onset muscle soreness, DOMS)**은** 근력 운동 후 며칠 동안 근육이 아프고 굳음(강직)이 느껴지는 경우를 말한다. 이 시기에는 목표 근육이 제 근력을 발휘하지 못하고 운동 성취도도 낮아진다. 지연 발병 근육통은 비록 그로 인한 손실이 많이 발생하지만 근력 강화 운동의 정상적인 반응이다.

통증이 **정상일까?**

그렇다. 운동 강도와 빈도가 높고 시간이 길고, 새로운 운동 프로그램을 시작할 때처럼 저항이 크면 통증이 따른다(198~199쪽 참고). 그러한 운동은 물리적 긴장, 대사 스트레스, 근육 손상(18~21쪽 참고)을 일으킨다. 이 모두는 새로운 도전이라서 몸이 적응하도록, 근육을 더 키우도록, 근력이 더 강해지도록 압력을 가한다. 일단 몸이 운동 수준에 적응하면, 다시 새로운 도전에 직면하기 전까지 통증을 겪게 된다.

양호한 수준의 통증이란?

근력 운동 후의 통증 수준을 기록하면 도움이 된다. 그 기록은 목표 근육이 단련되는 것을 알 수 있는 유용한 지표이면서, 부상을 짐작할 만한 통증이나 동작 제한이 일어난 시기를 파악하는 데 중요하기 때문이다. 통증이 지연 발병 근육통 때문인지 부상 때문인지, 오른쪽 표를 이용해 평가해 보면 된다.

지연 발병 근육통	부상 가능성
근육을 건드리면 아프다.	근육이나 관절 부근에서 강렬한 통증이 느껴진다.
근육이 보통 때보다 훨씬 빨리 피로해진다.	일상 활동에서 불편감이 지속되고 간단한 일을 하기도 어렵다.
근력과 운동 성취도가 감소한다.	근육이나 관절의 동작 범위와 힘이 감소하고 운동 성취도가 낮아진다.
불편감이 24~96시간 후부터 줄어들고, 시간이 흐르면서 개선된다.	48~96시간이 지나도록 불편감이 지속되고 개선될 기미가 보이지 않는다.
지연 발병 근육통 근육의 동작 범위를 제한하거나, 장기적 영향은 아니지만 운동 성취도를 떨어뜨리는 불편감을 말한다. 근육이 회복되면서 불편감도 감소한다.	**부상** 운동이나 일상 활동에 필요한 구조적 신체 능력에 악영향을 미치면서 지속되는 불편감이나 통증을 말한다. 물리치료사에게 의학적 도움을 구해야 한다.

지연 발병 근육통의 진행 경과

언제 어떻게 될지 미리 알면, 새로운 근력 운동 프로그램을 시작하거나 특정한 고강도 근력 운동 과정을 마친 후에 생기는 근육통을 다룰 때 도움이 될 수 있다. 지연 발병 근육통에는 시간이 유일한 약이다. 따라서 근력 운동 프로그램에 쉬는 날을 배정해야 한다.

근력 운동을 하는 날

고강도 근력 운동을 하면 근육 손상과 파괴(분해)가 일어나서 나중에 추가 근육 생성을 유도한다. 보통보다 높은 수준의 근력으로 운동하면 몸이 적응을 하고 체력이 향상된다.

약한 근육통

근력 운동 후 다음 날 아침에 일어나면 약한 근육통이 느껴지기 시작한다.

0일 차

1일 차

지연 발병 근육통을 최소화하는 최상의 방법

일부 근육이 이미 아픈데도 계속 근력 운동을 하는 일이 없으려면, 근력 운동 전에 느낌이 어떤지 기록하고, 순차적으로 잘 설계된 운동 프로그램을 따르는 것이 중요하다. 근육 손상의 규모가 크면 감당하기가 어려워져 시간이 지나도 개선될 여지가 별로 없다. 따라서 1주일에 여러 번 운동할 생각이라면 자신의 근력 운동 프로그램을 분할해서 일별 세션마다 다양한 근육군을 단련해야 한다(1주일에 3~5회로 나누어 운동하는 법은 201쪽 참고).

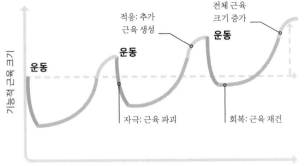

운동과 휴식의 좋은 루틴

근력 운동 후에는 짧은 근육 파괴 시기가 있고 손상된 근육섬유의 재건과 회복이 뒤따른다. 그러고 나면 힘들게 운동한 것에 대한 반응으로 적응 시기에 새로운 근육섬유가 만들어진다. 이 주기에 따라 전반적인 근육 발달이 이루어진다.

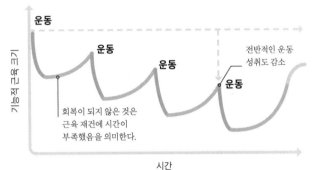

너무 빈번한 운동

근력 운동 중에 회복 시간이 부족하거나 전혀 없다면 몸은 손상된 근육을 재건하고 스스로 적응해 새로운 근육섬유를 만들 여유가 없다. 이런 주기가 반복되면, 나머지 근력으로 운동을 하더라도 전반적인 근육 크기와 운동 성취도가 점점 감소한다.

구분
- 근육 파괴
- 근육 재건
- 추가 근육 생성

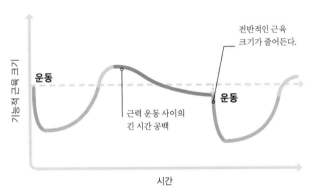

너무 드문 운동

일정 시간에 걸쳐 운동 과정을 제대로 진행하지 않으면, 적응 이점이 사라진다. 이런 운동 주기로는 추가 근육을 만들 수 없어서 전반적인 근육 크기와 운동 성취도가 감소한다.

가장 심한 근육통

초심자와 숙련자 모두 비슷하게 2일 차에 가장 심한 지연 발병 근육통을 겪는다.

근육통 감소

3일 차쯤부터 근육통이 줄어들기 시작한다. 적절한 일상 활동을 재개하면 지연 발병 근육통을 줄이는 데 좋다. 하지만 쉬엄쉬엄해야 한다. 적극적 휴식(active rest)을 취해야 근육 재건을 위한 회복 시간을 가질 수 있다.

근육통 해소

4일 차가 되면 목표 근육군의 통증이 완전히 또는 거의 사라진다.

2일 차   3일 차   4일 차

흔한 부상

근력 운동 중의 부상은 (근육 좌상이든 과다 사용 부상이든) 경험이나 체력 수준에 상관없이
누구에게나 생길 수 있다. 부상 예방과 부상 후 회복에 관한 조언을 듣고, 흔한 부상의 징후와
증상을 알아차리는 방법을 터득하면 부상 위험을 줄일 수 있다.

자가 평가

근력 운동은 비교적 안전한 편이지만
부상 위험이 있다. 만약 부상을 겪고
있다면 '폴리스(POLICE)'가 대책 마련에
도움이 될 것이다. 보호(protection, 부상
부위 보호), 최적 부하(optimal loading,

무리하지 않고 활동 유지), 얼음(ice, 얼음
찜질로 통증 경감), 압박(compress, 압박
붕대 사용), 올림(elevation, 부상 부위를
높이 올려 부기를 가라앉힘).

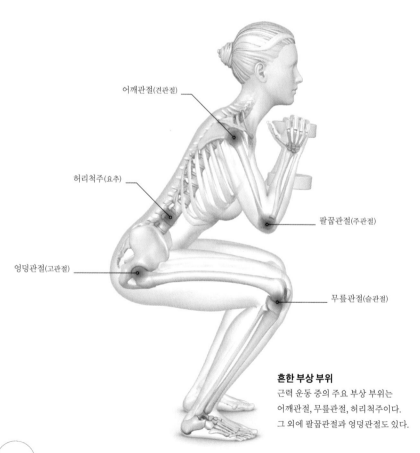

어깨관절(견관절)

허리척주(요추)

팔꿈관절(주관절)

엉덩관절(고관절)

무릎관절(슬관절)

흔한 부상 부위
근력 운동 중의 주요 부상 부위는
어깨관절, 무릎관절, 허리척주이다.
그 외에 팔꿈관절과 엉덩관절도 있다.

부상 유형

근력 운동으로 발생하는 부상에는
매우 흔한 2종류가 있다. 과다
사용 부상(overuse injury)과 근육
좌상(strain)이다. 부상은 적절한 준비
운동을 하지 않거나, 근육을 동작
범위를 초과해 과도하게 늘이거나,
근육이 감당할 수 있는 한계를 초과해
사용하는(과로, overexertion) 경우에
발생할 수 있다.

과다 사용 부상

힘줄염(건염)은 힘줄(건)에 생기는 염증이며,
근육-힘줄 단위(MTU)에 지나치게 많은
부하를 싣거나 너무 갑작스러운 동작을
취하면 힘줄에 미세파열이 발생할 수 있다.
힘줄병(tendinosis)은 적절한 회복 시간 없이
만성적인 과다 사용을 해서 생기는 힘줄의
퇴행(변성)이다.

근육 좌상

근육에 강한 긴장이 지속되면 근육섬유가
과도하게 늘어날 수 있다. 또한
근육힘줄이음부(근건접합부, 12~13쪽, 21쪽
참고)에 파열이 일어날 수도 있다.

어깨관절 부상

어깨관절(견관절)은 근육과 지지 구조로 이루어진 복잡한 절구관절(구상관절)로서, 통합적인 동작 체계를 갖추고 있다. 어깨관절은 체육관에서 취하는 대부분의 근력 운동 동작에 관여하기 때문에 부상이 흔한 부위이다.

원인과 증상

어깨관절이라는 접시위팔관절 (관절상완관절)은 가동성을 높이면 안정성이 떨어진다. 돌림근띠(회전근개) 같은 지지 구조에 의존하기 때문이다. 반복 사용, 격한 움직임, 운동 기술 미숙이 흔한 부상 원인이다.

● 파열: 힘줄(건)이나 근육의 미세파열, 또는 근육-힘줄 단위(MTU)의 큰 파열
● 힘줄염(건염): 관절의 급성 염증
● 힘줄병(건병): 만성 과다 사용으로 인한 힘줄(건)의 퇴행(변성).
● 충돌(충돌증후군): 돌림근띠(회전근개)의 힘줄이 집혀서 염증이 생긴다.

증상은 다음과 같다.
● 관절과 그 주변의 통증
● 염증

예방법

올바른 운동 기술에 주의를 기울이고 자신의 운동 프로그램을 제대로 구성하면 돌림근띠(회전근개) 부상을 예방할 수 있다. 부상의 대부분은 과다 사용에서 비롯되므로 운동 빈도(200쪽 참고)를 제한하고 적절한 휴식을 취해서 근육과 힘줄이 완전히 회복될 수 있게 해야 한다.

운동 재개

부상 후에는 4~8주에 걸쳐 운동량과 운동 빈도(198쪽 참고)를 적절하게 늘려가야 한다. 운동을 너무 일찍 너무 많이 하면 회복 전으로 되돌아갈 수 있다. 가동성 운동을 이용해 어깨관절과 돌림근띠를 강화해야 한다(189~191쪽 참고).

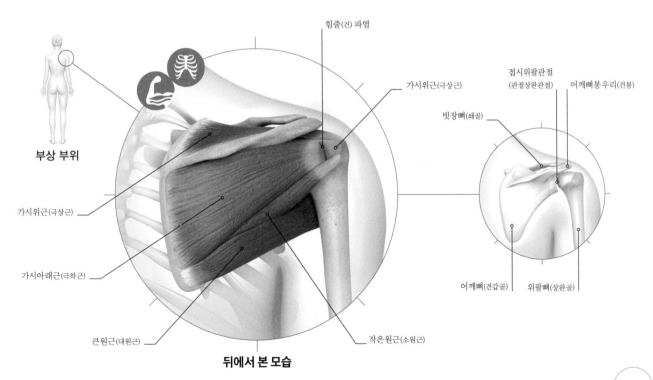

부상 부위

힘줄(건) 파열

가시위근(극상근)

접시위팔관절 (관절상완관절)

어깨뼈봉우리(견봉)

빗장뼈(쇄골)

가시위근(극상근)

가시아래근(극하근)

큰원근(대원근)

작은원근(소원근)

어깨뼈(견갑골)

위팔뼈(상완골)

뒤에서 본 모습

팔꿉관절 부상

팔꿉관절(주관절)은 하나의 운동면(plane of motion)에서만 움직이는 경첩관절(문 경첩과 비슷함)이다. 윗몸(상체)에서 이루어지는 대부분의 동작에 관여하기 때문에 부상이 흔한 부위이다.

원인과 증상
근력 운동을 하면서 겪는 가장 흔한 팔꿉관절 부상은 (가쪽위관절융기힘줄병 (외측상과건병)이라고 알려진) 테니스팔꿈치증 (테니스 엘보, tennis elbow)이다. 주요 원인은 다음과 같다.
● 아래팔(전완) 폄근(신근)의 반복 사용 또는 과소사용(underuse)

● 운동 기술 미숙
● 바벨 반복 사용(팔꿉관절에 큰 부하가 걸릴 수 있다.)

증상은 다음과 같다.
● (팔꿉관절의 뼈 부분인) 가쪽위관절융기 (외측상과)의 통증
● 손목관절이나 팔꿉관절이 관여하는 부하 운동 또는 저항 운동 중의 통증

예방법
아래팔 폄근을 강화하고, 알맞은 운동을 선택하고, 팔꿉관절을 사용하는 운동을 올바르게 실행하면 부상 가능성이

줄어든다. 부상의 대부분은 과다 사용에서 비롯되므로 운동 빈도(팔꿉관절을 사용하는 운동을 하는 횟수)를 제한하고 적절한 휴식을 취해서 근육과 힘줄(건)이 완전히 회복될 수 있게 해야 한다.

운동 재개
부상 후에는 4~8주에 걸쳐 운동량과 운동 빈도(198쪽, 200쪽 참고)를 적절하게 늘려가야 한다. 너무 일찍 운동을 너무 많이 하면 회복 전으로 돌아갈 수 있다. 가동성 운동으로 아래팔과 팔꿉관절의 폄근을 강화하고 안정시켜야 한다. 또한 폄근 스트레칭을 하면 회복 기간을 줄일 수 있다.

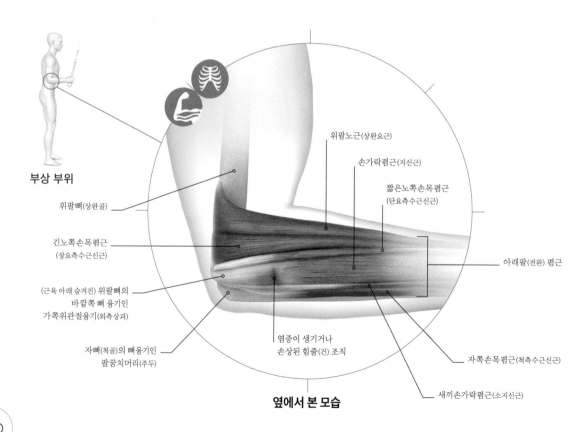

부상 부위

위팔뼈(상완골)

긴노쪽손목폄근
(장요측수근신근)

(근육 아래 숨겨진) 위팔뼈의
바깥쪽 뼈 융기인
가쪽위관절융기(외측상과)

자뼈(척골)의 뼈융기인
팔꿈치머리(주두)

위팔노근(상완요근)

손가락폄근(지신근)

짧은노쪽손목폄근
(단요측수근신근)

아래팔(전완) 폄근

염증이 생기거나
손상된 힘줄(건) 조직

자쪽손목폄근(척측수근신근)

새끼손가락폄근(소지신근)

옆에서 본 모습

허리척주 부상

허리척주(요추) 부상은 어깨관절(견관절) 부상과 더불어 가장 흔한 근력 운동 부상이다. 아랫몸(하체)의 움직임을 일으키고 안정시키는 데 관여하는 엉덩관절(고관절)과 몸통 근육이 복잡하기 때문이다.

원인과 증상

매우 흔한 허리척주 부상 가운데 하나인 허리척주 근육 좌상은 대개 골반 제어를 잘 못하거나 배 근육과의 협응이 제대로 이루어지지 않아 일어난다. 여타 원인은 다음과 같다.

- 반복 사용
- 운동 중의 척주 정렬 불량
- 적절하게 지지되지 않거나 제어되지 않은 상태에서의 과부하

증상은 다음과 같다.
- 극심한 통증
- 굳음(강직)
- 염증
- 관절 전체의 불편감

예방법

배 근육과 중심근육(코어근육)을 강화하고 올바른 운동 기술을 따르면 허리척주 근육 좌상을 예방할 수 있다. 또한 허리통증(요통)을 악화시키는 움직임을 반복하지 않고 과부하가 걸리지 않게 해야 한다.

운동 재개

부상 후에는 4~8주에 걸쳐 운동량과 운동 빈도(198쪽, 200쪽 참고)를 적절하게 늘려가야 한다. 너무 일찍 운동을 너무 많이 하면 회복 전으로 되돌아갈 수 있다. 가동성 운동(189쪽, 191쪽 참고)을 이용해 허리척주 근육을 강화하고 안정시켜야 한다. 가동성 운동을 하면 통증이 완화되고 운동에 적응해 허리척주 근육 좌상을 줄일 수 있다.

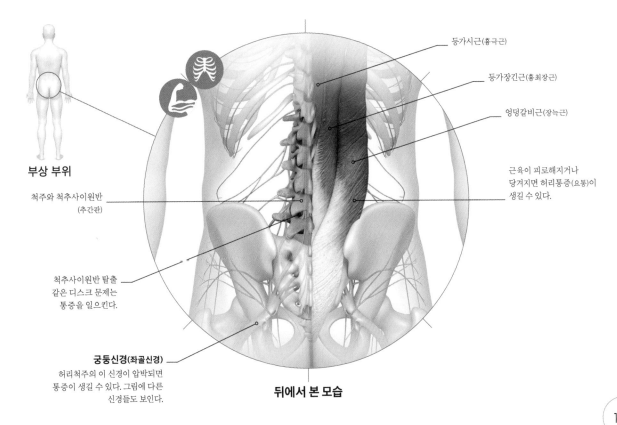

부상 부위

척주와 척추사이원반 (추간판)

척추사이원반 탈출 같은 디스크 문제는 통증을 일으킨다.

궁둥신경(좌골신경)
허리척주의 이 신경이 압박되면 통증이 생길 수 있다. 그림에 다른 신경들도 보인다.

뒤에서 본 모습

등가시근(흉극근)

등가장긴근(흉최장근)

엉덩갈비근(장늑근)

근육이 피로해지거나 당겨지면 허리통증(요통)이 생길 수 있다.

엉덩관절 부상

엉덩관절(고관절)은 여러 운동면(50쪽 참고)에서 동작 범위가 크고 엉덩관절, 무릎관절(슬관절), 몸통에 붙는 근육들과 지지 구조로 이루어진 복잡한 시스템이기 때문에 다양한 동작에서 부상을 입을 수 있다.

원인과 증상
근력 운동 중 겪는 매우 흔한 부상 중 하나는 큰돌기통증증후군(대전자통증증후군) 또는 엉덩관절돌림근띠증후군(고관절회전개증후군)이라는 볼기근힘줄병(둔근건병)이다. 흔한 원인은 다음과 같다.
- 중간볼기근(중둔근)과 작은볼기근의 볼기근힘줄(둔근건) 부착 부위에 실리는 반복적인 부하

- 엉덩관절의 윤활주머니염(윤활낭염): 윤활주머니염은 관절 주위의 근육, 뼈, 힘줄(건)에 가해지는 충격을 완화하는 작고 액체로 가득한 주머니에 생기는 염증이다.

증상은 다음과 같다.
- 부상 부위의 통증
- 걷거나, 운동하려고 하거나, 심지어 다친 엉덩관절 부위로 앉거나 누울 때의 불편감

예방법
자신에게 알맞은 운동을 선택하고 올바른 운동 실행 방법을 따르면 볼기근힘줄병(둔근건병)을 예방할 수 있다. 엉덩관절 벌림(외전) 또는 (다리에 저항 밴드를

거는) 밴드워크(band walk) 같은 동작을 지나치게 반복하지 않아야 하고, 해당 부위에 과도한 부하가 실리지 않게 해야 한다. 가동성 운동을 너무 많이 하면 해당 부위에 과부하가 실려 부상이나 증상 악화 위험이 매우 높아진다.

운동 재개
부상 후에는 4~8주에 걸쳐 운동량과 운동 빈도(198쪽, 200쪽 참고)를 적절하게 늘려가야 한다. 너무 일찍 운동을 너무 많이 하면 회복 전으로 되돌아갈 수 있다. 가동성 운동(191~193쪽 참고)을 이용해 볼기근과 엉덩관절 근육을 강화하고 안정시켜야 한다.

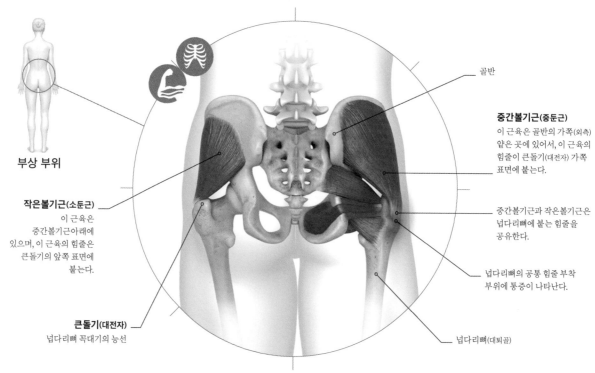

부상 부위

작은볼기근(소둔근)
이 근육은 중간볼기근아래에 있으며, 이 근육의 힘줄은 큰돌기의 앞쪽 표면에 붙는다.

큰돌기(대전자)
넙다리뼈 꼭대기의 능선

골반

중간볼기근(중둔근)
이 근육은 골반의 가쪽(외측) 얕은 곳에 있어서, 이 근육의 힘줄이 큰돌기(대전자) 가쪽 표면에 붙는다.

중간볼기근과 작은볼기근은 넙다리뼈에 붙는 힘줄을 공유한다.

넙다리뼈의 공통 힘줄 부착 부위에 통증이 나타난다.

넙다리뼈(대퇴골)

뒤에서 본 모습

무릎관절 부상

백 스쿼트, 런지, 레그 익스텐션 같은 많은 근력 강화 운동은 무릎관절(슬관절)에 부하를 실어 굽히고 펴기 때문에, 무릎관절에 부상이 흔하게 일어난다.

원인과 증상

무릎뼈 주위, 아래, 뒤에서 생기는 통증은 흔히 '러너스 니(runner's knee)' 또는 엄밀하게 무릎넙다리통증증후군(슬개대퇴통증증후군)으로 알려져 있다. 운동하는 사람들의 앞무릎통증증후군(전방슬관절통증증후군)의 가장 흔한 원인이다.

- 과다 사용(가장 흔한 원인)
- 다리 그리고/또는 무릎뼈의 정렬 불량
- 다리(하지)의 근육 불균형
- 부적절한 부하

증상은 다음과 같다.
- 무릎관절 앞부분 주위, 아래, 뒤의 통증
- 부하가 실리는 무릎관절 굽힘 운동을 하면 극심해지는 통증

예방법

무릎관절을 안정시키는 넙다리네갈래근, 넙다리뒤근육, 장딴지 근육을 강화하고 올바른 운동 실행 방법을 따르면 이 질환을 예방할 수 있다. 무릎관절의 무릎뼈 정렬 불량은 증상을 악화시킬 수 있으므로 직접적인 원인으로 따로 다룰 필요가 있다. 이 질환을 악화시키는 동작을 반복하지 않아야 하고, 해당 부위에 과도한 부하가 실리지 않게 해야 한다.

운동 재개

부상 후에는 4~8주에 걸쳐 운동량과 운동 빈도(198쪽, 200쪽 참고)를 적절하게 늘려가야 한다. 적절한 렙 템포와 동작(무릎관절에 부담을 주는 동작은 제외)을 이용해 관절에 실리는 불필요한 부하를 줄여야 한다.

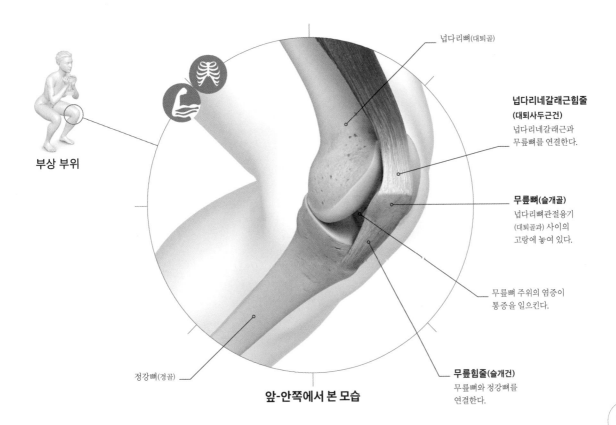

부상 부위

넙다리뼈(대퇴골)

넙다리네갈래근힘줄
(대퇴사두근건)
넙다리네갈래근과
무릎뼈를 연결한다.

무릎뼈(슬개골)
넙다리뼈관절융기
(대퇴골과) 사이의
고랑에 놓여 있다.

무릎뼈 주위의 염증이
통증을 일으킨다.

정강뼈(경골)

앞-안쪽에서 본 모습

무릎힘줄(슬개건)
무릎뼈와 정강뼈를
연결한다.

부상 후의
운동 재개

부상 후에 규칙적인 운동을 재개하는 것은 어려울 수 있다. 부상 전 수준으로 돌아가고 싶은
마음이야 굴뚝같겠지만, 처음에는 운동 실행 능력이 줄어들어 좌절감을 맛볼 수 있다.
자신에게 맞는 운동 전략을 찾으려면 가급적 다양한 전략들 중에서 선별해야 한다.

> 여러 전략을
> 이용하면 회복
> 시간을 줄일 수
> 있고 기존 성취도를
> 회복하는 데
> 도움이 된다.

회복 전략

부상 부위의 동작 범위, 기능, 전반적인
근력과 운동 성취도를 회복하는 능력은
인내력, 전략, 그리고 자기 몸 회복
경과에 대한 관심에 달려 있다. 부상이
재발하거나 상태가 악화하는 가장 흔한
원인은 너무 일찍 운동을 너무 많이 하기
때문이다. 근력 운동을 재개할 때 자신이
운동을 시작해도 될지, 근력과 운동
성취도를 안전하게 회복할 수 있을지
알아보기 위해 선택할 수 있는 몇 가지
전략이 있다.

운동 프로그램 조정하기

운동량을 줄이고 부상 부위에 미치는 운동
강도를 낮추는 식으로 운동 프로그램을
변경할 수 있다. 운동 부하, 운동량, 부상
부위 운동 빈도 같은 잠재적 변수를
조절해야 하며 부상 상태나 불편감을
과부하나 과다 사용으로 악화시켜서는 안
된다.

특정 근육군이나 관절에 과도한
운동량이나 운동 강도가 가해지지 않도록,
다른 근육이나 관절과 함께 보통 수준의
운동을 지속할 수도 있다. 이를테면
위팔두갈래근(상완이두근) 부상을 회복하고
있을 경우, 회복에 직접적인 영향을 끼치지
않는 선에서 위팔두갈래근 근력 운동을

아랫몸(하체) 근력 운동과 함께 해나갈 수
있다.

자세 조절

적절한 응용 동작을 실시하거나 자세를
조절하면, 부상으로 인한 불편감을 피해서
운동할 수 있다. 가능한 경우 줄이나
머신을 이용하면 운동 환경을 안전하게
만들 수 있고 동작 범위도 제한할 수 있다.
기존 운동의 동작 범위를 바꾸면 부상
부위나 불편감을 피하면서 특정 부위를
단련하는 데 도움이 될 수 있다. 이를테면
레그 익스텐션(185쪽 참고)을 하면서
무릎관절(슬관절)을 동작 범위 전체로
작동시키면 통증과 불편감이 느껴질 경우,
레그 익스텐션의 다리 들어올리기를 위쪽
3분의 2만 하는 것처럼 동작 범위를 조절해
불편감이 없는 범위로 운동할 수 있다.

템포 변경

렙 템포(한 동작의 신장성 수축 단계와 단축성
수축 단계에 소요되는 시간, 204쪽 참고)를
변경하면 부상 입은 근육이나 힘줄 관련
불편감을 피해서 운동할 수 있다. 관절
불편감 때문에 운동하면서 큰 부하를 실을
수 없을 경우, 레그 익스텐션의 폄 동작을
위의 그림과 같이 할 수 있다. 그러면서 렙

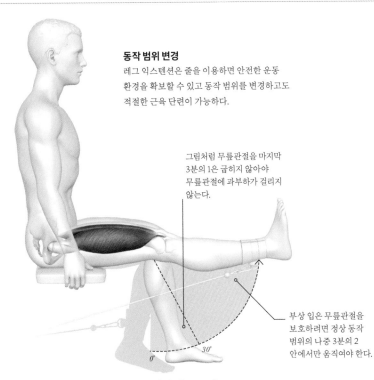

동작 범위 변경
레그 익스텐션은 줄을 이용하면 안전한 운동
환경을 확보할 수 있고 동작 범위를 변경하고도
적절한 근육 단련이 가능하다.

그림처럼 무릎관절을 마지막
3분의 1은 급히지 않아야
무릎관절에 과부하가 걸리지
않는다.

부상 입은 무릎관절을
보호하려면 정상 동작
범위의 나중 3분의 2
안에서만 움직여야 한다.

30°

0°

옆에서 본 모습

템포를 변경하면 넙다리네갈래근의 수축
시간을 늘려 충분한 단련을 할 수 있다. 예를
들면 동작 정점에 부하와 넙다리네갈래근
수축을 계속 유지하는 2~4초의
멈춤(일시정지) 시간을 삽입할 수 있다.
신장성 수축 단계에도 마찬가지로 적용할
수 있다. 다리를 내리는 시간을 늘림으로써
부하가 실리는 시간을 연장할 수 있다.

운동 부위 한정하기
특정 근육군이나 관절만 사용하는 운동을
선택할 수 있다. 예를 들어 무릎관절
통증이 있다면, 바벨 백 스쿼트 대신
레그 익스텐션을 선택하고 렙 템포를
변경함으로써 넙다리네갈래근을 계속
단련할 수 있다.

운동 복귀를 서둘러서는
안 된다!
부상에서 회복하는 데에는 생리적 요소가
작용한다. 부상 중증도에 따라서는, 부상
전의 운동 부하나 성취도로 복귀하기
전에 운동에 대한 자신감을 키우는 것이
필요할 수 있다. 운동 복귀를 서둘러서는
안 된다. 고진감래(no pain, no gain)라는
격언이 여기에는 해당하지 않는다. 불편한
곳이 있다면 운동 적응 과정과 약물 치료를
이용하고 문제를 제대로 해결하기 위한
검증된 의학적 지침을 따라야 한다.

혈류제한 운동
사토 요시아키가 1970년대에 일본에서 개발해
특허를 낸 가츠(KAATSU, 加壓, 우리말 한자어로
'가압') 운동은 특별하게 제작된 커프(cuff)를
이용해 팔다리로 가는 혈류를 제한한다.
혈류제한(blood flow restriction, BFR) 운동은
가츠 운동을 응용한 것으로서, 부상 부위를
피해 운동을 지속할 수 있는 효과적인 방법임이
입증되었다. 혈류제한 운동에서는 팔다리
근육을 단련하는 데 커프를 사용한다(커프
위치는 아래 그림 참고). 커프를 부착하면 동맥
혈류(근육으로 들어가는 혈액)가 부분적으로
제한되고 정맥 혈류(목표 근육에서 나오는 혈액)는
대부분 또는 완전히 차단된다.
이 운동 방법의 입증된 효과는 다음과 같다.

● 부상 부위를 피해 운동하는 데 도움이 된다.

● 재활 과정에 도움이 된다.

● 운동 중의 통증을 최소화한다.

● 1RM의 20~30퍼센트 정도인 적은 부하로
　더 효율적으로 운동할 수 있다.

대개 1RM의 70~85퍼센트가 권장되는(물론
이보다 낮은 수준으로 할 수 있는 사람도 있다.) 고부하
근력 운동과 비교하면 혈류제한 운동은 낮은
부하로 효율적으로 운동을 지속할 수 있다. 또한
근육 발달(근육 비대)을 촉진하고, 근육 감소(근육
위축)을 막고, 근력과 근육 기능을 향상한다.

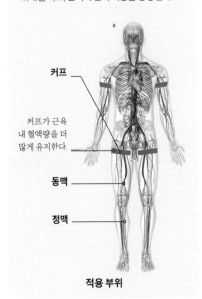

커프

커프가 근육
내 혈류량을 더
많게 유지한다.

동맥

정맥

적용 부위

루틴 **설계**

효율적이면서 안전하게 운동해야 부상을 예방할 수 있다. 근력 운동 세션을 시작하기 전에 준비 운동이나 몸풀기 운동 루틴을 따르면 운동을 제대로 할 수 있는 준비가 된다. 정리 운동으로 마무리를 하면 몸이 회복되고 마음이 일상으로 돌아간다.

5~30초
동안 정적 스트레칭을 하면 근육힘줄이음부 부상을 줄일 수 있다.

적극적 **준비 운동**

잘 설계된 준비 운동은 그 자체로 인해 지치지 않으며, 부상 위험을 줄이고 운동 세션을 준비하는 데 도움이 된다.

준비 운동의 목적

● 심박수(심장박동수)와 혈류를 증가시킨다.
● 체온을 높인다.
● 신경계통을 활성화한다.
● 신체 활동을 준비시킨다.
● 운동 기술, 숙련도 향상, 전신 협응에 주의를 기울이는 마음가짐을 갖게 한다.

스트레칭의 유형

한 자세를 잠시 동안 유지하는 정적 스트레칭은 준비 운동의 구성 요소가 아니다. 45초 미만의 단기 스트레칭은 근력과 성취도에 영향을 미치지 않는다. 기본 운동면(plane of motion) 안에서 중립 자세부터 동작 범위 끝까지 팔다리를 적극적으로 움직이는 동적 스트레칭이 근력 운동 전 가장 권장되는데, 특정 시간이나 렙 내에 유연하고 절제된 리드미컬한 동작을 위해서다.

근력 운동 루틴의 요소

좋은 운동 습관을 처음부터 들여야 한다. 각각의 모든 운동에 대한 체계적 접근을 따르면 부상을 예방할 수 있다. 몸을 풀어서 근력 운동에 대비하도록 준비시키는 것이 핵심이다. 일련의 가동성 운동을 하면서 몸이 어떻게 작동하는지 알아차려야 한다. 근력 운동 루틴의 길이는 운동 세션과 당일 근육 사용 순서에 따라 다양하다. 그런데 항상 정리 운동으로 마무리해야 한다. 소극적 정리 운동이든, 적극적 정리 운동이든, 또는 둘의 조합이든 상관없다.

준비 운동

단 5분 동안의 강도 높은 신체 활동으로도 준비가 될 수 있다. 자신이 좋아하는 어떤 운동이든 선택해서 동적 스트레칭과 조합해 혈류를 늘리고 심박수를 올릴 수 있다.

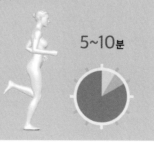

5~10분

가동성 운동

이제 준비가 되었으면 몸을 더 쉽게 움직일 수 있다. 간단한 목 굽힘(188쪽 참고) 동작으로 시작해서 자신이 목표로 하는 신체 부위의 근육을 단련할 수 있다. 굳음(강직)이 일어나는 모든 부위에 주의를 기울여야 한다.

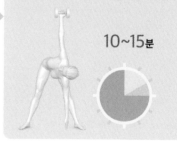

10~15분

가동성 운동

가동성(mobility)이란 몸이 한계 내의 특정한 동작 범위를 원활하게 움직일 수 있는 능력을 의미한다.

가동성 운동 선택

가동성 운동은 어느 준비 운동에나 추가되는 훌륭한 요소이다. 가동성 운동을 하면 어느 날이든 자신의 몸이 어떻게 움직이고 어떻게 느껴지는지 알 수 있다. 몸은 이전의 운동이나 스트레스 요인에 따라 날마다 특정 동작 범위를 움직이는 운동 능력이 변할 수 있다. 가동성 운동은 당일 운동에 필요한 몸을 준비하는 데 특별히 맞는 활동이다. 예를 들면 윗몸(상체)을 단련할 경우 당일 운동의 부하에 대비해 어깨관절(견관절)과 윗몸을 준비시키는 가동성 운동을 실시하는 것이 좋다. 아랫몸(하체)을 중심으로 운동하는 날에는 아랫몸에 대해 같은 식으로 해야 한다.

폼 롤링

운동 전후에 폼 롤링(foam rolling)을 할 수 있다. 몸무게를 실어 천천히 롤러를 굴리며 몸을 움직인다. 그러다가 롤러에 눌려 아픈 곳을 찾으면 통증이 완화될 때까지 그 부위에 집중적으로 롤러를 굴린다. 이러한 셀프 마사지(또는 근육이완술)를 운동 세션 전에 실시하면 근력 감소 없는 단기적 가동성 향상 효과를 거둘 수 있다. 운동 후에 폼 롤링을 실시하면 근육통을 완화하여 회복력을 높인다. 생리적 기전은 아직 모르지만 긍정적인 영향을 미치는 커다란 위약효과(placebo effect)가 있는 것으로 여겨진다. 그 가치를 인정하기에 충분하다.

정리 운동

일반적으로 정리 운동에는 2종류가 있다. 정리 운동은 자신에게 맞는 것을 선택해 30분 미만으로 해야 한다. 소극적 정리 운동에는 앉아서 쉬기, 사우나, 폼 롤링(foam rolling), 정적 스트레칭, 마사지, 또는 느리고 규칙적이면서 의식적인 호흡이 있다. 적극적 정리 운동에는 수영과 걷기 같은 일련의 저강도 활동이 있다.

정리 운동의 목적

- 혈액과 근육에 쌓인 젖산을 제거한다(28쪽 참고).
- 면역세포 수 감소를 예방한다.
- 호흡계통과 심장혈관계통의 회복이 빨라진다.
- 부상 위험을 줄인다.
- 기분이 좋아지게 한다.
- 운동의 긴장을 푸는 데 도움이 된다.

근력 운동

근력 운동을 일주일에 3회나 4회를 하든 또는 5회를 하든, 가급적 최대의 성과를 거두려면 운동 계획을 따르는 것이 매우 중요하다. 기성 운동 프로그램으로 시작하고 싶다면 201~213쪽을 참고하면 된다. 거기에 초심자들에게 맞는 프로그램이 있으며, 이미 근력 운동을 하고 있는 숙련자들을 위한 심화 프로그램도 있다.

다리 (52~53쪽 참고)	가슴 (90~91쪽 참고)	등 (108~109쪽 참고)
어깨 (122~123쪽 참고)	팔 (140~141쪽 참고)	배 (154~155쪽 참고)

정리 운동

심박수가 정상으로 돌아가고 운동 중의 심리적 긴장이 이완되는 데에는 적절한 시간이 필요하다. 정적 스트레칭을 하며 기분 좋은 시간을 보내면 된다.

5~10분

가동성 운동

187쪽에서 본 것처럼 가동성 운동을 하면 어느 날이든 자신의 몸이 어떻게 움직이고 어떻게 느껴지는지 알 수 있다. 지금부터 소개하는 가동성 운동의 대상 부위는 목부터 시작해 아래로 내려가 어깨, 골반, 다리까지 포함한다. 하지만 각자가 원하는 순서대로 실시해도 상관없다.

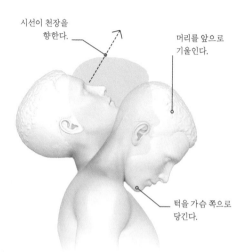

시선이 천장을 향한다.

머리를 앞으로 기울인다.

턱을 가슴 쪽으로 당긴다.

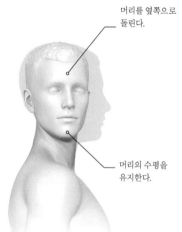

머리를 옆쪽으로 돌린다.

머리의 수평을 유지한다.

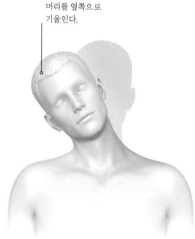

머리를 옆쪽으로 기울인다.

넥 플렉션/익스텐션
NECK FLEXTION/ EXTENTION

깨어 있는 많은 시간을 화면을 내려다보는 데 쓰기 때문에 목을 안내된 동작 범위대로 움직이는 것이 중요하다. 그래야 등 윗부분과 목의 근육이 힘겨운 활동을 할 준비가 된다.

준비 단계
발을 어깨관절(견관절) 너비로 벌리고 중심근육(코어근육)을 당긴 채 중립 자세로 선다.

1단계
목을 굽혀서 등 윗부분과 목 뒷부분의 근육을 늘인다. 이때 턱이 가슴 쪽으로 당겨진다. 목을 펴서 머리를 중립으로 되돌린다.

2단계
목을 뒤로 펴서 목 앞부분의 근육을 늘인다. 시선은 천장을 향한다. 편안한 수준을 넘어 억지로 목을 젖혀서는 안 된다. 목을 굽혀 머리를 중립으로 되돌린다. 5~10렙을 실시한다.

넥 로테이션 NECK ROTATION

현대 생활에서는 머리를 자연스럽게 돌릴 시간이 하루 종일 별로 없다. 컴퓨터와 스마트폰의 화면이 그렇게 만드는 주범이다. 다음 동작을 취하면 등 윗부분과 목의 근육이 근력 운동을 할 준비가 된다.

준비 단계
발을 어깨관절 너비로 벌리고 중심근육을 당긴 채 중립 자세로 선다.

1단계
머리를 오른쪽으로 돌린다. 목 근육에서 가볍게 늘어나는 느낌이 나며, 운동 전에 근육 굳음(강직)을 푸는 데 도움이 된다.

2단계
중립 자세(시선 정면)로 돌아왔다가 머리를 왼쪽으로 돌린다. 목 근육에서 가볍게 늘어나는 느낌이 들어야 한다. 양쪽 각각 5~10렙씩 실시한다.

넥 사이드 플렉션
NECK SIDE FLEXTION

앞의 두 동작과 함께 다음 목 동작을 실시하면 머리의 모든 동작 범위를 움직이게 된다. 근력 운동을 시작할 때 흔히 생길 수 있는 등 윗부분 근육과 목의 부상을 이 쉬운 동작으로 예방할 수 있다.

준비 단계
발을 어깨관절 너비로 벌리고 중심근육을 당긴 채 중립 자세로 선다.

1단계
목을 한쪽 옆으로 굽힌다. 위등세모근(상승모근)과 목 근육에서 늘어나는 느낌이 들어야 한다. 불편하지 않다면 가급적 귀가 어깨에 닿도록 한다.

2단계
중립 자세로 되돌아왔다가 반대쪽 옆으로 목을 굽힌다. 양쪽 각각 5~10렙씩 실시한다.

덤벨 윈드밀스 DUMBBELL WINDMILLS

어깨관절의 가동성과 안정성을 높이며, 아울러 가슴 근육을 펴거나 돌리는 가동성을 향상하는 데에도 좋다. 이런 어깨관절 가동성 운동을 미리 하면 운동 세션 중에 실리는 저항 부하에 대비해 윗몸(상체)을 준비시킬 수 있다.

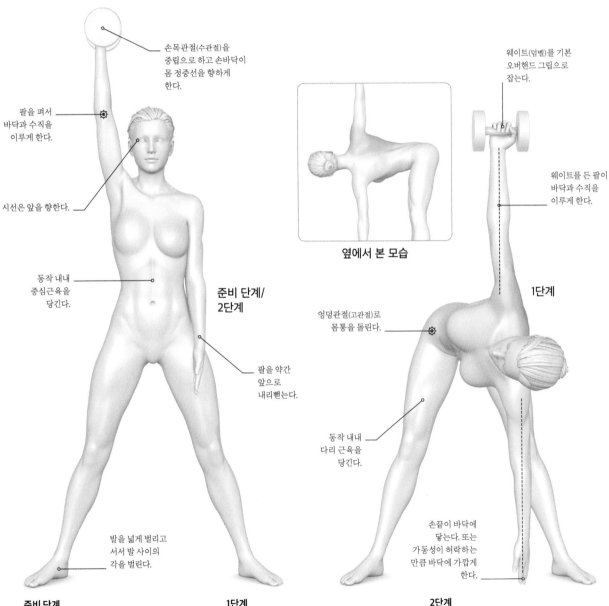

손목관절(수관절)을 중립으로 하고 손바닥이 몸 정중선을 향하게 한다.

팔을 펴서 바닥과 수직을 이루게 한다.

시선은 앞을 향한다.

동작 내내 중심근육을 당긴다.

준비 단계/ 2단계

팔을 약간 앞으로 내리뻗는다.

발을 넓게 벌리고 서서 발 사이의 각을 벌린다.

옆에서 본 모습

웨이트(덤벨)를 기본 오버핸드 그립으로 잡는다.

웨이트를 든 팔이 바닥과 수직을 이루게 한다.

1단계

엉덩관절(고관절)로 몸통을 돌린다.

동작 내내 다리 근육을 당긴다.

손끝이 바닥에 닿는다. 또는 가동성이 허락하는 만큼 바닥에 가깝게 한다.

준비 단계
한쪽 손에 덤벨(또는 케틀벨)을 잡고 어깨관절 높이로 올린다. 어깨관절 바로 위로 팔을 쭉 뻗어 웨이트를 밀어올리고, 다른 팔은 몸 앞으로 쭉 뻗어 내린다.

1단계
웨이트를 쥔 손의 손목을 돌려 손바닥이 앞을 향하게 하면서 몸통을 돌려 빈손의 손끝이 바닥에 닿게 한다.

2단계
시작 자세로 돌아간다. 웨이트를 든 팔은 계속 바닥과 수직을 이룬다. 1단계와 2단계를 5~10렙 반복한다. 그러고 나서 팔을 바꿔 반복한다.

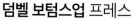

덤벨 보텀스업 프레스
DUMBBELL BOTTOMS-UP PRESS

외부 부하에 대한 어깨관절(견관절)의 저항력을
안정시키는 돌림근띠(회전근개)의 기능성을
높인다. 머리 위쪽으로의 가동성을 향상하고
밑에서 위로 밀어올릴 수 있는 부하를 늘리면,
돌림근띠의 근육을 안정시키고 근력을 강화할
수 있다. 또한 머리 위쪽의 큰 부하에 맞서는
어깨관절의 저항력도 키울 수 있다. 이 동작에서
운동 강도를 최대로 높이려면 덤벨과 저항력
차이가 나는 케틀벨로 바꾸면 된다.

구분

● 목표 근육 부위

머리를
중립으로
한다.

1단계에서
손바닥이
몸 정중선을
향하도록
웨이트를 잡는다.

뒤에서 본 모습

2단계에서 덤벨을
위로 밀어올리며
돌린다.

동작 내내
중심근육(코어근육)을
당겨서 몸통을
안정시킨다.

쉬는 팔은
이완시켜 골반에
얹는다.

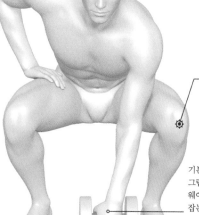

무릎관절(슬관절)을
굽혀 덤벨에 손을
뻗는다.

기본 오버핸드
그립으로
웨이트(덤벨)를
잡는다.

발 위치를
조절해서
자세를
안정시킨다.

준비 단계
앞쪽 바닥에 웨이트를 두고 발을 엉덩관절 너비 또는
그보다 넓게 벌리고 선다. 한쪽 팔을 아래로 뻗으며
몸을 굽혀 웨이트를 잡는다. 1단계 자세를 잡고 나면
발 위치를 조절할 수 있다.

1단계
다리를 펴 올리며 웨이트를 어깨관절 높이까지
들어올린다. 손목관절로 덤벨의 중심을 맞춰 수평이
되게 하고 아래팔(전완)이 바닥과 수직을 이루게 한다.

2단계
웨이트를 위로 밀어올리면서 손목을 돌려 손바닥이
몸 앞쪽을 향하게 한다. 1단계로 돌아가서 1단계와
2단계를 5~10렙씩 반복한다. 팔을 바꿔 반복한다.

밴드 익스터널 로테이션 BANDED EXTERNAL ROTATION

어깨관절(견관절)을 안정시키는 역할을 하는 돌림근띠(회전근개)는 어깨관절의 가동성과 안정성을 극대화하는 중요한 근육군이다. 바깥돌림(외회전)은 저항 부하를 머리 위로 미는 운동에서 많은 사람들이 공통으로 어려워하는 동작이다. 어깨관절 바깥돌림근(외회전근)의 안정성과 근력을 강화한다.

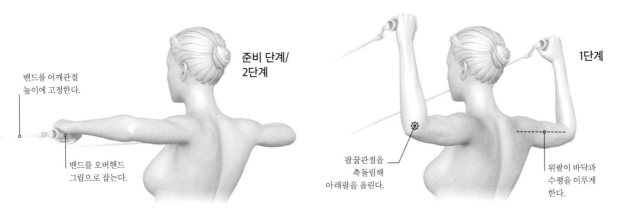

준비 단계/2단계

밴드를 어깨관절 높이에 고정한다.

밴드를 오버핸드 그립으로 잡는다.

1단계

팔꿈관절을 축돌림해 아래팔을 올린다.

위팔이 바닥과 수평을 이루게 한다.

준비 단계
저항 부하가 작은 밴드를 어깨관절 높이에 고정하고 척주를 중립으로 한 채 발을 어깨관절 너비로 벌리고 밴드 쪽으로 선다. 밴드를 잡고 팔꿈관절을 굽혀 위팔이 바닥과 수평을 이루게 한다.

1단계
팔꿈관절에서 아래팔을 바깥돌림해 바닥과 수직을 이루게 하고 위팔은 바닥과 수평을 이루게 한다. 동작 내내 양쪽 팔꿈관절이 어깨관절과 일직선을 유지해야 한다.

2단계
밴드의 탄력 저항에 맞서면서 아래팔을 원래대로 돌려 중립 자세로 천천히 복귀한다. 1단계와 2단계를 5~10렙씩 반복한다.

인치웜 INCHWORM

이 가동성 운동은 훌륭한 전신 준비 운동이다. 몸의 모든 주요 관절을 지나는 근육 조직을 단련한다. (자벌레가 움직이듯이) 발로 머리 쪽을 향해 걸음을 내디디다가 멈추고 손으로 앞을 향해 짚어나가면서, 근력 운동에 대비해 몸을 준비시킨다.

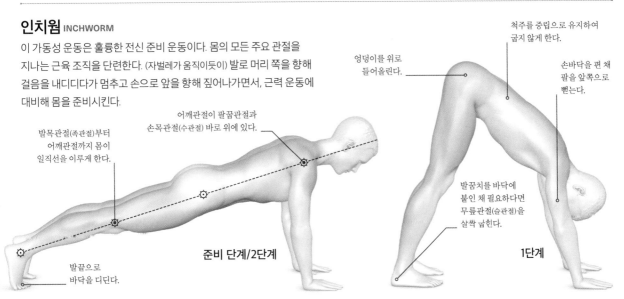

발목관절(족관절)부터 어깨관절까지 몸이 일직선을 이루게 한다.

어깨관절이 팔꿈관절과 손목관절(수관절) 바로 위에 있다.

발끝으로 바닥을 디딘다.

준비 단계/2단계

척주를 중립으로 유지하여 굽지 않게 한다.

엉덩이를 위로 들어올린다.

손바닥을 편 채 팔을 앞쪽으로 뻗는다.

발꿈치를 바닥에 붙인 채 필요하다면 무릎관절(슬관절)을 살짝 굽힌다.

1단계

준비 단계
푸시업 하이 플랭크(95쪽 참고) 자세로 시작한다. 중심근육(코어근육)을 당긴 채 몸을 일직선으로 펴고 머리를 중립으로 유지한다.

1단계
이 자세에서 한 번에 한 걸음씩 손 쪽으로 서서히 움직이는데, 척주는 중립으로 유지하고 중심근육은 계속 당긴다. 등을 굽혀서는 안 된다.

2단계
더 이상 발을 움직일 수 없으면 손을 앞으로 조금씩 움직여서 시작 자세인 푸시업 하이 플랭크로 돌아간다. 5~10렙을 실시한다.

수파인 밴드 힙 플렉션 SUPINE HIP FLEXION WITH BAND

큰허리근(대요근)과 넙다리곧은근(대퇴직근)이 주된 근육인 엉덩관절
굽힘근(굴근)은 엉덩관절을 굽힐 뿐만 아니라 서로 협응해 골반을 안정시킨다.
큰허리근과 넙다리곧은근을 적당히 수축시켜 단련하면서 풀어 주고
아랫몸(하체) 운동을 할 때 실리는 부하에 대비할 수 있게 한다.

구분

● 목표 근육 부위

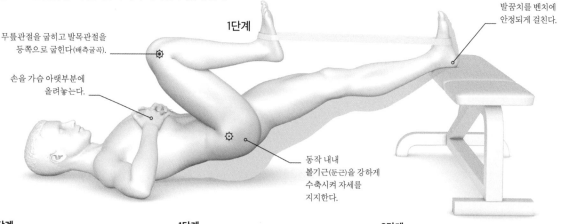

1단계

무릎관절을 굽히고 발목관절을
등쪽으로 굽힌다(배측굴곡).

손을 가슴 아랫부분에
올려놓는다.

발꿈치를 벤치에
안정되게 걸친다.

동작 내내
볼기근(둔근)을 강하게
수축시켜 자세를
지지한다.

준비 단계
한쪽 발을 벤치에 걸치고 반대쪽 발에 저항 밴드를
건다. 똑바로 누워서 글루트 브리지(78쪽 참고) 자세를
취한다. 팔꿈치관절은 바닥에 밀착한다.

1단계
글루트 브리지 자세를 유지하면서, 엉덩관절과
무릎관절(슬관절)을 굽혀 불편하지 않은 정도까지
무릎관절을 몸쪽으로 움직인다.

2단계
굽혔던 다리를 천천히 펴서 발을 벤치에 걸친다.
굽히는 다리를 바꿔 반복한다. 양쪽에 1단계와
2단계를 5~10렙씩 반복한다.

90/90 힙 스트레칭
90/90 HIP STRETCH

바깥돌림(외회전)과 안쪽돌림(내회전)을
비롯해 전반적인 엉덩관절 가동성을
강화하는 데 효과가 있으며,
엉덩관절의 굳음(강직)을 해소해
엉덩관절을 풀어 주는(hip opener)
역할도 한다. 엉덩관절의
바깥돌림과 안쪽돌림을 원활하게
만들면 엉덩관절과 허리의
통증을 완화할 수 있다.

준비 단계/2단계

몸통을 똑바로
세우고 앉는다.

뒤쪽 무릎관절을 90도
굽혀 돌린다(바깥돌림).

앞쪽 무릎관절을 90도
굽혀 돌린다(안쪽돌림).

1단계

몸통을 앞으로 기울이면
엉덩관절이 늘어나는
것이 느껴진다.

팔로 자세를
지지한다.

뒤쪽 무릎관절을 90도
굽혀 돌린(바깥돌림)
상태를 유지한다.

준비 단계
바닥에 몸통을 똑바로 세우고 앉아 양쪽 다리를
90도 굽힌 자세로 시작한다. 앞쪽 무릎관절은
안쪽으로 돌리고(안쪽돌림), 뒤쪽 무릎관절은
바깥으로 돌린다(바깥돌림).

1단계
몸통을 움직여 배꼽이 앞쪽 무릎관절과 나란하게 한다.
가슴을 편 채 몸통을 앞으로 기울여 3~5초 동안 멈추면
앞쪽 다리의 볼기근이 늘어난 것이 느껴진다.

2단계
몸통을 바로 세워 시작 자세로 돌아온다. 1단계와
2단계를 3~5렙 반복하고 나서 다리 위치를 바꾸어
반복한다.

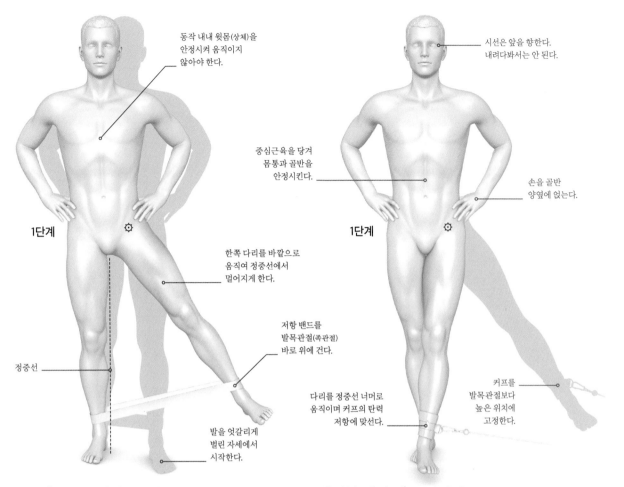

동작 내내 윗몸(상체)을
안정시켜 움직이지
않아야 한다.

중심근육을 당겨
몸통과 골반을
안정시킨다.

1단계

한쪽 다리를 바깥으로
움직여 정중선에서
멀어지게 한다.

저항 밴드를
발목관절(족관절)
바로 위에 건다.

정중선

발을 엇갈리게
벌린 자세에서
시작한다.

시선은 앞을 향한다.
내려다봐서는 안 된다.

손을 골반
양옆에 얹는다.

1단계

커프를
발목관절보다
높은 위치에
고정한다.

다리를 정중선 너머로
움직이며 커프의 탄력
저항에 맞선다.

밴드 레그 애브덕션 LEG ABDUCTION WITH BAND

엉덩관절의 바깥돌림근(외회전근)과 벌림근(외전근)을 풀어 준다.
하루 종일 오랫동안 앉아 있는 사람들에게 엉덩관절 바깥돌림근의
안정성과 근력을 유지하는 것은 중요한 일이다.

준비 단계
한쪽 다리를 반대쪽 다리보다 약간 앞으로 내밀어 발을 엇갈리게 벌린 채 저항
밴드를 발목관절 바로 위에 걸고 선다. 손은 골반 양옆에 얹고 몸을 똑바로 세운다.

1단계
중심근육을 당긴 채 척주를 중립으로 유지한다. 골반을 안정시킨 상태에서
단련하는 쪽 다리를 바깥으로 움직여 정중선에서 멀어지게 한다.

2단계
단련하는 쪽 다리를 밴드의 탄력 저항에 맞서며 천천히 시작 위치로
되돌린다. 1단계와 2단계를 5~10렙 반복한다. 균형을 회복하기 위해
렙 사이에 발로 바닥을 디딜 수도 있다.

케이블 머신 레그 어덕션 LEG ADDUCTION WITH A CABLE MACHINE

엉덩관절의 안쪽돌림근(내회전근)과 모음근(내전근)을 풀어 준다.
엉덩관절 안쪽돌림근은 오래 앉아 있는 좌식 생활에서는 거의
사용하지 않는다. 그래서 이 동작을 실시하면 벌림(외전) 동작과 균형을
맞춰 엉덩관절의 안정성을 높일 수 있다.

준비 단계
커프를 단련하는 쪽 다리에 걸고 똑바로 선다. 단련하는 쪽 다리를 반대쪽 다리보다 약간
앞으로 내민다. 충분한 탄력 저항이 걸리도록 밴드 고정 위치와 거리를 둔다.

1단계
중심근육을 당긴 채 척주를 중립으로 유지한다. 골반을 안정시킨
상태에서 단련하는 쪽 다리를 정중선 방향으로 움직인다.

2단계
단련하는 쪽 다리를 커프의 탄력 저항에 맞서며 천천히 시작 위치로
되돌린다. 1단계와 2단계를 5~10렙 반복한다. 균형을 회복하기 위해
렙 사이에 발로 바닥을 디딜 수도 있다.

정리 운동

소극적 정리 운동으로도 알려진 정적 스트레칭은 수영, 자전거 타기, 걷기 같은 여타 저강도 역동적 활동을 포함하는 긴 정리 운동 루틴의 일부로 이용할 수 있다. 정리 운동으로 스트레칭을 하면 이완을 촉진해서 몸이 '휴식과 소화(rest and digest)' 상태가 되도록 함으로써 회복을 앞당기고 평온함과 행복감을 느끼도록 돕는다.

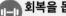 **회복을 돕는 호흡**

느리고 절제되고 규칙적인 호흡은 미주신경(부교감신경)을 자극해서 몸의 휴식과 이완과 회복을 촉진한다. 단기 정적 스트레칭을 하면서 절제되고 규칙적인 호흡을 이용하면 회복이 빨라지고 행복감이 높아질 뿐만 아니라 기분도 상쾌해진다. 느리고 규칙적인 호흡(분당 6~10회)에 역점을 두고 스트레칭을 하면 몸이 평온하고 이완된 상태가 되어 스트레칭에 더 깊이 몰입할 수 있다.

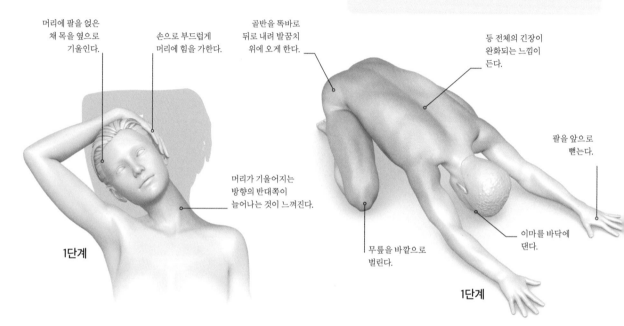

머리에 팔을 얹은 채 목을 옆으로 기울인다.

손으로 부드럽게 머리에 힘을 가한다.

골반을 똑바로 뒤로 내려 발꿈치 위에 오게 한다.

등 전체의 긴장이 완화되는 느낌이 든다.

팔을 앞으로 뻗는다.

머리가 기울어지는 방향의 반대쪽이 늘어나는 것이 느껴진다.

이마를 바닥에 댄다.

무릎을 바깥으로 벌린다.

1단계

1단계

스케일린 스트레치 SCALENE STRETCH

근력 운동을 하다 보면 자세를 안정시키면서 직접적으로 또는 간접적으로 등 윗부분의 등세모근(승모근)과 목의 목갈비근(사각근)이 많이 긴장될 수 있는데 이 근육들을 늘여서 긴장을 덜어 준다.

준비 단계

똑바로 선다. 머리를 중립으로 하고 한쪽 팔을 머리 위로 뻗어 손을 반대쪽 귀에 얹는다.

1단계

손으로 부드럽게 힘을 가해 머리를 당겨서 반대쪽 목을 늘인다.

2단계

중립 자세로 돌아가서 반대쪽에 1단계와 2단계를 반복한다. 한쪽당 총 3~5렙을 실시하면서 5초가량 멈춘다.

아기 자세 CHILD'S POSE

요가에서 유래한 이 스트레칭은 앉은 자세와 같은 식으로 실시한다. 엉덩관절, 무릎관절, 발목관절의 주변 근육과 등 근육을 늘이면서 호흡으로 긴장을 완화하는 안전한 방법이다.

준비 단계

테이블톱(table-top) 자세(아기가 네발로 기는 자세)로 시작한다.

1단계

무릎을 바깥으로 살짝 벌리면 골반을 깊이 숙일 수 있다. 팔을 앞으로 쭉 뻗고 등과 어깨를 늘인다. 호흡에 집중해야 한다. 앉은 자세로 전환하면서 호흡을 제어하려고 노력해야 한다.

2단계

골반을 앞으로 들어올려 테이블톱 자세로 바꾸면서 시작 자세로 돌아간다. 천천히 3~5렙을 반복한다.

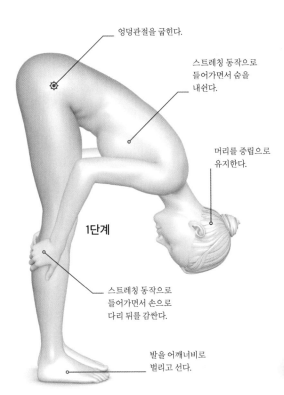

구분
● 목표 근육 부위

엉덩관절을 굽힌다.

스트레칭 동작으로
들어가면서 숨을
내쉰다.

머리를 중립으로
유지한다.

1단계

스트레칭 동작으로
들어가면서 손으로
다리 뒤를 감싼다.

발을 어깨너비로
벌리고 선다.

시선은 앞을 향한다.

손을 골반
양옆에 얹는다.

중심근육을 당긴다.

무릎관절이
발목관절 바로 위
또는 약간 앞에
있다.

볼기근의 긴장과
골반의 중립을
유지한다.

1단계

포워드 폴드 FORWARD FOLD

요가 아사나의 선 자세이며, 자신의 한계나 필요에 맞추기가 쉽다.
이 훌륭한 스트레칭은 허리척주(요추)와 엉덩관절의 긴장을 풀어 준다.

준비 단계
발을 어깨너비로 벌리고 똑바로 선다.

1단계
몸통을 45도 방향으로 굽히면서 엉덩관절을 굽힌다. 중심근육을 계속
당기고 척주를 중립으로 유지한다. 다만 등 윗부분이 살짝 굽을 수 있다.
등 아랫부분 근육, 넙다리뒤근육, 볼기근에서 약간 또는 중간 정도
늘어나는 것이 느껴진다.

2단계
몸통을 아래로 굽히며 숨을 내쉬고(호기) 몸통을 위로 펴며 숨을 들이쉬면서(흡기)
호흡을 제어한다. 각각의 스트레칭 자세를 5~10초 동안 유지하면서 3~5렙을
반복한다.

쿼드 스트레치 QUAD STRETCH

카우치 스트레칭(couch stretch)으로도 알려진 정리 운동으로 긴장을
완화하면서 엉덩관절 굽힘근(굴근)의 좁은 동작 범위에 부하를 싣는다.
이 스트레칭은 골반 주변 근육의 가동성을 높이면서 안정시킨다.

준비 단계
한쪽 다리 뒤에 높이가 60센티미터가량인 받침대를 두고
똑바로 선다. 받침대 위에 발을 올린다.

1단계
들어올린 다리의 무릎관절을 바닥 쪽으로 내리면서 넓적다리가
바닥과 계속 수직을 이루게 한다. 몸을 아래로 내리면
넙다리네갈래근(대퇴사두근)이 아래로 늘어나는 것이 느껴진다.

2단계
선 자세로 돌아간다. 3~5렙을 반복한다. 다리를 바꿔 반복한다.

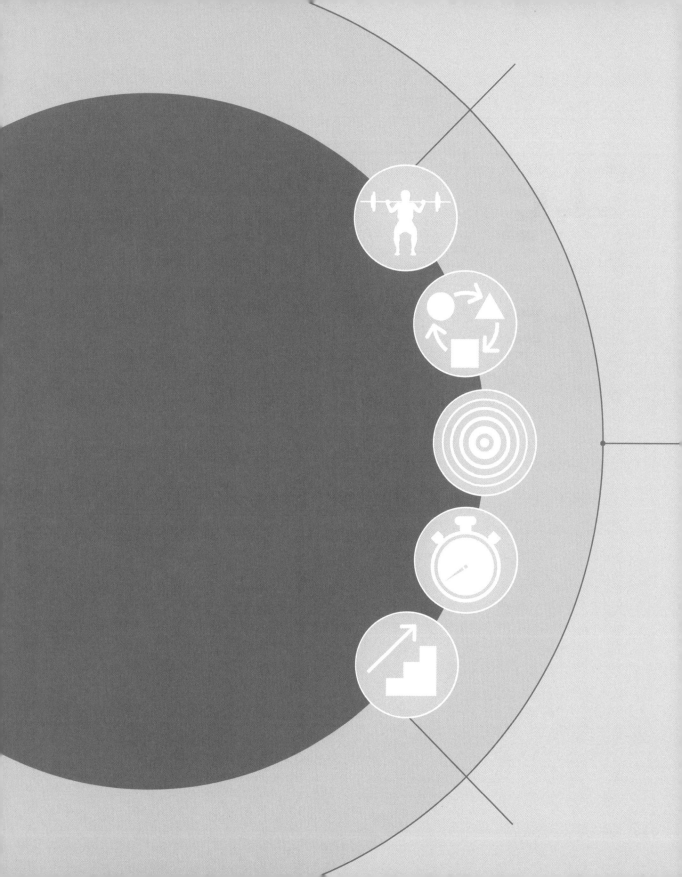

근력 운동 방법

근력 운동의 가장 어려운 부분 중 하나는 여러 동작을 어떻게 모아
잘 구성된 프로그램으로 만들어야 목적을 달성할 수 있는지 아는 것이다.
여기서는 가장 중요한 운동 원리와, 원리를 실행해 진척시키는
방식을 직접 다룬다. 또한 각 원리를 구현해 근육과 근력과 지구력을
키우는 프로그램 예들을 함께 살펴본다.

근력 운동의
다양한 변수

이 책에 실린 근력 운동 프로그램은 주요 변수인 운동량, 운동 강도, 운동 선택, 피로 관리. 아울러 난이도와 빈도에 따라 구성했다. 따라서 각자의 운동 경력 수준과, 매주 운동에 할애할 수 있는 시간에 기초해 운동 세션(186쪽 참고)을 선택할 수 있다.

운동량

운동량(training volume)이란 일정 시간에 실시하는 운동의 양을 의미한다. 일반적으로 운동 세션 또는 주 단위의 운동을 가리킨다. 주로 특정 부하(중량)에서의 세트(set)당 렙(rep) 수로 표현된다.

운동 경험이 쌓이면 각자가 선택하는 특정 운동, 각 운동의 동작 범위, (렙에서 동작이 가장 힘든 지점의) 저항 설정, 템포, 휴식 시간 등을 변경해 운동량을 조절할 수 있다.

주간 총 운동량

매주 근육군별로 실시한 운동량의 합으로 측정할 수 있다.

예

가슴 근력 운동을 세션당 4세트, 주 3회 실시한다면, 주당 총 12회 실시하게 된다. 이것이 바로 가슴 근력 운동의 주간 총 운동량이다.

일별 세션당 4세트 × 주 3회
= (특정 신체 부위에 대한) **주 12회**

운동 밀도

부하의 강도는 동작 1렙에서 감당할 수 있는 최대 중량(RM)의 퍼센트 비율로 표시한다.

운동 부하는 세트당 실시할 수 있는 렙 수로 표현된다. 고강도 운동은 대개 낮은 렙 수(6 이하)로, 중강도 운동은 중간 렙 수(6~12), 저강도 운동은 높은 렙 수(12~20 또는 그 이상)로 실시하면 된다. 근력 강화가 목적이면 낮은 렙 범위가 운동 강도를 극대화하는 데 적합하다. 근육 키우기가 목적이면 중간 정도 강도에 맞추고, 지구력 향상이 목적이면 낮은 강도에 맞추면 된다.

근력 운동 프로그램에서의 운동량

근력 운동은 근육을 키우거나, 지구력을 향상하거나, 근력을 강화하는 데 맞춰 조절할 수 있다. 운동량은 운동의 최종 목표를 이 셋 중 어느 것으로 하느냐에 따라 달라진다. 렙이나 부하 또는 세트를 추가해서 운동량을 늘릴 수 있다.

근육 키우기	근력 강화	지구력 향상
부하, 렙, 세트를 조절해 전체 운동량을 점진적으로 늘리는 데 초점을 맞춰야 한다. 목표 근육군에 대한 총 운동량을 주 단위로 늘려나가는 것이 목표다.	일별 운동 세션 또는 주 단위 운동의 운동 강도에 초점을 맞춰야 한다. 목표는 운동의 상대적 강도를 높여가면서(1RM의 %) 신경계통을 적응시키는 것이다.	운동 밀도(특정 시간에 실시되는 운동의 양)에 초점을 맞춰야 한다. 목표는 세션당 총 밀도를 높여서 같은 시간에 더 많은 운동을 하는 것이다.

낮은 렙 수 1~6	중간 렙 수 6~12	높은 렙 수 12+
근력 강화에 알맞다.	근육 키우기에 알맞다.	지구력 향상에 알맞다.

← **근력-지구력 연속선** →

운동 선택

각각의 운동은 동작 범위 내 특정 부위의 근육을 단련한다. 여러 동작으로 하나의 근육을 신장성 수축 또는 단축성 수축 위주로 단련할 수도 있다(12~13쪽 참고).

이를테면 같은 부하로 같은 렙만큼 실시하더라도, 백 스쿼트(back squat)는 넙다리네갈래근(대퇴사두근)을 신장성 수축 범위에서 단련하고, 레그 익스텐션(leg extension)은 중간 정도 단축성 수축 범위에서 단련한다. 다양한 머신을 이용해 근육을 다양한 방식으로 단련할 수 있다.

각자의 운동 기술, 신체 구조, 가용 머신에 맞춰 취할 수 있는 동작을 찾는 것이 중요하다.

동작 범위

근육의 기능성은 관절 각과 동작에 따라 달라진다. 동작 범위의 각 지점에 따라 근육의 서로 다른 부분이 사용된다. 그렇기 때문에 자신의 한계를 의식하면서 각자의 운동 기술로 가급적 전체 동작 범위를 취하는 것이 중요하다.

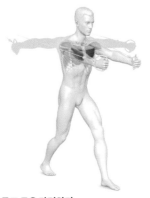

목표 근육 단련하기
필요한 동작을 선택할 때 각자의 운동 능력을 감안해야 한다. 이를테면 체스트 플라이(chest fly)에서 줄 높이를 조절하면 어깨관절(견관절)을 더 잘 돌릴 수 있다.

피로 관리

근육 피로를 관리하는 것은 부상 위험을 낮추면서 근력과 근육 발달을 극대화하는 데 매우 중요하다.

실패근접도

연구에 근거해 피로를 관리하는 이 접근법(proximity to failure)에서는 1~10 범위 내의 숫자를 사용해 '보류 렙(reps in reserve, RIR)'을 나타낸다. 특정 세트에서의 잔여 렙을 가리킨다(202~214쪽 참고). 이것은 운동자각도(rating of perceived exertion, RPE)와 관련이 있다.

자가조절

자가조절(autoregulation) 개념은 부하에 대한 당일의 느낌에 기초하여 운동을 조절하는 것이다. 이를테면 유난히 피로한 날에는 운동 세션을 좀 더 쉬운 수준으로 구성하는 것이다. 개인별 접근법이므로 동기 부여가 되고 부상을 예방할 수 있다.

디로드

디로드(deload, 부하감축기)는 근력을

유지하거나 회복을 촉진하는 데 필요한 최소 운동량으로 운동하는 시기의 경부하 주(week) 또는 무부하 주를 의미한다. 운동 강도가 높을수록, 기존 수준으로 돌아가거나 그 수준을 넘어서는 데 필요한 디로드 기간이 길어진다. 운동 일정에서 디로드는 5분의 1주가 이상적인 기간이다. 초심자는 부하를 기존 운동 주들에서 이르렀던 최고치의 10~20퍼센트를 줄여야 하고, 숙련자는 세트 운동량을 30~50퍼센트 줄이고, RIR을 2만큼 줄여야 한다.

RIR에 기초한 RPE 단계

단계	설명
10	최고 부하
9.5	RIR 없지만 부하를 늘릴 수 있다.
9	1RIR
8.5	1RIR 확실, 2RIR 불확실
8	2RIR
7.5	2RIR 확실, 3RIR 불확실
7	3RIR
5~6	4~6RIR
3~4	경부하
1~2	경부하부터 무부하까지

휴식의 중요성

휴식은 운동 세트 사이의 시간이며, 회복에 매우 중요하다. 숙련자 운동 프로그램에서는 운동 목적(오른쪽 참고)에 따라, 그리고 운동 강도, 세트 길이, 운동 경력에 따라 휴식 시간이 15초부터 5분까지 다양하다. 근력 운동 초심자는 운동에 대한 신체 반응이 거의 진정될 때까지 휴식 시간을 가급적 길게 가지려고 할 수 있다.

15분~1시간
지구력 향상

30분~3시간
근육 키우기

2~5시간
근력 강화

운동 빈도

운동 빈도란 특정 근육군을 단련하는 주당 운동 횟수를 나타낸다(198쪽의 예 참고).

근육이나 근력을 키우려면 근육군별로 새로 설정한 주당 운동량을 채울 필요가 있다. 따라서 주당 운동 일수를 늘리면 운동 일정을 다양하게 조절할 수 있다.

운동 빈도 늘리기

각 근육군별로 일별 세트 수를 줄여 더 빈번하게 운동할 수 있다.

운동 빈도 줄이기

특정 근육군을 단련하는 일별 운동 세션 사이에 회복 기간을 늘릴 수 있다. 하지만 그러면 운동 세션당 근육군별 세트 수를 늘려야 한다.

운동 빈도를 조절할 수 있을 뿐만 아니라, 렙, 부하, 세트를 늘려 운동 세션당 운동량도 쉽게 조절할 수 있다. 늘리는 요소들에 따라 운동 세션당 총 부하도 늘어난다.

운동 진척

점진적 과부하(progressive overload)는 운동 진척을 도모하고자 시간을 두고(201쪽 그래프 참고) 긴장이나 자극(세트, 렙, 부하의 형태로)을 선제적으로 늘리는 것을 의미한다.

특정 웨이트에 대한 렙을 늘릴 수 있거나 더 무거운 부하를 들 수 있다는 것은 분명히 점진적 과부하가 일어났음을 의미한다. 이렇게 몇몇 요소를 바꿔보면 자신의 운동이 시간에 걸쳐 점점 향상되고 있음을 알 수 있다.

렙과 부하 늘리기

렙(rep, repetition)은 운동에서 신장성 수축과 단축성 수축으로 이루어진 하나의 완전한 동작이다. 렙이나 웨이트를 늘리는 것은 목표 근육의 긴장을 늘려 운동을 진척시키는 좋은 방법이다. 근육조직은 많이 긴장할수록 수축이나 대사가 더 활성화된다.

세트 늘리기

운동량이나 운동 강도를 늘리는 흔한 방법으로 운동 세트를 늘리곤 한다. 운동량을 늘리면 근육 발달을 촉진하는 능력도 커지지만 어느 정도까지일 뿐이다. 회복 가능한 최대치를 넘어서면 수확 체감의 법칙을 따르게 된다.

RIR의 점진적 조절

RIR 관리는 총 운동 강도를 높여 운동 프로그램의 전체 근육 피로를 증가시키는 데 초점을 맞춘다. RIR을 하나의 수로 유지하면 피로 관리에 도움이 되고 운동 성취도의 일관성을 유지할 수 있다(199쪽 참고).

회복

회복(recovery)은 운동에서 가장 중요한 변수 중 하나이다. 근력 운동을 하면 근육섬유(18~21쪽 참고) 파괴가 일어나기 때문에 회복 시간을 가급적 늘리면 몸이 스스로 고쳐서 근육을 키우고 근력을 강화하고 지구력을 향상하는 데 도움이 된다. 근육이 충분히 회복되지 않으면 운동 성취도가 떨어져 운동에 제대로 적응할 수가 없다. 이런 이유로 양질의 수면, 영양, 스트레스 관리와 더불어 휴식일이 매우 중요하다.

점진적 과부하

렙과 부하 늘리기	세트 늘리기	RIR의 점진적 조절	회복
세트에 웨이트나 렙을 늘릴 수 있는 최고치에 다다랐으면, 이제 세트를 늘려 운동량을 늘려야 한다.	대부분의 사람들에게 생산적인 운동량 범위는 주당 10~18세트이다.	초심자는 실패하지 않게 2~4렙을 유지해야 한다. 숙련자는 RIR을 주당 1씩 줄일 수 있다.	운동 프로그램에 휴식일을 넣어서 운동 성취도가 떨어지지 않게 해야 한다.

근력 운동 프로그램

운동 세션(186쪽 참고)은 운동 분할에 따라 정해진다. 운동 분할이란 운동 세션이나
주간 일정을 구성하려고 운동을 선별하는 방식을 의미한다. 초심자와 숙련자를 위한
각각 3종류의 운동 프로그램이 있으며, 대부분 몇몇 선택지가 적용되어 있다.

운동 분할

운동 경력, 운동 목표, 운동 가능 시간에
따라 주 3회, 4회, 5회를 선택할 수 있으며,
초심자 근력 운동 프로그램과 숙련자
근력 운동 프로그램 간에 차이가 있다.
근육 키우기, 근력 강화, 지구력 향상
등 각자의 운동 목표에 맞는 근력 운동
프로그램을 찾으면 된다.

- **주 3회: 전신 운동 분할.** 주간 일정 전체에
  근육군별 운동량을 매우 고르게 분산한다.
  어깨관절(견관절) 근육 같은 작은 근육군을
  긴장시키는 다관절 복합 운동과 주요
  근육군에 초점을 맞춘다.

- **주 4회: 반신 운동 분할.** 추가된 1일에
  근육군별 운동량을 분할해 늘림으로써 각
  세션의 근육군별 운동량을 늘릴 수 있다.

- **주 5회: 신체 3분의 1 운동 분할.** 주간
  운동량이 적은 세션에 근육군별 운동량을
  늘리면서 날마다 몸의 약 3분의 1을
  단련한다.

근력 운동 프로그램 내 운동량 조절

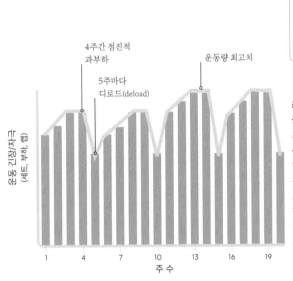

구분
- 운동량 추이
- 초심자 운동량
- 숙련자 운동량

**초심자용
근력 운동 프로그램**
초심자용 프로그램에서는
4주간 점진적 과부하가
있고 나서 5주째에 회복을
위한 디로드가 있다.
그러고 나서 이 패턴이
반복된다. 운동량은
점진적으로 14주째에
최고치에 이른다.

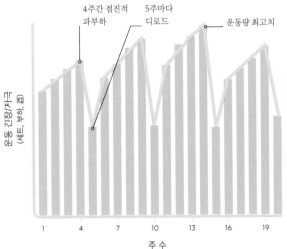

**숙련자용
근력 운동 프로그램**
초심자용 프로그램과
같은 패턴을 따르지만,
전반적으로 운동량이 많다.
주 단위 운동량 증가폭이
더 커서 점진적 과부하도
더 크다. 16~19주째에 운동
긴장/자극이 줄어들면서
회복을 촉진한다.

근육 키우기: 초심자

근육 비대(18쪽 참고) 과정을 통해 근육을 키우는 근력 운동은 특정 운동량을 특정 수준의 운동 강도 또는 실패근접도로 정교하게 반복하는 것을 기초로 한다(199쪽 참고).

매 세트마다 완료하지 못하고 실패하는 운동을 하는 것은 길게 볼 때 생산적이지 않다. 그러지 말고 운동자각도(RPE, 199쪽 참고)를 이용해 보류 렙(RIR)을 조절하면서 매 세트마다 실패에 근접할 정도로만 운동하는 것을 목표로 해야 한다. 실패하기 전 4~5렙 내에서 운동하는 것이 근육 발달을 촉진하기에 충분한 자극이 된다는 사실이 입증됐다. 각 세션의 운동을 준비 운동으로 시작해야 한다(186쪽 참고). 표의 구분 표시를 보면 각자의 취향이나 상황에 따라 특정 동작의 응용 동작을 선택할 수 있다.

주요 근육군

● 다리 근육 ● 어깨 근육
● 가슴 근육 ● 팔 근육
● 등 근육 ● 배 근육

공통 사항

모든 초심자용 근육 키우기 세션은 다음과 같은 렙, 세트, 세트 간 휴식, RIR, 템포를 따른다.

8~10렙
4세트
60~90초 휴식
3~4RIR
기본 템포

템포 안내

템포는 각 렙을 실시하는 리듬이다. 기본 템포란 동작 진행 속도를 매 렙마다 확인해 일정 수준에 맞추는 것을 의미한다. 신장성 수축 단계는 2~3초, 단축성 수축 단계는 1초를 채워서 적절한 운동 기술과 근육에 걸리는 부하를 유지해야 한다.

근육 키우기: 주 3회

	동작
세션 1	바벨 백 스쿼트 또는 응용 동작(54~57쪽)
	레그 컬(시티드 또는 라잉)(68~70쪽)
	덤벨 벤치 프레스(96쪽) 또는 푸시업(95쪽)
	와이드 그립 버티컬 풀다운(110쪽) 또는 풀업(113쪽)
	덤벨 숄더 프레스(127쪽)
	로테이션 프런트 플랭크(156쪽)
세션 2	바벨 벤치 프레스 또는 응용 동작(92~95쪽)
	루마니아 데드리프트(89쪽)
	뉴트럴 그립 호리즌털 로(114쪽)
	머신 또는 덤벨 숄더 프레스(126~127쪽)
	레그 익스텐션 또는 응용 동작(74~77쪽)
	트랜스버스 애브도미널 볼 크런치(160쪽) 또는 캣-카우 닐링 크런치(162쪽)
세션 3	트래디셔널 데드리프트(86쪽) 또는 덤벨 스텝 업(66쪽)
	뉴트럴 그립 버티컬 풀다운(112쪽) 또는 친업(113쪽)
	미드케이블 체스트 플라이(103쪽) 또는 머신 체스트 플라이(104쪽)
	레그 컬(시티드 또는 라잉)(68~70쪽)
	머신 또는 덤벨 숄더 프레스(126~127쪽)
	케이블 로테이셔널 오블리크 트위스트(168쪽)

근육 키우기: 주 5회

동작
세션 1
인클라인 바벨 벤치 프레스 또는 응용 동작(94~95쪽)
뉴트럴 그립 버티컬 풀다운(112쪽)
프론 벤치 리어 델토이드 레이즈(138쪽)
덤벨 바이셉스 컬(142쪽)
로프 트라이셉스 푸시다운(150쪽) 또는 클로즈 그립 바벨 벤치 프레스(94쪽)
케이블 로프 크런치(166쪽)
세션 2
루마니아 데드리프트(89쪽)
핵 스쿼트(60쪽)
덤벨 글루트 브리지 또는 응용 동작(80~81쪽)
레그 익스텐션(74쪽)
카프 레이즈(82쪽)
세션 3
덤벨 숄더 프레스 또는 응용 동작(126~127쪽)
덤벨 래터럴 레이즈 또는 응용 동작(128~131쪽)
밴드 바이셉스 컬(144쪽)
크로스케이블 트라이셉스 프레스다운(153쪽)
케이블 로테이셔널 오블리크 트위스트(168쪽)
디클라인 애브도미널 크런치(167쪽)
세션 4
뉴트럴 그립 호리존털 로(114쪽)
와이드 그립 버티컬 풀다운(110쪽)
덤벨 벤치 프레스(96쪽) 또는 푸시업(95쪽)
덤벨 벤트오버 로(116쪽)
가슴 또는 등 선택 동작
세션 5
레그 프레스(58쪽) 또는 덤벨 스쿼트(56쪽)
레그 익스텐션 또는 응용 동작(74~77쪽)
레그 컬(시티드 또는 라잉)(68~70쪽)
덤벨 글루트 브리지 또는 응용 동작(80~81쪽)
프론 벤치 리어 델토이드 레이즈(138쪽)
덤벨 래터럴 레이즈 또는 응용 동작(128~131쪽)

근육 키우기: 주 4회

동작
세션 1
바벨 벤치 프레스 또는 응용 동작(92~95쪽)
레그 프레스(58쪽)
로프 트라이셉스 푸시다운 또는 응용 동작(150~153쪽)
덤벨 래터럴 레이즈 또는 응용 동작(128~131쪽)
케이블 로프 크런치(166쪽)
세션 2
뉴트럴 그립 버티컬 풀다운 또는 친업(112~113쪽)
레그 컬 또는 응용 동작(68~71쪽)
덤벨 글루트 브리지 또는 응용 동작(80~81쪽)
덤벨 바이셉스 컬 또는 응용 동작(142~145쪽)
레그 익스텐션 또는 응용 동작(74~77쪽)
세션 3
카프 레이즈(82쪽)
하이로 케이블 체스트 플라이 또는 응용 동작(100~103쪽)
덤벨 트라이셉스 익스텐션 또는 응용 동작(146~149쪽)
덤벨 숄더 프레스 또는 응용 동작(126~127쪽)
케이블 로테이셔널 오블리크 트위스트(168쪽)
세션 4
뉴트럴 그립 호리존털 로(114쪽)
루마니아 데드리프트(89쪽)
덤벨 글루트 브리지 또는 응용 동작(80~81쪽)
밴드 바이셉스 컬(144쪽)
시티드 카프 레이즈(84쪽)

근육 키우기: 숙련자

숙련자용 근육 키우기 프로그램이 초심자용보다 수준이 높아진 점은 운동량이 늘어나고 동작 선택의 폭이 넓어졌다는 것이다.

초심자용 프로그램과 비교하면 숙련자용 프로그램은 동작 선택의 폭이 더 넓으며,

운동량도 늘어나서 목표 근육에 실리는 대사 스트레스와 부하를 증가시킨다. 다만 초심자용 프로그램과 마찬가지로, RIR이나 RPE(199쪽 참고)를 조절해 매 세트마다 실패에 근접하는 정도로만 운동하는 것을 목표로 해야 한다. 각 동작에 맞는 템포(또는 리듬)에 주의를 기울여야 한다(아래 참고).

주요 근육군

- ● 다리 근육
- ● 가슴 근육
- ● 등 근육
- ● 어깨 근육
- ● 팔 근육
- ● 배 근육

공통 사항

모든 숙련자용 근육 키우기 세션에서는 다음과 같은 세트 간 휴식과 RIR을 따른다.

60~90초 휴식
2~3RIR

템포 안내

숙련자용 프로그램에서는 템포가 렙의 각 단계의 길이(초)에 해당하는 숫자 4개의 비율로 표시된다. 신장성 수축 단계, 렙 시작 지점에서의 휴식 단계, 단축성 수축 단계, 렙 정점에서의 휴식 단계. 예를 들어 템포 3011은 (스쿼트에서의 하강 동작 같은) 신장성 수축 단계 3초, 렙 시작 지점에서의 휴식 단계 0초, (스쿼트에서의 강하게 들어올리는 것과 같은) 단축성 수축 단계 1초, 렙 정점에서 목표 근육을 수축한 채 멈추는 1초를 의미한다. 이 책의 운동 프로그램에서 자주 사용되는 다른 템포로 3010과 3110이 있다.

슈퍼세트 안내
(212쪽 참고)

슈퍼세트 쌍이 파란 바탕색과 굵은 분리선으로 구분된다.

근육 키우기: 주 3회

	동작	세트	렙	템포
세션 1	바벨 백 스쿼트(54쪽) 또는 레그 프레스(58쪽)	4	6~8	3010
	레그 컬(시티드 또는 라잉)(68~70쪽)	4	6~8	3010
	덤벨 벤치 프레스(96쪽) 또는 바벨 벤치 프레스(92쪽)	4	6~8	3010
	와이드 그립 버티컬 풀다운(110쪽) 또는 풀업(113쪽)	4	6~8	3010
	덤벨 숄더 프레스(127쪽)	4	6~8	3010
	로테이션 프런트 플랭크(156쪽)	4	6~8	기본 템포
세션 2	바벨 벤치 프레스(92쪽) 또는 덤벨 벤치 프레스(96쪽)	4	6~8	3010
	루마니아 데드리프트(89쪽)	4	6~8	3010
	뉴트럴 그립 호리즌털 로(114쪽)	4	6~8	3010
	머신 또는 덤벨 숄더 프레스(126~127쪽)	4	6~8	3010
	레그 익스텐션(74쪽)	4	6~8	3010
	트랜스버스 애브도미널 볼 크런치 또는 응용 동작(160~163쪽)	4	6~8	기본 템포
세션 3	트래디셔널 데드리프트 또는 응용 동작(86~89쪽)	4	8~10	2010
	뉴트럴 그립 버티컬 풀다운 또는 친업(112~113쪽)	4	8~10	3010
	미드케이블 체스트 플라이(103쪽) 또는 머신 체스트 플라이(104쪽)	4	8~10	3010
	레그 컬(시티드 또는 라잉)(68~70쪽)	4	8~10	3010
	머신 숄더 프레스(126쪽) 또는 프런트 델토이드 숄더 프레스(135쪽)	4	8~10	3010
	케이블 로테이셔널 오블리크 트위스트(168쪽)	4	8~10	기본 템포

근육 키우기 | 숙련자

근육 키우기: 주 4회

동작	세트	렙	템포
세션 1			
덤벨 벤치 프레스 또는 응용 동작(96~99쪽)	4	6~8	3110
바벨 백 스쿼트(54쪽) 또는 레그 프레스(58쪽)	5	6~8	3010
크로스케이블 트라이셉스 프레스다운(153쪽)	4	8~10	3011
하이로 케이블 체스트 플라이(100쪽)	4	8~10	3011
덤벨 래터럴 레이즈 또는 응용 동작(128~131쪽)	4	8~10	3010
덤벨 트라이셉스 익스텐션 또는 응용 동작(146~149쪽)	4	8~10	3010
케이블 로프 크런치(166쪽)	5	8~10	기본 템포
세션 2			
뉴트럴 그립 버티컬 풀다운 또는 친업(112~113쪽)	4	6~8	3010
라잉 레그 컬 또는 응용 동작(68~71쪽)	5	6~8	3011
바벨 글루트 브리지 또는 응용 동작(78~81쪽)	4	6~8	3011
머신 바이셉스 컬(144쪽)	4	6~8	3011
덤벨 바이셉스 컬 또는 응용 동작(142~145쪽)	4	8~10	3011
덤벨 벤트오버 로(116쪽)	4	8~10	3010
카프 레이즈 또는 응용 동작(82~85쪽)	5	8~10	기본 템포
세션 3			
레그 익스텐션 또는 응용 동작(74~77쪽)	5	8~10	3011
미드케이블 체스트 플라이(103쪽)	4	8~10	3010
덤벨 트라이셉스 익스텐션 또는 응용 동작(146~149쪽)	4	8~10	3110
바벨 오버헤드 숄더 프레스 또는 응용 동작(124~127쪽)	4	8~10	3010
덤벨 래터럴 레이즈 또는 응용 동작(128~131쪽)	4	8~10	3010
케이블 로테이셔널 오블리크 트위스트(168쪽)	5	6~8	기본 템포
세션 4			
뉴트럴 그립 호리존털 로(114쪽)	4	6~8	3010
루마니아 데드리프트(89쪽)	5	6~8	3010
바벨 글루트 브리지 또는 응용 동작(78~81쪽)	4	6~8	3011
밴드 바이셉스 컬(144쪽)	4	8~10	3011
시티드 카프 레이즈(84쪽)	5	8~10	3011

근육 키우기: 주 5회

동작	세트	렙	템포
세션 1			
인클라인 덤벨 벤치 프레스 또는 응용 동작(98쪽)	4	6~8	3110
뉴트럴 그립 버티컬 풀다운(112쪽)	4	6~8	3010
덤벨 리어 델토이드 플라이(136쪽)	4	8~10	3011
덤벨 체스트 플라이(106쪽)	4	8~10	3010
덤벨 바이셉스 컬(142쪽)	4	8~10	3011
로프 트라이셉스 푸시다운(150쪽)	4	8~10	3011
페이싱어웨이 스탠딩 크런치(166쪽)	4	8~10	기본 템포
세션 2			
루마니아 데드리프트(89쪽)	4	6~8	3010
핵 스쿼트(60쪽)	3	8~10	3110
바벨 글루트 브리지 또는 응용 동작(78~81쪽)	4	8~10	3011
레그 컬(68쪽)	4	8~10	3011
레그 익스텐션(74쪽)	3	8~10	3011
카프 레이즈(82쪽) 또는 레그 프레스 카프 레이즈(85쪽)	4	8~10	3011
세션 3			
머신 또는 덤벨 숄더 프레스(126~127쪽)	4	6~8	3110
덤벨 래터럴 레이즈 또는 응용 동작(128~129쪽)	4	8~10	3010
덤벨 프런트 레이즈 또는 응용 동작(132~135쪽)	4	8~10	3010
밴드 바이셉스 컬(144쪽)	4	8~10	3011
덤벨 리어 델토이드 플라이 또는 응용 동작(136~139쪽)	4	8~10	3011
크로스케이블 트라이셉스 프레스다운(153쪽)	4	8~10	3011
로테이션 사이드 플랭크(158쪽)	4	8~10	기본 템포
스터더풋 스위스 볼(162쪽)	4	8~10	기본 템포
세션 4			
뉴트럴 그립 호리존털 로(114쪽)	4	6~8	3010
버티컬 풀다운(110쪽)	4	8~10	3011
덤벨 벤치 프레스(96쪽) 또는 푸시업(95쪽)	3	8~10	3110
로하이 케이블 체스트 플라이(103쪽)	3	8~10	3011
덤벨 트랩 슈러그(118쪽)	4	8~10	3010
가슴 또는 등 선택 동작	4	8~10	기본 템포
세션 5			
바벨 백 스쿼트(54쪽) 또는 핵 스쿼트(60쪽)	4	8~10	3110
레그 익스텐션 또는 응용 동작(74~77쪽)	4	8~10	3011
레그 컬(시티드 또는 라잉)(68~70쪽)	4	8~10	3010
덤벨 글루트 브리지 또는 응용 동작(80~81쪽)	4	8~10	3011
프론 벤치 리어 델토이드 레이즈(138쪽)	4	8~10	3011
덤벨 래터럴 레이즈 또는 응용 동작(128~131쪽)	4	10~12	3010
케이블 로프 크런치(166쪽) 또는 행잉 니 레이즈(164쪽)	4	8~10	기본 템포

근력 강화: 초심자

근력 강화를 목적으로 운동할 때는 고강도(고부하) 운동을 하면서 렙 범위를 줄이고 휴식 시간을 늘려야 한다.

근력 강화 프로그램의 목적은 수축력을 내는 데 필요한 근육량을 이용하고, 신경계통을 길들여서 근육을 동원하고 활성화함으로써 더 강한 힘을 더 효율적으로 발휘하는 것이다(38쪽 참고). 근력 강화 운동에는

운동 기술과 신체 협응성도 발휘된다. 이 프로그램에서는 각 세트에 이용되는 부하를 늘리기 위한 핵심 동작을 반드시 해내야 한다. 높아진 부하에 몸을 준비시킬 필요가 있다면 핵심 동작에 앞서 준비 운동 세트를 이용하면 된다. 표의 구분 표시를 보면 각자의 취향이나 상황에 따라 특정 동작의 응용 동작을 선택할 수 있다.

주요 근육군
- 다리 근육
- 어깨 근육
- 가슴 근육
- 팔 근육
- 등 근육
- 배 근육

공통 사항

모든 초심자용 근력 강화 세션은 다음과 같은 렙, 세트, 세트 간 휴식, RIR, 템포를 따른다.

기본 템포
2세트짜리 동작 후 **1분 휴식**,
다른 동작은 **2~3분 휴식**.
***** 표시된 동작은 예외로 **2~5분 휴식**.

근력 강화: 주 3회

	동작	세트	렙	RIR
세션 1	머신 호리존털 로(116쪽)	2	6~8	3~4
	머신 숄더 프레스(126쪽)	2	6~8	3~4
	바벨 벤치 프레스(92쪽) 또는 덤벨 벤치 프레스(96쪽) *	5	5	2~3
	바벨 오버헤드 숄더 프레스(124쪽) 또는 덤벨 숄더 프레스(127쪽)	3	6	2~3
	크로스케이블 트라이셉스 프레스다운 또는 응용 동작(152~153쪽)	3	6	2~3
세션 2	카프 레이즈(82쪽)	2	6~8	3~4
	덤벨 글루트 브리지(80쪽)	2	6~8	3~4
	바벨 백 스쿼트(54쪽) 또는 핵 스쿼트(60쪽) *	5	5	2~3
	레그 프레스(58쪽)	3	6	2~3
	시티드 카프 레이즈(84쪽)	3	6	2~3
세션 3	카프 레이즈(82쪽)	2	6~8	3~4
	덤벨 글루트 브리지(80쪽)	2	6~8	3~4
	바벨 벤트오버 로(117쪽) 또는 머신 호리존털 로(116쪽) *	5	5	2~3
	뉴트럴 그립 버티컬 풀다운(112쪽)	3	6	2~3
	덤벨 바이셉스 컬(142쪽) 또는 머신 바이셉스 컬(144쪽)	3	6	2~3

근력 강화: 주 5회

	동작	세트	렙	RIR
세션 1	카프 레이즈(82쪽)	2	6~8	3~4
	덤벨 글루트 브리지(80쪽)	2	6~8	3~4
	바벨 백 스쿼트(54쪽) 또는 핵 스쿼트(60쪽) *	5	5	2~3
	레그 프레스(58쪽)	3	6	2~3
	레그 익스텐션(74쪽)	3	6	2~3
	시티드 카프 레이즈(84쪽)	3	6	2~3
세션 2	머신 호리존털 로(116쪽)	2	6~8	3~4
	머신 숄더 프레스(126쪽)	2	6~8	3~4
	바벨 벤치 프레스(92쪽) 또는 덤벨 벤치 프레스(96쪽) *	5	5	2~3
	바벨 오버헤드 숄더 프레스(124쪽) 또는 덤벨 숄더 프레스(127쪽)	3	6	2~3
	미드케이블 체스트 플라이(103쪽) 또는 덤벨 래터럴 레이즈(128쪽)	3	6	2~3
	크로스케이블 트라이셉스 프레스다운 또는 응용 동작(152~153쪽)	3	6	2~3
세션 3	카프 레이즈(82쪽)	2	6~8	3~4
	덤벨 워킹 런지(65쪽)	2	6~8	3~4
	루마니아 데드리프트(89쪽) *	5	5	2~3
	레그 컬(시티드 또는 라잉)(68~70쪽)	3	6	2~3
	바벨 글루트 브리지 또는 응용 동작(78~81쪽)	3	6	2~3
	카프 레이즈(82쪽)	3	6	2~3
세션 4	밴드 바이셉스 컬(144쪽)	2	6~8	3~4
	와이드 그립 버티컬 풀다운(110쪽)	2	6~8	3~4
	바벨 벤트오버 로(117쪽) 또는 머신 호리존털 로(116쪽) *	5	5	2~3
	뉴트럴 그립 버티컬 풀다운(112쪽)	3	6	2~3
	프론 벤치 리어 델토이드 레이즈(138쪽)	3	6	2~3
	덤벨 바이셉스 컬(142쪽) 또는 머신 바이셉스 컬(144쪽)	3	6	2~3

근력 강화: 주 4회

	동작	세트	렙	RIR
세션 1	카프 레이즈(82쪽)	2	6~8	3~4
	덤벨 글루트 브리지(80쪽)	2	6~8	3~4
	바벨 백 스쿼트(54쪽) 또는 핵 스쿼트(60쪽) *	5	5	2~3
	레그 프레스(58쪽)	3	6	2~3
	레그 익스텐션(74쪽)	3	6	2~3
	시티드 카프 레이즈(84쪽)	3	6	2~3
세션 2	머신 호리존털 로(116쪽)	2	6~8	3~4
	머신 숄더 프레스(126쪽)	2	6~8	3~4
	바벨 벤치 프레스(92쪽) 또는 덤벨 벤치 프레스(96쪽) *	5	5	2~3
	바벨 오버헤드 숄더 프레스(124쪽) 또는 덤벨 숄더 프레스(127쪽)	3	6	2~3
	미드케이블 체스트 플라이(103쪽) 또는 덤벨 래터럴 레이즈(128쪽)	3	6	2~3
	크로스케이블 트라이셉스 프레스다운 또는 응용 동작(152~153쪽)	3	6	2~3
세션 3	카프 레이즈(82쪽)	2	6~8	3~4
	덤벨 워킹 런지(65쪽)	2	6~8	3~4
	루마니아 데드리프트(89쪽) *	5	5	2~3
	레그 컬(시티드 또는 라잉)(68~70쪽)	3	6	2~3
	바벨 글루트 브리지 또는 응용 동작(78~81쪽)	3	6	2~3
	카프 레이즈(82쪽)	3	6	2~3
세션 4	밴드 바이셉스 컬(144쪽)	2	6~8	3~4
	와이드 그립 버티컬 풀다운(110쪽)	2	6~8	3~4
	바벨 벤트오버 로(117쪽) 또는 머신 호리존털 로(116쪽) *	5	5	2~3
	뉴트럴 그립 버티컬 풀다운(112쪽)	3	6	2~3
	프론 벤치 리어 델토이드 레이즈(138회)	3	6	2~3
	덤벨 바이셉스 컬(142쪽) 또는 머신 바이셉스 컬(144쪽)	3	6	2~3
세션 5	머신 호리존털 로(116쪽)	2	6~8	3~4
	머신 숄더 프레스(126쪽)	2	6~8	3~4
	인클라인 덤벨 벤치 프레스(98쪽) 또는 미드케이블 체스트 플라이(103쪽) *	3	6~8	2-5
	덤벨 또는 머신 숄더 프레스(126~127쪽)	3	6~8	2~3
	덤벨 래터럴 레이즈(128쪽)	3	6	2~3
	로프 트라이셉스 푸시다운 또는 응용 동작(150~153쪽)	3	6~8	2~3

근력 강화: 숙련자

숙련자용 근력 강화 프로그램이
초심자용보다 수준이 높아진 점은
운동량이 늘어나고 동작 선택의 폭이
넓어졌다는 것이다.

초심자용 프로그램과 비교하면 숙련자용
프로그램은 무엇보다 부하가 더 높다.

따라서 각 세션의 마지막 세트에 운동 강도를
최고치로 높이기 위해 각 세트마다 부하를
점점 높여가는 데 역점을 두어야 한다.
높아진 부하에 적응할 필요가 있다면
핵심 동작에 앞서 준비 운동 세트를
이용하면 된다.

주요 근육군

- 다리 근육
- 가슴 근육
- 등 근육
- 어깨 근육
- 팔 근육
- 배 근육

공통 사항

모든 숙련자용 근력 강화 세션에서는 다음과
같은 세트 간 휴식과 RIR을 따른다.

2세트짜리 동작 후 **60초** 휴식,
4세트짜리 동작 후 **2~3분** 휴식,
5세트짜리 동작 후 **2~5분** 휴식.

템포 안내
202쪽, 204쪽 참고

근육군 편애

많은 사람들은 발달시키고 싶어하는
특정한 근육군이 있다. 일단 근육과 근력의
탄탄한 기초를 마련하고 나면 운동량을
목표 근육군에 편중시킬 수 있다. 각 주마다
목표 근육군에 적용하는 세트 수를 늘리는
것이다. 하지만 자신의 한계를 넘어서는
안 된다. 목표 근육군에 얼마나 운동량을
추가한다면 균형을 맞추는 차원에서 다른 몸
부위의 운동량을 줄여야 한다.

근력 강화: 주 3회

	동작	세트	렙	RIR	템포
세션 1	머신 호리즌털 로(116쪽)	2	6~8	3~4	기본 템포
	머신 숄더 프레스(126쪽)	2	6~8	3~4	기본 템포
	바벨 벤치 프레스(92쪽) 또는 덤벨 벤치 프레스(96쪽)	5	5	2	3110
	바벨 오버헤드 숄더 프레스 또는 덤벨 숄더 프레스(124~127쪽)	4	6	2	3110
	크로스케이블 트라이셉스 프레스다운(153쪽)	4	6	2	3110
세션 2	카프 레이즈(82쪽)	2	6~8	3~4	기본 템포
	덤벨 글루트 브리지(80쪽)	2	6~8	3~4	기본 템포
	바벨 백 스쿼트(54쪽) 또는 핵 스쿼트(60쪽)	5	5	2	3110
	레그 프레스(58쪽)	4	6	2	3110
	시티드 카프 레이즈(84쪽)	4	6	2	3110
세션 3	밴드 바이셉스 컬(144쪽)	2	6~8	3~4	기본 템포
	와이드 그립 버티컬 풀다운(110쪽)	2	6~8	3~4	기본 템포
	바벨 벤트오버 로 또는 머신 호리즌털 로(116~117쪽)	5	5	2	3110
	뉴트럴 그립 버티컬 풀다운(112쪽)	4	6	2	3110
	덤벨 바이셉스 컬 또는 머신 바이셉스 컬(142~144쪽)	4	6	2	3010

근력 강화: 주 4회

동작	세트	렙	RIR	템포
카프 레이즈(82쪽)	2	6~8	3~4	기본 템포
덤벨 글루트 브리지(80쪽)	2	6~8	3~4	기본 템포
바벨 백 스쿼트(54쪽) 또는 핵 스쿼트(60쪽)	5	5	2	3110
레그 프레스(58쪽) 또는 트랩바 데드리프트(88쪽)	4	6	2	3110
레그 익스텐션(74쪽)	4	6	2	3010
시티드 카프 레이즈(84쪽)	4	6	2	3110
머신 호리존털 로(116쪽)	2	6~8	3~4	기본 템포
머신 숄더 프레스(126쪽)	2	6~8	3~4	기본 템포
바벨 벤치 프레스(92쪽) 또는 덤벨 벤치 프레스(96쪽)	5	5	2	3110
바벨 오버헤드 프레스 또는 덤벨 숄더 프레스(124~127쪽)	4	6	2	3110
미드케이블 체스트 플라이(103쪽) 또는 덤벨 래터럴 레이즈(128쪽)	4	6	2	3010
크로스케이블 트라이셉스 프레스다운(1153쪽)	4	6	2	3110
카프 레이즈(82쪽)	2	6~8	3~4	기본 템포
덤벨 워킹 런지(65쪽)	2	6~8	3~4	기본 템포
루마니아 데드리프트(89쪽)	5	5	2	3110
레그 컬(시티드 또는 라잉)(68~70쪽)	4	6	2	3110
바벨 글루트 브리지 또는 응용 동작(78~81쪽)	4	6	2	3010
카프 레이즈(82쪽)	4	6	2	3110
밴드 바이셉스 컬(144쪽)	2	6~8	3~4	기본 템포
와이드 그립 버티컬 풀다운(110쪽)	2	6~8	3~4	기본 템포
바벨 벤트오버 로 또는 응용 동작(116~117쪽)	5	5	2	3110
뉴트럴 그립 버티컬 풀다운(112쪽)	4	6	2	3110
프론 벤치 리어 델토이드 레이즈(138쪽)	4	6	2	3010
덤벨 바이셉스 컬 또는 머신 바이셉스 컬(142~144쪽)	4	6	2	3110

세션 1 / 세션 2 / 세션 3 / 세션 4

근력 강화: 주 5회

동작	세트	렙	RIR	템포
카프 레이즈(82쪽)	2	6~8	3~4	기본 템포
덤벨 글루트 브리지(80쪽)	2	6~8	3~4	기본 템포
바벨 백 스쿼트(54쪽) 또는 핵 스쿼트(60쪽)	5	5	2	3110
레그 프레스(58쪽) 또는 트랩바 데드리프트(88쪽)	4	6	2	3110
레그 익스텐션(74쪽)	4	6	2	3010
시티드 카프 레이즈(84쪽)	4	6	2	3110
머신 호리존털 로(116쪽)	2	6~8	3~4	기본 템포
머신 숄더 프레스(126쪽)	2	6~8	3~4	기본 템포
바벨 벤치 프레스(92쪽) 또는 덤벨 벤치 프레스(96쪽)	5	5	2	3110
바벨 오버헤드 프레스 또는 덤벨 숄더 프레스(124~127쪽)	4	6	2	3110
미드케이블 체스트 플라이(103쪽) 또는 덤벨 래터럴 레이즈(128쪽)	4	6	2	3010
크로스케이블 트라이셉스 프레스다운 또는 응용 동작(152~153쪽)	4	6	2	3110
카프 레이즈(82쪽)	2	6~8	3~4	기본 템포
덤벨 워킹 런지(65쪽)	2	6~8	3~4	기본 템포
루마니아 데드리프트(89쪽)	5	5	2	3110
레그 컬(시티드 또는 라잉)(68~70쪽)	4	6	2	3110
바벨 글루트 브리지 또는 응용 동작(78~81쪽)	4	6	2	3010
카프 레이즈(82쪽)	4	6	2	3110
밴드 바이셉스 컬(144쪽)	2	6~8	3~4	기본 템포
와이드 그립 버티컬 풀다운(110쪽)	2	6~8	3~4	기본 템포
바벨 벤트오버 로 또는 응용 동작(116~117쪽)	5	5	2	3110
뉴트럴 그립 버티컬 풀다운(112쪽)	4	6	2	3110
프론 벤치 리어 델토이드 레이즈(138쪽)	4	6	2	3010
덤벨 바이셉스 컬 또는 머신 바이셉스 컬(142~144쪽)	4	6	2	3110
머신 호리존털 로(116쪽)	2	6~8	3~4	기본 템포
머신 숄더 프레스(126쪽)	2	6~8	3~4	기본 템포
인클라인 덤벨 벤치 프레스(98쪽) 또는 케이블 체스트 플라이(100쪽)	4	6~8	2~3	3010
덤벨 또는 머신 숄더 프레스(126~127쪽)	4	6~8	2~3	3010
덤벨 래터럴 레이즈(128쪽)	4	6~8	2~3	3010
로프 트라이셉스 푸시다운 또는 응용 동작(150~153쪽)	4	6~8	2~3	3010

세션 1 / 세션 2 / 세션 3 / 세션 4 / 세션 5

지구력 향상: 초심자

근지구력 운동으로도 알려진 이 근력 운동은 낮거나 중간 정도인 부하를 이용하고 휴식 시간은 줄여서 국소적 근지구력을 향상한다.

이 프로그램에서는 총 운동 능력 또는 운동 세션당 총 운동 밀도를 늘린다. 이런 방식의 운동은 근육과 근력을 키우는 데에도 도움이 되며, 다른 유형의 운동이나 스포츠와 함께해도 좋다. 슈퍼세트(superset, 212쪽 참고) 또는 자이언트 세트(giant set)로도 알려진 동작 조합은 신체를 단련함으로써 피로에 빠져드는 운동 능력을 유지시킨다. 각 세션을 시작하기 전에 준비 운동을 해야 한다. 표의 구분 표시를 보면 특정 동작의 응용 동작을 선택할 수 있다.

주요 근육군

- ● 다리 근육
- ● 가슴 근육
- ● 등 근육
- ● 어깨 근육
- ● 팔 근육
- ● 배 근육

공통 사항

모든 초심자용 지구력 세션은 다음과 같은 렙, 세트, 세트 간 휴식, RIR, 템포를 따른다.

12~15렙
3세트
(주 4회나 5회는 4세트)
45~60초 휴식
3~4RIR
기본 템포

지구력 향상: 주 3회

	동작
세션 1	레그 프레스(58쪽) 또는 덤벨 스쿼트(56쪽)
	레그 컬(시티드 또는 라잉)(68~70쪽)
	덤벨 벤치 프레스(96쪽) 또는 푸시업(95쪽)
	와이드 그립 버티컬 풀다운(110쪽) 또는 풀업(113쪽)
	덤벨 숄더 프레스(127쪽) 또는 덤벨 래터럴 레이즈(128쪽)
	올터네이팅 브이업 크런치(171쪽)
세션 2	미드케이블 체스트 플라이(103쪽) 또는 푸시업(95쪽)
	시티드 레그 컬 또는 응용 동작(70~71쪽)
	뉴트럴 그립 호리즌털 로(114쪽)
	머신 숄더 프레스(126쪽) 또는 덤벨 래터럴 레이즈(128쪽)
	레그 익스텐션 또는 응용 동작(74~77쪽)
	트랜스버스 애브도미널 볼 크런치(160쪽)
세션 3	레그 익스텐션 또는 응용 동작(74~77쪽)
	뉴트럴 그립 버티컬 풀다운 또는 친업(112~113쪽)
	덤벨 벤치 프레스(96쪽) 또는 머신 체스트 플라이(104쪽)
	햄스트링 볼 컬(72쪽)
	머신 숄더 프레스(126쪽) 또는 프런트 델토이드 숄더 프레스(135쪽)
	바이시클 크런치(171쪽)

지구력 향상: 주 4회

동작
세션 1
미드케이블 체스트 플라이(103쪽) 또는 푸시업(95쪽)
레그 프레스(58쪽) 또는 덤벨 스쿼트(56쪽)
로프 트라이셉스 푸시다운 또는 응용 동작(150~153쪽)
덤벨 숄더 프레스(127쪽) 또는 덤벨 래터럴 레이즈(128쪽)
케이블 로프 크런치(166쪽)
세션 2
뉴트럴 그립 버티컬 풀다운 또는 친업(112~113쪽)
시티드 레그 컬 또는 응용 동작(70~71쪽)
덤벨 글루트 브리지 또는 응용 동작(80~81쪽)
덤벨 바이셉스 컬 또는 응용 동작(142~145쪽)
카프 레이즈(82쪽)
세션 3
레그 익스텐션 또는 응용 동작(74~77쪽)
덤벨 벤치 프레스(96쪽) 또는 푸시업(95쪽)
덤벨 트라이셉스 익스텐션 또는 응용 동작(146~149쪽)
머신 또는 덤벨 숄더 프레스(126~127쪽)
케이블 로테이셔널 오블리크 트위스트(168쪽)
세션 4
뉴트럴 그립 호리존털 로(114쪽)
시티드 레그 컬 또는 응용 동작(70~71쪽)
덤벨 글루트 브리지 또는 응용 동작(80~81쪽)
밴드 바이셉스 컬(144쪽)
시티드 카프 레이즈(84쪽)

지구력 향상: 주 5회

동작
세션 1
미드케이블 체스트 플라이 또는 응용 동작(102~103쪽)
와이드 그립 버티컬 풀다운(110쪽)
덤벨 리어 델토이드 플라이 또는 응용 동작(136~139쪽)
덤벨 바이셉스 컬 또는 응용 동작(142~145쪽)
크로스케이블 트라이셉스 프레스다운 또는 응용 동작(152~153쪽)
케이블 로프 크런치 또는 응용 동작(166~167쪽)
세션 2
루마니아 데드리프트 또는 응용 동작(88~89쪽)
레그 프레스(58쪽)
덤벨 글루트 브리지 또는 응용 동작(80~81쪽)
레그 익스텐션(74쪽)
카프 레이즈(82쪽)
세션 3
덤벨 숄더 프레스(127쪽)
덤벨 래터럴 레이즈(128쪽)
해머 컬(145쪽)
크로스케이블 트라이셉스 프레스다운(153쪽)
케이블 로테이셔널 오블리크 트위스트(168쪽)
디클라인 애브도미널 크런치(167쪽) 또는 데드버그(163쪽)
세션 4
호리존털 로(114쪽) 또는 바벨 벤트오버 로(117쪽)
와이드 그립 또는 버티컬 풀다운(110~112쪽)
덤벨 벤치 프레스(96쪽) 또는 푸시업(95쪽)
덤벨 벤트오버 로(116쪽)
가슴 또는 등 선택 동작
세션 5
레그 프레스(58쪽) 또는 덤벨 스쿼트(56쪽)
레그 익스텐션 또는 응용 동작(74~77쪽)
레그 컬(시티드 또는 라잉)(68~70쪽)
덤벨 글루트 브리지 또는 응용 동작(80~81쪽)
머신 리어 델토이드 플라이(138쪽)
덤벨 래터럴 레이즈 또는 응용 동작(128~131쪽)

211

지구력 향상: 숙련자

숙련자용 지구력 향상 프로그램이 초심자용보다 수준이 높아진 점은 운동량이 늘어나고 동작 선택의 폭이 넓어졌다는 것이다.

초심자용 지구력 향상 프로그램을 바탕으로 세션당 응용 동작을 다양화하고 수치를 크게

늘린 이 프로그램은 초심자용에 비해 휴식 시간이 짧고, 부하는 낮거나 중간 정도로 같고, 운동 밀도는 훨씬 높다. 지치기 전까지 부하를 실으며 오랫동안 근육을 단련한다.

주요 근육군

- 다리 근육
- 가슴 근육
- 등 근육
- 어깨 근육
- 팔 근육
- 배 근육

공통 사항

모든 숙련자용 지구력 향상 세션에서는 다음과 같은 세트 간 휴식과 RIR을 따른다.

12~15렙

2~3RIR

템포 안내
202쪽, 204쪽 참고

슈퍼세트

슈퍼세트란 연달아 실시하는 동작의 조합이다. 체스트 프레스(chest press)와 풀다운(pulldown)의 슈퍼세트에서는 체스트 프레스 렙을 실시하고 정해진 휴식을 취한 후 풀다운 렙을 실시한다. 이 예는 작용근-대항근 슈퍼세트이다. 서로 반대로 작동하는 근육군을 단련하면서 운동 성취도에 영향을 주지 않고 시간을 절약한다. 같은 신체 부위 또는 윗몸-아랫몸 또는 작용근-협동근 슈퍼세트 쌍도 있다. 반드시 슈퍼세트를 실시할 필요는 없지만, 그렇게 하면 더 효율적으로 운동할 수 있다.

슈퍼세트 쌍이 파란 바탕색과 굵은 분리선으로 구분되어 있다.

지구력 향상: 주 3회

동작	세트	휴식	템포
핵 스쿼트(60쪽) 또는 레그 프레스(58쪽)	4	45초	기본 템포
레그 컬(시티드 또는 라잉)(68~70쪽)	4	45초	기본 템포
덤벨 벤치 프레스(96쪽) 또는 미드케이블 체스트 플라이(103쪽)	4	45초	기본 템포
버티컬 풀다운(110쪽) 또는 풀업(113쪽)	4	45초	기본 템포
덤벨 숄더 프레스(127쪽) 또는 덤벨 래터럴 레이즈(128쪽)	4	45초	기본 템포
케이블 로프 크런치(166쪽)	4	45초	기본 템포
미드케이블 체스트 플라이(103쪽) 또는 푸시업(95쪽)	4	45초	기본 템포
레그 컬 또는 응용 동작(68~71쪽)	4	45초	기본 템포
뉴트럴 그립 호리즌털 로(114쪽)	4	45초	기본 템포
머신 숄더 프레스(126쪽) 또는 덤벨 래터럴 레이즈(128쪽)	4	45초	기본 템포
레그 익스텐션 또는 응용 동작(74~77쪽)	4	45초	기본 템포
트랜스버스 애브도미널 볼 크런치(160쪽)	4	45초	기본 템포
레그 익스텐션 또는 응용 동작(74~77쪽)	4	45초	기본 템포
머신 버티컬 풀다운(112쪽) 또는 친업(113쪽)	4	45초	기본 템포
덤벨 벤치 프레스(96쪽) 또는 머신 체스트 플라이(104쪽)	4	45초	기본 템포
시티드 레그 컬(70쪽)	4	45초	기본 템포
머신 숄더 프레스(126쪽) 또는 프런트 델토이드 숄더 프레스(135쪽)	4	45초	기본 템포
케이블 로테이셔널 오블리크 트위스트(168쪽)	4	45초	기본 템포

세션 1 / 세션 2 / 세션 3

지구력 향상: 주 4회

세션 1

동작	세트	휴식	템포
미드케이블 또는 머신 체스트 플라이(103~104쪽)	3	30초	3010
레그 프레스(58쪽) 또는 덤벨 스쿼트(56쪽)	3	45~60초	3010
덤벨 벤치 프레스(96쪽) 또는 푸시업(95쪽)	3	30초	3010
레그 익스텐션(74쪽)	3	45~60초	3010
로프 트라이셉스 푸시다운 또는 응용 동작(150~153쪽)	3	30초	3010
덤벨 숄더 프레스(127쪽)	3	45~60초	3010
덤벨 트라이셉스 익스텐션(146쪽)	3	30초	3010
덤벨 래터럴 레이즈(128쪽)	3	45~60초	3010
케이블 로프 크런치(166쪽)	4	30~45초	기본 템포

세션 2

동작	세트	휴식	템포
뉴트럴 그립 버티컬 풀다운 또는 친업(112~113쪽)	3	30초	3010
시티드 레그 컬 또는 응용 동작(70~71쪽)	3	45~60초	3010
뉴트럴 그립 호리존털 로(114쪽)	3	30초	3010
루마니아 데드리프트(89쪽)	3	45~60초	3010
덤벨 글루트 브리지 또는 응용 동작(80~81쪽)	3	30초	3010
덤벨 바이셉스 컬(142쪽) 또는 밴드 바이셉스 컬(144쪽)	3	45~60초	3010
스탠딩 케이블 글루트 킥백(80쪽)	3	30초	3010
해머 컬(145쪽)	3	45~60초	3010
카프 레이즈(82쪽)	4	30~45초	기본 템포

세션 3

동작	세트	휴식	템포
레그 익스텐션 또는 응용 동작(74~77쪽)	3	30초	3010
덤벨 벤치 프레스(96쪽) 또는 푸시업(95쪽)	3	45~60초	3010
덤벨 고블렛 스쿼트(56쪽) 또는 덤벨 스테이셔너리 런지(62쪽)	3	30초	3010
미드케이블 체스트 플라이 또는 응용 동작(102~103쪽)	3	45~60초	3010
덤벨 트라이셉스 익스텐션 또는 응용 동작(146~149쪽)	3	30초	3010
머신 숄더 프레스 또는 덤벨 숄더 프레스(126~127쪽)	3	45~60초	3010
크로스케이블 트라이셉스 프레스다운(153쪽)	3	30초	3010
덤벨 래터럴 레이즈 또는 응용 동작(128~131쪽)	3	45~60초	3010
로테이션 사이드 플랭크(158쪽)	4	30~45초	기본 템포

세션 4

동작	세트	휴식	템포
뉴트럴 그립 호리존털 로(114쪽)	3	30초	3010
루마니아 데드리프트(89쪽)	3	45~60초	3010
와이드 그립 버티컬 풀다운(110쪽) 또는 풀업(113쪽)	3	30초	3010
시티드 레그 컬 또는 응용 동작(70~71쪽)	3	45~60초	3010
스탠딩 케이블 글루트 킥백(80쪽)	3	30초	3010
해머 컬(145쪽)	3	45~60초	3010
덤벨 글루트 브리지 또는 응용 동작(80~81쪽)	3	30초	3010
덤벨 바이셉스 컬(142쪽) 또는 밴드 바이셉스 컬(144쪽)	3	45~60초	3010
시티드 카프 레이즈(84쪽)	4	30~45초	기본 템포

지구력 향상: 숙련자

지구력 향상: 주 5회

세션 1

동작	세트	휴식	템포
미드케이블 체스트 플라이 또는 응용 동작(102~103쪽)	3	30초	3010
와이드 그립 버티컬 풀다운(110쪽)	3	45~60초	3010
덤벨 벤치 프레스 또는 응용 동작(96~99쪽)	3	30초	3010
덤벨 벤트오버 로 또는 응용 동작(116~117쪽)	3	45~60초	3010
머신 리어 델토이드 플라이 또는 응용 동작(138~139쪽)	4	30초	3010
덤벨 바이셉스 컬 또는 응용 동작(142~145쪽)	4	45~60초	3010
크로스케이블 트라이셉스 프레스다운(153쪽)	4	30초	3010
케이블 로프 크런치 또는 응용 동작(166~167쪽)	4	45~60초	3010

세션 2

동작	세트	휴식	템포
루마니아 데드리프트(89쪽)	3	30초	3010
레그 프레스(58쪽)	3	45~60초	3010
레그 컬 또는 응용 동작(68~71쪽)	3	30초	3010
레그 익스텐션 또는 응용 동작(74~77쪽)	3	45~60초	3010
덤벨 글루트 브리지 또는 응용 동작(80~81쪽)	3	30초	3010
덤벨 백 풋 엘리베이티드 스플릿 스쿼트(64쪽)	3	45~60초	3010
카프 레이즈(82쪽)	4	30~45초	기본 템포

세션 3

동작	세트	휴식	템포
덤벨 숄더 프레스 또는 응용 동작(126~127쪽)	3	30초	3010
덤벨 래터럴 레이즈(128쪽)	3	45~60초	3010
해머 컬(145쪽)	3	30초	3010
크로스케이블 트라이셉스 프레스다운(153쪽)	3	45~60초	3010
케이블 업라이트 로(121쪽)	3	30초	3010
디클라인 애브도미널 크런치(167쪽)	3	45~60초	3010
케이블 또는 밴드 프런트 레이즈(134~135쪽)	3	30초	3010
케이블 로테이셔널 오블리크 트위스트 또는 응용 동작(168~171쪽)	3	45~60초	3010

주요 근육군

- ● 다리 근육
- ● 어깨 근육
- ● 가슴 근육
- ● 팔 근육
- ● 등 근육
- ● 배 근육

세션 4

동작	세트	휴식	템포
바벨 벤트오버 로(117쪽)	3	30초	3010
머신 버티컬 풀다운(112쪽)	3	45~60초	3010
덤벨 벤치 프레스(96쪽) 또는 푸시업(95쪽)	3	30초	3010
뉴트럴 그립 호리존털 로(114쪽)	3	45~60초	3010
하이로 케이블 체스트 플라이 또는 응용 동작(100~103쪽)	3	30초	3010
덤벨 벤트오버 로(116쪽)	3	45~60초	3010
가슴 또는 등 선택 동작	4	30~45초	기본 템포
레그 프레스(58쪽)	3	30초	3010
덤벨 워킹 런지(65쪽)	3	45~60초	3010
레그 컬(68쪽)	3	30초	3010

세션 5

동작	세트	휴식	템포
덤벨 글루트 브리지 또는 응용 동작(80~81쪽)	3	45~60초	3010
프론 벤치 리어 델토이드 레이즈(138쪽)	3	30초	3010
덤벨 래터럴 레이즈 또는 응용 동작(128~131쪽)	3	45~60초	3010
트랜스버스 애브도미널 볼 크런치(160쪽)	3	30초	3010
케이블 로프 크런치(166쪽)	3	45~60초	3010

용어 설명

가슴근(흉근) Pectorals, pecs 큰가슴근(대흉근)과 작은가슴근(소흉근)으로 이루어진 가슴의 근육군.

가쪽(외측) Lateral 몸의 정중선에서 먼 쪽.

공동활성화 Coactivation 신경계통의 신호를 받아 여러 근육이 동시에 활성화되는 현상.

굽힘(굴곡) Flexion 관절의 각이 작아지는 동작.

근력 Strength 근육이나 근육군이 낼 수 있는 힘.

근육 비대 Hypertrophy 근육세포의 크기 증가로 인한 근육 발달.

근육 키우기 운동 Muscle building 근육 발달을 촉진하는 운동.

근육다발(근속) Fascicle 원통 모양의 근육섬유(근섬유) 다발.

근육원섬유마디(근절) Sarcomere 근육섬유 수축의 기본 기능 단위.

글리코겐 Glycogen 포도당 분자가 결합해서 이루어진 탄수화물. 뼈대근육(골격근)과 간에서 포도당이 저장되는 형태이다.

깊은 근육(심부근) Deep (of muscles) 피부에서 먼 안쪽 근육.

넓은등근(광배근) Latissimus dorsi, lats 등에서 가장 넓은 근육.

넙다리네갈래근(대퇴사두근) Quadriceps, quads 넙다리곧은근(대퇴직근), 안쪽넓은근(내측광근), 가쪽넓은근(외측광근), 중간넓은근(중간광근)으로 이루어진 넓은다리의 근육군.

단백질 Protein 아미노산으로 이루어진 분자. 식이단백질은 생명과 건강 유지에 반드시 필요하다.

딘축싱 수축 Concentric contraction 바이셉스 컬(biceps curl)에서 웨이트를 들어올릴 때처럼 부하에 반응해 근육이 짧아지는 현상.

대사 스트레스 Metabolic stress 근력 운동을 할 때 근육섬유 안에 축적되는 (젖산 같은) 대사 부산물.

대항근(길항근) Antagonist 수축하거나 이완하여 작용근(주동근)과 반대로 작용하는 근육.

덤벨 Dumbbell 짧은 금속 봉의 양끝에 웨이트(중량 원판)를 끼워 고정한 운동 기구. 대개 한 쌍으로 사용한다.

데드리프트 Deadlift 바닥에서 웨이트를 들어올리면서 무릎관절(슬관절) 그리고/또는 엉덩관절(고관절)이 펴지는 동작.

동작 범위 Range of motion 관절을 움직일 수 있는 범위.

뒤침(회외) 그립 Supinated grip 손으로 웨이트, 줄, 밴드, 손잡이 등을 잡는 방식으로, 손목관절(수관절)이 돌아서 손바닥이 위 또는 몸쪽을 향한다.

드롭세트 Dropsets 자신에게 가능한 최대 중량으로 시작해서 반복하다가 실패하면 중량을 줄여 다시 실패할 때까지 반복하는 식으로, 중량 부하를 점차적으로 줄이면서 세트를 연속으로 실시하는 것을 말한다. 근육 비대를 일으켜 근육을 키우기 위해 특별히 고안된 고급 기술에 속한다.

등세모근(승모근) Trapezius 등 윗부분의 근육이며, 좌우 각각의 근육은 삼각형이지만 합쳐서 보면 사다리꼴이다.

등장성 수축 Isotonic contraction 근육의 길이가 변하는 수축. 신장성 수축일 수도 있고 단축성 수축일 수도 있다.

등척성 수축 Isometric contraction 근육이 활성화되지만 길어지거나 짧아지지 않고 일정한 길이를 유지하는 수축.

레그 드라이브 Leg drive 무거운 바벨을 가슴 위로 밀어올릴 때 양발로 비닥을 킹하게 밀년 등 윗부분의 자세를 유지하고 몸통을 안정시키면서 더 큰 힘을 발휘할 수 있다.

렙 Rep, repetition 한 동작(단축성 수축과 신장성 수축, 또는 그 반대)의 1회 완료.

마름근(능형근) Rhomboids 큰마름근(대능형근)과 작은마름근(소능형근)으로 이루어진 등 윗부분의 마름모 모양 근육군.

모음(내전) Adduction 팔다리를 몸의 정중선 쪽으로 움직임.

모음근(내전근) Adductors 넓적다리(대퇴)를 정중선 쪽으로 움직이는 데 이용되는 근육군. 긴모음근(장내전근), 짧은모음근(단내전근), 큰모음근(대내전근), 두덩근(치골근), 두덩정강근(박근)으로 이루어져 있다.

미오신 Myosin 액틴(actin)과 함께 근육 수축을 일으키는 단백질.

바벨 Barbell 기다란 금속 봉의 양끝에 웨이트(중량 원판)를 끼워 고정한 운동 기구.

반뒤침(반회외) 그립 Semi-supinated grip 손으로 웨이트, 줄, 밴드, 손잡이 등을 잡는 방식으로, 손목관절(수관절)이 얼마간 돌아서 손바닥이 비스듬히 위나 안쪽을 향한다. 중립 그립과 뒤침(회외) 그립의 중간에 해당한다.

배 근육(복근) Abdominals, abs 배곧은근(복직근), 배바깥빗근(외복사근), 배속빗근(내복사근), 배가로근(복횡근)으로 이루어진 몸통 근육군.

벌림(외전) Abduction 팔다리를 몸의 정중선에서 멀어지는 쪽으로 움직임.

보류 렙 RIR, reps in reserve 세트의 난이도를 나타내며, 근육이 피로해지기 전까지 추가로 실시할 수 있는 렙 수를 의미한다.

볼기근(둔근) Glutes 큰볼기근(대둔근), 중간볼기근(중둔근), 작은볼기근(소둔근)으로 이루어진 볼기의 근육군(해부학에서 볼기의 윗부분은 엉덩이, 볼기의 아랫부분은 궁둥이로 구분하기도 함).

부하 Load 운동할 때 근육을 긴장시키는 데 쓰이는 직간접적 중량.

뼈대근육(골격근) Skeletal muscle 뼈대계통(골격계통)에 연결된 줄무늬 근육 조직이며, 움직임을 일으킨다.

세트 Set 한 동작을 원하거나 지정된 수만큼 반복하는 렙을 연속으로 실시하는 횟수를 나타내는 단위.

수파인 Supine 뒤로 반듯이 누운 자세.

슈퍼세트 Superset 연속으로 실시하는 서로 다른 동작 세트의 조합.

스트레스 Stress 몸에 가해지는 물리적, 대사성, 생리적 부담.

신장성 수축 Eccentric contraction 바이셉스 컬(biceps curl)에서 웨이트를 내릴 때처럼 부하에 반응해 근육이 길어지는 현상.

아미노산 Amino acid 서로 결합하여 단백질을 형성하는 유기 화합물. 몸속의 많은 화학 작용에 필요하다.

액틴 Actin 미오신(myosin)과 함께 근육 수축을 일으키는 단백질.

얕은 근육(천부근) Superficial (of muscles) 피부와 가까운 쪽 근육.

어깨세모근(삼각근) Deltoid (delts) 어깨관절(견관절)을 둥글게 덮고 있는 역삼각형 모양의 근육.

엉덩관절 폄근(신근) Hip extensors 엉덩관절(고관절)을 펴고 넓적다리(대퇴)를 뒤로 움직이는 데 사용되는 근육군. 볼기근(둔근), 큰모음근(대내전근), 넙다리뒤근육(햄스트링)으로 이루어져 있다. 넙다리뒤근육은 넙다리두갈래근(대퇴이두근), 반힘줄근(반건양근), 반막모양근(반막양근)으로 구성되어 있다.

엎침(회내) 그립 Pronated grip 손으로 웨이트, 줄, 밴드, 손잡이 등을 잡는 방식으로, 손목관절(수관절)이 돌아서 손바닥이 아래쪽 또는 몸에서 먼 쪽을 향한다.

ATP, adenosine triphosphate 세포가 이용하거나 저장하는 에너지 분자.

운동 강도 Training intensity 운동 중에 실리는 부하의 양. 대개 1RM의 퍼센트 비율로 표시한다.

운동량 Training volume 특정 시간 동안 실시하는 운동의 양.

운동면 Plane of motion 삼차원 공간에서의 자세와 움직임을 정확하게 분석하기 위해 신체를 분할해서 만드는 가상의 면. 몸의 오른쪽과 왼쪽을 가르는 시상면(sagittal plane), 앞쪽과 뒤쪽을 가르는 이마면(전두면, frontal plane) 또는 관상면(coronal plane), 위쪽과 아래쪽을 가르는 가로면(횡단면, transverse plane) 또는 수평면(horizontal plane)이 있다.

이지바 EZ bar 바벨 봉의 한 유형으로, 손잡이 부분이 구불구불하다.

1RM(1 rep maximum) 한 동작을 한 번 반복할 때 들어올릴 수 있는 최대 중량. 운동 강도는 사용된 부하를 이 양의 퍼센트 비율로 표시함으로써 측정된다.

작용근(주동근) Agonist 대항근(길항근)과 짝을 이루어 특정한 움직임을 주도적으로 일으키는 근육.

저항 Resistance 근육이 수축해서 맞서는 웨이트(중량 부하) 같은 외부 힘.

정중선 Median line 정면을 향하고 있는 몸을 세로로 이등분하는 가상의 중심선. 정중선과 가까운 쪽을 안쪽(medial), 먼 쪽을 가쪽(lateral)이라고 한다.

중립 그립 Neutral grip 손으로 웨이트, 줄, 밴드, 손잡이 등을 잡는 방식으로, 손목관절(수관절)이 돌지 않아 손바닥이 서로 마주본다.

중립척주 Neutral spine 최적의 부하 분산이 이루어지는 척주 자세. 척주의 자연스러운 곡선이 유지된다.

지구력 Strength endurance 근지구력이라고도 하며, 근육이 오랜 시간 연속으로 부하를 견디는 능력이다.

지방 Fat 몸에서 여러 가지 필수 기능을 하는 영양소로서, 내장 기관과 신경을 보호하고 비타민 흡수를 돕기도 한다.

케이블 도르레 머신 Cable pulley machine 손잡이가 달린 줄과, 위치를 조절할 수 있는 도르레로 이루어진 운동 머신.

클러스터 세트 Cluster set 여러 개의 서브셋(subset)으로 잘게 쪼개서 사이사이에 짧은 휴식 시간을 추가한 하나의 세트. 휴식 간 간격이 짧아지기 때문에 렙의 운동 강도를 높일 수 있다.

탄수화물 Carbohydrate 탄소, 수소, 산소로 구성된 화학 물질이며 자연계에서 널리 만들어진다. 몸속에 저장되는 주된 에너지원이다.

템포 Tempo 세트 중에 각 동작이 진행되는 리듬.

팔꿈관절 굽힘근(굴근) Elbow flexors 팔꿈관절(주관절)에서 팔을 굽히는 데 사용되는 근육군. 위팔두갈래근(상완이두근), 위팔근(상완근),

위팔노근(상완요근)으로 구성된다.

폄(신전) Extension 관절의 각이 커지는 동작.

포도당 Glucose 몸에서 주된 에너지원으로 쓰이는 단당류.

프론 Prone 몸을 앞으로 엎드린 자세.

피로 관리 Fatigue management 운동하면서 쌓이는 피로의 양을 지속적으로 관찰하고 조절하는 과정.

협동근(협력근) Synergist 관절 주위에서 작용근(주동근)의 기능을 돕는 근육.

힘줄(건) Tendon 근육을 뼈에 연결하는 아교질 섬유 다발.

찾아보기

217

아

하

참고 문헌

6–7 G. Ashdown-Franks et al., "The evidence for physical activity in the management of major mental illnesses", *Curr Opin Psychiatry* 32, no. 5 (2019), 375–380. K. I. Erickson et al., "Exercise training increases size of hippocampus and improves memory", *Proc Natl Acad Sci USA* 108, no. 7 (2011), 3017–3022. F. Herold et al., "Functional and/or structural brain changes in response to resistance exercises and resistance training lead to cognitive improvements", *Eur Rev Aging Phys Act* 16, no. 10 (2019). J. Mcleod et al., "Resistance Exercise Training as a Primary Countermeasure to Age-Related Chronic Disease", *Front Physiol* 10 (2019), 645. D. Tavoian et al., "Perspective: Pragmatic Exercise Recommendations for Older Adults", *Front Physiol* 11 (2020), 799. J. M. Northey et al., "Exercise interventions for cognitive function in adults older than 50", *Br J Sports Med* 52, no. 3 (2018), 154–160. F. J. Penedo and J. R. Dahn, "Exercise and well-being: a review of mental and physical health benefits associated with physical activity", *Curr Opin Psychiatry* 18, no. 2 (2005), 189–193. S. Walker, "Neural Adaptations to Strength Training", in M. Schumann and B. Rønnestad (eds), *Concurrent Aerobic and Strength Training*, Cham, Springer, 2019. J. Xiao (ed), *Physical Exercise for Human Health*, Singapore, Springer Singapore, 2020. **8–9** A. D. Faigenbaum et al., "Youth resistance training: updated position statement paper from the national strength and conditioning association", *J Strength Cond Res* 23, no. 5 (2009), S60–S79. J. Mcleod et al., "Resistance Exercise Training as a Primary Countermeasure to Age-Related Chronic Disease" (2019). G. Nuckols, "The Effects of Biological Sex on Fatigue During and Recovery from Resistance Exercise" (2019). J. M. Northey et al., "Exercise interventions for cognitive function in adults older than 50" (2018). F. J. Penedo and J. R. Dahn, "Exercise and well-being" (2005). B. Schoenfeld, *Science and Development of Muscle Hypertrophy*, 2nd ed., Champaign, IL, Human Kinetics, 2020. D. Tavoian et al., "Perspective: Pragmatic Exercise Recommendations for Older Adults: The Case for Emphasizing Resistance Training" (2020). J. Xiao (ed), *Physical Exercise for Human Health*, Springer Singapore, 2020. **12–13** T. W. Nesser (ed), *The Professional's Guide to Strength & Conditioning: Safe and Effective Principles for Maximizing Athletic Performance*, Provo, UT, BYU Academic Publishing, 2019. **14–15** G. Haff and N. T. Triplett (eds), *Essentials of Strength Training and Conditioning*, 4th ed., Champaign, IL, Human Kinetics, 2016. M. L. Latash, "Muscle coactivation: definitions, mechanisms, and functions", *J Neurophysiol* 120, no. 1 (2018), 88–104. J. G. Betts et al., *Anatomy and Physiology*, Houston, TX, OpenStax, 2013. B. Schoenfeld, *Science and Development of Muscle Hypertrophy*, 2020. **16–17** B. R. MacIntosh et al., *Skeletal Muscle: Form and Function*, Champaign, IL, Human Kinetics, 2006. T. W. Nesser (ed), *The Professional's Guide to Strength & Conditioning*, 2019. **18–19** R. Csapo et al., "Skeletal Muscle Extracellular Matrix – What Do We Know About Its Composition, Regulation, and Physiological Roles?", *Front Physiol* 11 (2020). C. T. Haun et al., "A Critical Evaluation of the Biological Construct Skeletal Muscle Hypertrophy", *Front Physiol* 10 (2019). E. Helms, A Progression Framework for Hypertrophy, MASS Research Review, July 2020. S. K. Powers et al., "Disease-Induced Skeletal Muscle Atrophy and Fatigue", *Med Sci Sport Exer* 48, no. 11 (2016), 2307–2319. R. A. Saxton and D. M. Sabatini, "mTOR Signaling in Growth, Metabolism, and Disease", *Cell* 169, no. 2 (2017), 361–371. B. Schoenfeld, *Science and Development of Muscle Hypertrophy*, 2020. T. Snijders et al., "Satellite cells in human skeletal muscle plasticity", *Front Physiol* 6 (2015). J. Xiao (ed), *Physical Exercise for Human Health*, Springer Singapore, 2020. **20–23** R. J. Bloch and H. Gonzalez-Serratos, "Lateral force transmission across costameres in skeletal muscle", *Exerc Sport Sci Rev* 31, no. 2 (2003), 73–78. C. A. Goodman, "The Role of mTORC1 in Regulating Protein Synthesis and Skeletal Muscle

Mass in Response to Various Mechanical Stimuli", *Rev Physiol Bioch P* 166 (2013), 43–95. T. A. Hornberger, "Mechanotransduction and the regulation of mTORC1 signaling in skeletal muscle", *Int J Biochem Cell B* 43, no. 9 (2011), 1267–1276. T. W. Nesser (ed), *The Professional's Guide to Strength & Conditioning*, 2019. B. Schoenfeld, *Science and Development of Muscle Hypertrophy*, 2020. **24–25** N. H. Hart et al., "Mechanical basis of bone strength", *J Musculoskeletal Neuronal Interactions* 17, no. 3 (2017), 114–139. H. P. Hirschfeld et al., "Osteosarcopenia: where bone, muscle, and fat collide", *Osteoporosis Int* 28, no. 10 (2017), 2781–2790. S. K. Powers and E. T. Howley, *Exercise Physiology: Theory and Application to Fitness and Performance*, 10th ed., New York, NY, McGraw Hill Education, 2018. R. Nikander et al., "Targeted exercise against osteoporosis", *BMC Medicine* 8, no. 1 (2010). **26–27** R.S. Behnke, Kinetic Anatomy, 3rd ed., Champaign, IL, Human Kinetics, 2016. T. W. Nesser (ed), *The Professional's Guide to Strength & Conditioning*, 2019. D. A. Neumann et al., *Kinesiology of the Musculoskeletal System: Foundations for Rehabilitation*, 3rd ed., Amsterdam, Elsevier, 2016. **28–29** O. K. Berg et al., "Maximal strength training increases muscle force generating capacity and the anaerobic ATP synthesis flux without altering the cost of contraction in elderly", *Exp Gerontol* 111 (2018), 154–161. G. Haff and N. T. Triplett (eds), *Essentials of Strength Training and Conditioning*, 2016. T. W. Nesser (ed), *The Professional's Guide to Strength & Conditioning*, 2019. **30–31** B. M. Roberts et al., "Nutritional Recommendations for Physique Athletes", *J Hum Kinet* 7, no. 1 (2020), 79–108. B. Pramuková et al., "Current knowledge about sports nutrition", *Australas Med J* 4, no. 3 (2011), 107–110. T. W. Nesser (ed), *The Professional's Guide to Strength & Conditioning*, 2019. B. Schoenfeld, *Science and Development of Muscle Hypertrophy*, 2020. **32–33** E. Derbyshire, "Micronutrient Intakes of British Adults Across Mid-Life", *Front Nutrition* 5 (2018). B. Misner, "Food Alone May Not Provide Sufficient Micronutrients for Preventing Deficiency", *J Int Soc Sport Nutr* 3, no. 1 (2006), 51–55. B. M. Roberts et al., "Nutritional Recommendations for Physique Athletes" (2020). R. Jäger et al., "International Society of Sports Nutrition Position Stand: protein and exercise", *J Int Soc Sport Nutr* 14, no. 20 (2017). J. Iraki et al., "Nutrition Recommendations for Bodybuilders in the Off-Season", *Sports (Basel)* 7, no. 7 (2019), 154. T. W. Nesser (ed), *The Professional's Guide to Strength & Conditioning*, 2019. B. Schoenfeld, *Science and Development of Muscle Hypertrophy*, 2020. E. T. Trexler et al., "Metabolic adaptation to weight loss", *J Int Soc Sport Nutr* 11, no. 1 (2014), 7. **34–35** M. J. Arnaud and T. D. Noakes, "Should humans be encouraged to drink water to excess?", *Eur J Clin Nutr* 65, no. 7 (2011), 875–876. S. M. Arent et al., "Nutrient Timing: A Garage Door of Opportunity?" *Nutrients* 12, no. 7 (2020), 1948. J. Berardi et al., *The Essentials of Sport and Exercise Nutrition: Certification Manual*, 3rd ed., Toronto, Precision Nutrition Inc., 2017. "Calcium: Fact Sheet for Health Professionals", NIH Office of Dietary Supplements [web article], 26 March 2020, ods.od.nih.gov/factsheets/Calcium-HealthProfessional/. D. Liska et al., "Narrative Review of Hydration and Selected Health Outcomes in the General Population", *Nutrients* 11, no. 1 (2019), 70. E. Jéquier and F. Constant, "Water as an essential nutrient: the physiological basis of hydration", *Eur J Clin Nutr* 64, no. 2 (2010), 115–123. P. R. Harris et al., "Fluid type influences acute hydration and muscle performance recovery in human subjects", *J Int Soc Sport Nutr* 16, no. 15 (2019). J. McKendry et al., "Nutritional Supplements to Support Resistance Exercise in Countering the Sarcopenia of Aging", *Nutrients* 12, no. 7 (2020), 2057. B. J. Schoenfeld and A. A. Aragon, "How much protein can the body use in a single meal for muscle-building?", *J Int Soc Sport Nutr* 15, no. 10 (2018). T. Snijders et al., "The Impact of Pre-sleep Protein Ingestion on the

Skeletal Muscle Adaptive Response to Exercise in Humans", *Front Nutrition* 6, no. 17 (2019). J. Trommelen and L.J. van Loon, "Pre-Sleep Protein Ingestion to Improve the Skeletal Muscle Adaptive Response to Exercise Training", *Nutrients* 8, no. 12 (2016), 763. B. Schoenfeld, *Science and Development of Muscle Hypertrophy*, 2020. **36–37** A. Banaszek et al., "The Effects of Whey vs. Pea Protein on Physical Adaptations Following 8 Weeks of High-Intensity Functional Training (HIFT)", *Sports (Basel)* 7, no. 1 (2019), 12. I. Berrazaga et al., "The Role of the Anabolic Properties of Plant- versus Animal-Based Protein Sources in Supporting Muscle Mass Maintenance", *Nutrients* 11, no. 8 (2019), 1825. D. Rogerson, "Vegan diets: practical advice for athletes and exercisers", *J Int Soc Sport Nutr* 14, no. 36 (2017). F. Mariotti and C.D. Gardner, "Dietary Protein and Amino Acids in Vegetarian Diets", *Nutrients* 11, no. 11 (2019), 2661. B. Schoenfeld, *Science and Development of Muscle Hypertrophy*, 2020. S. H. M. Gorissen et al., "Protein content and amino acid composition of commercially available plant-based protein isolates", *Amino Acids* 50, no. 12 (2018), 1685–1695. **38–39** B. K. Barry and R. G. Carson, "The consequences of resistance training for movement control in older adults", *J Gerontol A Biol Sci Med Sci* 59, no. 7 (2004), 730–754. K. I. Erickson et al., "Exercise training increases size of hippocampus and improves memory" (2011). J. M. Northey et al., "Exercise interventions for cognitive function in adults older than 50" (2018). F. Herold et al., "Functional and/or structural brain changes in response to resistance exercises and resistance training" (2019). Y. Netz, "Is There a Preferred Mode of Exercise for Cognition Enhancement in Older Age?", *Front Med (Lausanne)* 6, no. 57 (2019). N. J. Gates et al., "Study of Mental Activity and Regular Training (SMART) in at-risk individuals", *BMC Geriatrics* 11, no. 1 (2011). A. Törpel et al., "Strengthening the Brain – Is Resistance Training with Blood Flow Restriction an Effective Strategy for Cognitive Improvement?", *J Clin Med* 7, no. 10 (2018), 337. S. Walker, "Neural Adaptations to Strength Training", in *Concurrent Aerobic and Strength Training*, 2019. **40–41** G. Ashdown-Franks et al., "The evidence for physical activity in the management of major mental illnesses" (2019). U. Arnautovska et al., "Applying the Integrated Behavior Change Model to Understanding Physical Activity Among Older Adults", *J Sport Exer Psychol* 39, no. 1 (2017), 43–55. R. Brand and B. Cheval, "Theories to Explain Exercise Motivation and Physical Inactivity", *Front Psychol* 10 (2019), 1147. T. J. H. Bovend'Eerdt et al., "Writing SMART rehabilitation goals and achieving goal attainment scaling", *Clin Rehabil* 23, no. 4 (2009), 352–361. J. Clear, *Atomic Habits: an Easy & Proven Way to Build Good Habits & Break Bad Ones*, New York, NY, Penguin Random House LLC, 2018. K. I. Erickson et al., "Exercise training increases size of hippocampus and improves memory" (2011). K. Geller et al., "Intrinsic and Extrinsic Motives Support Adults' Regular Physical Activity Maintenance", *Sports Med Int Open* 2, no. 3 (2018), E62–E66. A. W. Kruglanski and E. Szumowska, "Habitual Behavior Is Goal-Driven", *Perspect Psychol Sci* 15, no. 5 (2020), 1256–1271. H. H. Lee et al., "The Exercise–affect–adherence pathway: An evolutionary perspective", *Front Psychol* 7, no. 1285 (2016). E. K. Olander et al., "What are the most effective techniques in changing obese individuals' physical activity self-efficacy and behaviour", *Int J Behav Nutr Phys Act* 10, no. 29 (2013). F. J. Penedo and J. R. Dahn, "Exercise and well being" (2005). B. S. McEwen, "Physiology and neurobiology of stress and adaptation", *Physiol Rev* 87, no. 3 (2007), 873–904. J. M. Northey et al., "Exercise interventions for cognitive function in adults older than 50" (2018). N. Ntoumanis et al., "A meta-analysis of self-determination theory-informed intervention studies in the health domain", *Health Psychol Rev* (2020), 1–31. H. Raison et al., "A systematic review of interventions using cue-automaticity to improve the uptake of preventive healthcare in adults", *Community Dent Health* 35, no. 1 (2018), 37–46. **68–69** D. Landin et al., "Actions of Two Bi-Articular Muscles of the Lower Extremity", *J Clin Med Res* 8, no. 7 (2016), 489–494. **80–81** D. A. Neumann et al., *Kinesiology of the Musculoskeletal System*, 2017. **98–99** R. Paine and M. L. Voight, "The role of the scapula",

Int J Sports Phys Ther 8, no. 5 (2013), 617–629. **112–113** J. A. Dickie et al., "Electromyographic analysis of muscle activation during pull-up variations", *J Electromyogr Kinesiol* 32 (2017), 30–36. **172–173** R. Aicale et al., "Overuse injuries in sport", *J Orthop Surg Res* 13, no. 1 (2018). J. W. Keogh and P. W. Winwood, "The Epidemiology of Injuries Across the Weight-Training Sports", *Sports Med* 47, no. 3 (2017), 479–501. **176–177** P. M. Clarkson et al., "Muscle function after exercise-induced muscle damage and rapid adaptation", *Med Sci Sports Exerc* 24, no. 5 (1992), 512–520. K. Cheung et al., "Delayed onset muscle soreness: treatment strategies and performance factors", *Sports Med* 33, no. 2 (2003), 145–164. D. Chapman et al., "Greater muscle damage induced by fast versus slow velocity eccentric exercise", *Int J Sports Med* 27, no. 8 (2006), 591–598. D. A. Connolly et al., "Treatment and prevention of delayed onset muscle soreness", *J Strength Cond Res* 17, no. 1 (2003), 197–208. T. Mori et al., "Stretch speed-dependent myofiber damage and functional deficits in rat skeletal muscle induced by lengthening contraction", *Physiol Rep* 2, no. 11 (2014), E12213. **178–183** E. Bass, "Tendinopathy: Why the Difference Between Tendinitis and Tendinosis Matters", *Int J Ther Massage Bodywork* 5, no. 1 (2012), 14–17. C. M. Bleakley et al., "PRICE needs updating, should we call the POLICE?", *Br J Sports Med* 46, no. 4 (2011), 220–221. J. M. Bump and L. Lewis, "Patellofemoral Syndrome", in *StatPearls*, Treasure Island, FL, StatPearls Publishing, 2020. J. Charnoff and U. Naqvi, "Tendinosis (Tendinitis)", in *StatPearls*, Treasure Island, FL, StatPearls Publishing, 2020. T. L. Fernandes et al., "Muscle Injury – Physiopathology, Diagnosis, Treatment and Clinical Presentation", *Rev Bras Ortop* 46, no. 3 (2015), 247–255. M. Gupton et al., "Anatomy, Hinge Joints", in *StatPearls*, Treasure Island, FL, StatPearls Publishing, 2020. "Tennis elbow: Strengthening and stretching exercises", InformedHealth.org [web article], Cologne, Institute for Quality and Efficiency in Health Care (IQWiG), 30 May 2018, https://www.ncbi.nlm.nih.gov/books/NBK506995/. D. A. Neumann et al., *Kinesiology of the Musculoskeletal System*, 2017. **184–185** B. S. Baker et al., "Does Blood Flow Restriction Therapy in Patients Older Than Age 50 Result in Muscle Hypertrophy, Increased Strength, or Greater Physical Function?", *Clin Orthop Relat Res* 478, no. 3 (2010), 593–606. Q. Henoch, *ClinicalAthlete*, www.clinicalathlete.com, 2020. L. Hughes et al., "Blood flow restriction training in clinical musculoskeletal rehabilitation", *Br J Sports Med* 51, no. 13 (2017), 1003–1011. W. Kraemer et al., "Recovery from injury in sport", *Sports Health* 1, no. 5 (2009), 392–395. S. D. Patterson et al., "Blood Flow Restriction Exercise", *Front Physiol* 10 (2019), 533. **186–187** H. Chaabene et al., "Acute Effects of Static Stretching on Muscle Strength and Power", *Front Physiol* 10 (2019), 1468. T. W. Nesser (ed), *The Professional's Guide to Strength & Conditioning*, 2019. J. L. Nuzzo, "The Case for Retiring Flexibility as a Major Component of Physical Fitness", *Sports Med* 50, no. 5 (2020), 853–870. B. Van Hooren and J. M. Peake, "Do We Need a Cool-Down After Exercise?", *Sports Med* 48, no. 7 (2018), 1575–1595. T. Wiewelhove et al., "A Meta-Analysis of the Effects of Foam Rolling on Performance and Recovery", *Front Physiol* 10 (2019), 376. **198–201** G. Haff and N. T. Triplett (eds), *Essentials of Strength Training and Conditioning*, 2016. E. Helms, *A Progression Framework for Hypertrophy*, MASS Research Review, July 2020. E. Helms et al., *The Muscle and Strength Pyramid: Training*, 2nd ed., 2019. T. W. Nesser (ed), *The Professional's Guide to Strength & Conditioning*, 2019. B. Schoenfeld, *Science and Development of Muscle Hypertrophy*, 2020. M. C. Zourdos et al., "Novel Resistance Training-Specific Rating of Perceived Exertion Scale Measuring Repetitions in Reserve", *J Strength Cond Res* 30, no. 1 (2016), 267–275. **206–207** G. Haff and N. T. Triplett (eds), *Essentials of Strength Training and Conditioning*, 2016. E. Helms et al., *The Muscle and Strength Pyramid: Training*, 2019. **210–211** G. Haff and N. T. Triplett (eds), *Essentials of Strength Training and Conditioning*, 2016. J. A. Mettler and L. Griffin, "Muscular endurance training and motor unit firing patterns during fatigue", *Exp Brain Res* 234, no. 1 (2016), 267–276.

저자에 대하여

오스틴 커런트 Austin Current 운동 과학을 전공했으며, 미국 체력 관리 협회 공인 체력 관리 전문가(NSCA-CSCS), 국제 스포츠 영양 협회 공인 스포츠 영양사(CISSN), 피트니스 코치 겸 교육자이다. 피지크 디벨럽먼트 컨설팅(Physique Development Consulting, LLC. physiquedevelopment.com)의 공동 소유주로 온·오프라인으로 전 세계의 고객들에게 코칭 서비스를 제공하고 있다. 2018년 초부터 북미와 유럽 등지에서 세미나를 열어 해부학, 운동 실행 방법, 생물 역학, 영양학, 운동 프로그램 설계 방법을 가르쳐 왔다. 또한 2014년 20세에 국제 보디 빌딩 연맹(IFBB)에서 전문가 자격증을 받는 등, 내추럴 보디빌더로서 탁월한 경력을 쌓아 왔다. 개인 트레이너(PT)들을 비롯한 세계 곳곳의 전문가나 고객들과 교류하면서, 복잡한 내용을 알기 쉽게 설명하는 능력과, 그 설명을 교육에 접목해 가르치고 동기를 부여하는 능력을 인정받았다. 저자에 관한 더 많은 정보는 www.CoachAustinCurrent.com이나 인스타그램 @austincurrent에서 확인할 수 있다.

옮긴이 권기호 서울 대학교 수의학과를 졸업하고 (주)사이언스북스의 편집장을 지냈다. 현재 도서 출판 공존에서 좋은 책을 기획하고 만드는 일을 하고 있다. 『포토 아크, 새』, 『포토 아크』, 『생명의 편지』, 『나는 어떻게 만들어졌을까?』, 『인체 완전판』(공역), 『현대 과학의 여섯 가지 쟁점』(공역) 등을 번역했다.

감사의 말

저자 오스틴 커런트 이 책을 쓰는 일은 나의 전문가 생활에서 가장 힘들면서도 보람 있는 경험 중 하나였다. 모든 코치와 교육자는 탐구하고, 배우고, 자기 것으로 만들고, 공유하는 정보의 기반을 만들어 가면서 자기보다 앞선 선배들에게 많은 신세를 지고 있다.

우선 나를 인내하고 이해하고 격려해 준, 나의 대단한 아내 카산드라에게 감사하고 싶다. "고마워요. 사랑해요!" 훌륭하고 든든한 양가 부모님 켈리, 프랭크, 키스, 미셸께도 감사드린다. 이분들이 계시지 않았다면 많은 일들을 해내지 못할 뻔했다. "저에게 기회를 만들어 주신 헌신을 절대 잊지 않겠습니다." 나의 사랑하는 버팀목이신 할아버지 테드와 할머니 모린께도 감사드린다. "제 삶의 등불이 되어 주셔서 정말 감사합니다." 그리고 나의 형 잭에게도 감사의 인사를 전한다. "언제나 내 편이 되어 줘서 고마워."

이 길고 수고로운 과정을 참으며 함께해 준 나의 동료 앨릭스와 수에게도 감사한다. 이 책을 쓰는 동안 시간과 노력을 나눈 절친 미겔 블래컷에게도 많은 빚을 졌다. 그의 조언은 너무나 소중했다.

심리학에 관한 도움을 준 미란다 카드에게 감사하고 싶다. 다년간 운동 프로그램 설계 교육을 해온 엔원 에듀케이션(N1 Education)에도 사의를 표한다. 특히 이 책의 운동 프로그램 부분에 도움을 준 애덤 밀러에게 감사한다. 본문 그림을 위한 참고 이미지를 촬영하는 데 호의를 베푼 프라임 피트니스(PRIME Fitness)의 재러드 그리핀과 그의 팀에게 고마운 마음을 전한다. 그들의 시범 동작 덕분에 무려 1,000컷이 넘는 이미지를 아주 쉽게 마련할 수 있었다. 아울러 참고 자료와 정보를 제공해 준 코디 혼 박사, 브랜던 로버츠 박사에게도 감사한다. 마지막으로 DK 편집팀의 니키, 알래스테어, 애런, 클래어, 메건, 캐런에게 감사드린다. "여러분이 아니었으면 이 책은 절대 불가능했을 거예요. 저에게 이런 기회를 주신 여러분께 진심으로 감사드립니다."

출판사 DK 편집을 담당한 키런 길, 교열을 맡은 콘스탄스 노비스, 색인을 담당한 메리 노리머에게 감사드립니다.